健康教育学

闫 静 李志诚 杨 光 主编

北京体育大学出版社

策划编辑　李志诚
责任编辑　仝杨杨
责任校对　原子茜
版式设计　李沙沙

图书在版编目（CIP）数据

健康教育学 / 闫静，李志诚，杨光主编. -- 北京：北京体育大学出版社，2022.12
ISBN 978-7-5644-3788-6

Ⅰ. ①健… Ⅱ. ①闫… ②李… ③杨… Ⅲ. ①健康教育学 Ⅳ. ①R193

中国版本图书馆 CIP 数据核字（2022）第 258342 号

健康教育学
JIANKANG JIAOYUXUE　　闫　静　李志诚　杨　光　主编

出版发行：北京体育大学出版社
地　　址：北京市海淀区农大南路1号院2号楼2层办公B-212
邮　　编：100084
网　　址：http：//cbs.bsu.edu.cn
发 行 部：010-62989320
邮 购 部：北京体育大学出版社读者服务部 010-62989432
印　　刷：北京虎彩文化传播有限公司
开　　本：787mm×1092mm　1/16
成品尺寸：185mm×260mm
印　　张：14.5
字　　数：338千字
版　　次：2022年12月第1版
印　　次：2022年12月第1次印刷
定　　价：68.00元

（本书如有印装质量问题，请与出版社联系调换）

版权所有·侵权必究

前　言

健康是人类的基本权利和幸福的源泉，任何民族在任何时代均把健康视为人生的第一需要。随着社会经济和文化的发展，健康模式由"生物健康模式"转变为"生物—心理—社会健康模式"，人们对健康的认识也不断完善，逐渐从"无病即健康"到"生理、心理、社会适应和道德品质的良好状态"，形成了对健康较为全面、科学、系统的定义。对健康的追求也从仅关注疾病的治疗转变到疾病的预防和健康的全面教育。健康教育是以预防和控制疾病发生与发展，降低医疗费用，提高生命质量为目的，针对个体及群体进行健康教育管理、风险评估与预测，提高自我教育意识和水平，并对其与生活方式相关的健康危险因素持续加以改善的过程和方法。疾病尤其是慢性非传染性疾病的发生、发展过程及其危险因素具有可干预性，是健康教育的科学基础。

健康教育学是一门研究传播保健知识和技术，影响个体和群体行为，消除危险因素，预防疾病，促进健康的科学。它通过传播和教育手段，向社会、家庭和个人传授卫生保健知识，提高自我保健能力，养成健康行为，纠正不良习惯，消除危险因素，防止疾病发生，促进人类健康和提高生活质量。目前，健康教育学作为教育的重要内容，已经成为世界上许多发达国家和地区学校教育的基本任务，成为素质教育的重要标志。我国著名的公共卫生学教授陈志潜先生翻译出版第一本《健康教育原理》至今已有70多年的时间，其间健康教育通常是作为预防医学等公共卫生相关专业必修课程。世纪之交，教育部首次在"健康第一"原则的指导下，将体育课更名为"体育与健康"课，这标志着健康教育正式以课程的形式进入中小学教育的课程体系。与此同时，为了培养合格的体育与健康教育师资，"健康教育"自然地走入普通高等学校并成为普通高等学校体育类专业学生的重要专业课程。

伴随着生活方式的改变及人口的老龄化，人类疾病谱发生了明显改变，从营养不良和急性感染导致的疾病转变为糖尿病、高脂血症、心脑血管疾病、恶性肿瘤等慢性非传染性疾病，这些疾病受环境遗传、卫生服务等多种因素的影响，与人们的不良生活方式和行为习惯密切相关，且具有病程较长、发展缓慢的特点，使以控制健康危险因素为核心的健康教育在该类疾病上具有明显的适用性及优势。因此，围绕着健康的监测、评估及健康危险因素的早期干预，以教育为核心的健康教育学科应运而生，健康教育越来越受到人们的重视和青睐。但目前有关健康教育学的教材及论著普遍存在理论体系不完善、可操作性欠佳等不足，为了实现体育类教育人才培养方案的目标，满足健康服务模式改变对该类人才的需求，我们编写了此部《健康教育学》，对健康教育相关的理论知识及技术进行了整理、完善和提高，突出了健康教育在慢性非传染性疾病中的应用，同时与体育学等其他交叉学科有机结合，使健康教育学理论体系更系统化、规范化、科学化及更具实操性。

2019年7月15日，健康中国行动推进委员会制定了《健康中国行动（2019—2030年）》，体现了党和政府对人民群众健康权益和促进人全面发展的高度重视，反映了我国由体育大国向体育强国迈进的国家意志。"十三五"期间，全面建成小康社会为体育发展开辟了新空间，经济发展新常态和供给侧结构性改革也对体育发展提出了新要求，建设健康中国更是为体育发展提供了新机遇。然而，当前我国体育人才发展水平同体育事业的发展需求仍有差距，存在着体育人才总量相对不足、体育人才培养质量不高、各类体育人才发展不均衡、高层次创新型人才短缺等现象，还不能满足体育强国建设的需求，难以发挥体育人才在体育事业发展、体育强国建设中的基础性、战略性、决定性的作用。特别是在体育专业人才培养质量方面，受招生规模不断扩大、生源质量参差不齐等诸多因素的影响，培养质量并未达到预期的目标。作为教学内容的载体，教材质量无疑决定着人才培养质量的水平。尽管体育学科教育改革在不断深化推进，但教学内容方面的创新改革力度仍显不足。因此，如何紧跟经济社会的发展变化，编写出能反映体育学科专业发展的最新的《健康教育学》教材，是编写者关注的核心问题，也是提高《健康教育学》教材编写水平和教学质量的重要保证。

本教材的特色有以下几点：

一是力求健康教育理论知识阐述和论证适可而止，避免机械地叠加理论，或过度地应用、借用观点。力争避免高度抽象和纯理论化，使教学内容丰富，更加贴近现代体育专业学生的学习兴趣需求，体现新课程体系下的新的课程内容，注重提高学生的实践能力，培养学生的创新能力。

二是立足于理论联系实际的观点，突出学以致用的目标。在编写体系上强化了章、节之间的逻辑关系的清晰和结构的合理，在案例、材料的选择上更加突出新意。

三是力求做到简洁、明晰。在大纲设计、内容取舍上，坚持逻辑清晰、行文简洁，注意填补新兴学科、交叉学科等学科教材的空白，避免大而全、面面俱到的写作，力图使教材具有基础性、实用性、可读性以及可教性，最大限度地避免不切实际、空泛讨论的素材堆积。

本教材主要面向普通高等院校体育教育、运动训练、竞技体育、休闲体育、社会体育等专业，也可作为运动人体科学、康复医学、公共卫生教育等专业的辅助教材、工具书、参考书。

由于健康教育学科发展迅速，内容涉及范围广，虽经反复斟酌，仍难免有不足之处，恳请同行专家及广大读者批评指正，以便今后修改提高。

编者
2022年9月

目录 CONTENTS

第一章 健康教育概述

1/第一节 健康教育
9/第二节 健康教育的主要技能与方法
25/第三节 健康教育在健康管理中的应用

第二章 健康促进

28/第一节 健康促进规划设计
47/第二节 健康促进规划实施
56/第三节 健康促进规划评价

第三章 健康行为

67/第一节 行为与人类行为概述
73/第二节 健康行为及健康相关行为
77/第三节 健康行为的影响因素

第四章 健康饮食

90/第一节 健康饮食的概念
92/第二节 饮食的营养学基础
101/第三节 健康饮食

第五章　社区健康教育

106/第一节　社区健康教育与卫生服务
112/第二节　城市社区健康教育
117/第三节　农村社区健康教育
124/第四节　社区健康教育的实施步骤及效果评价

第六章　学校健康教育

127/第一节　学校与儿童青少年成长
130/第二节　学校健康教育的意义及发展趋势
133/第三节　学校健康教育的内容与方法
145/第四节　学校健康教育的实施步骤及效果评价

第七章　家庭健康教育

150/第一节　家庭概述
155/第二节　家庭与健康
157/第三节　不同家庭生活周期的健康教育
172/第四节　家庭健康教育的实施步骤及效果评价

第八章　健康管理

175/第一节　健康管理概述
179/第二节　生活方式管理
184/第三节　健康需求管理
185/第四节　疾病管理
191/第五节　灾难性病伤管理
193/第六节　残疾管理
196/第七节　综合的群体健康管理

第九章　健康教育教学活动设计与评价

198/第一节　健康教育教学活动概述
203/第二节　健康教育教学方法
211/第三节　健康教育教学方法的综合运用
215/第四节　"互联网+"时代的健康教育教学方法
219/第五节　健康教育教学活动的评价

参考文献

第一章 健康教育概述

健康教育的理论和实践有着密切的联系：首先，二者的目的都是维护大众的健康；其次，二者的基本思路一致；最后，二者的基本方法和技术相通。因此，健康教育的理论和实践对于健康教育学课程的学习具有奠基意义。

第一节 健康教育

一、健康教育相关概念及定位

（一）相关概念

1. 健康教育

健康教育（health education）是以传播、教育、干预为手段，以帮助个体和群体改变不健康行为并建立健康行为为目标，以促进健康为目的所进行的系列活动及其过程的总称。健康教育的重点是人群及其健康相关行为，它以评估需求为前提。其目标是鼓励大众养成健康的生活方式，合理地利用现有卫生服务，改善生活环境，提高生活质量；其任务包括疾病的预防控制、帮助患者更好地治疗和康复、帮助普通人群主动增进健康水平。

2. 健康促进

WHO（世界卫生组织）对健康促进（health promotion）的定义是："促使人们维护和提高自身健康的全过程，是协调人类与环境的战略，它规定了个人与社会对健康各自所负的责任。"著名健康教育学家格林（Green）和克罗伊特尔（Kreuter）等人认为：健康促进指一切能促使行为和生活条件向有益于健康改变的教育和环境支持的综合体。1995年，WHO西太区办事处发表《健康新视野》（*New Horizons in Health*），提出：健康促进指个人与其家庭、社区和国家一起采取措施，鼓励健康的行为，增强人们改进和处理自身健康问题的能力。在这个定义中，健康促进是旨在改进健康相关行为的活动。

由此可知，人们对健康促进存在着广义和狭义的理解。从社会发展层面（经济生产力、文化等）和社会医学的高度将健康促进视为改变影响健康的社会决定因素、增进健康的总体战略，这就是广义的健康促进，它主要由国家和政府主导，总体顶层设计与策划，调动、协调各方各类资源，统筹规划，全面推进。狭义的健康促进是把健康促进本身看作公共健康领域的一项具体工作策略，主要由卫生体系人员操作。不管是广义的健康促进还是狭义的健康促进，它们的根本目标都是维护公众健康，均能发挥各自的重要作用，但就我国当前情况而言，广义的健康促进更需要被高度关注和大力推进。

3. 健康素养

健康素养（health literacy）最早出现于1974年。1990年，美国发表了第一篇关于健康素养研究的文章，健康素养的概念在世界范围内受到越来越广泛的重视。WHO对健康素养的定义为：健康素养是人们获取理解、采纳健康信息和服务，并利用这些信息和服务做出正确判断和决定，促进自身健康的过程。健康素养受到来自个体社区以及医疗系统等诸多方面的影响。目前，国外常用的健康素养评价体系包含四大类别：视读类健康素养测试、理解类健康素养测试、理解运用类健康素养测试和健康素养快速甄别测试。国内健康素养评估体系基于公共卫生的视角，侧重于日常生活中人们对健康信息的认知和运用能力的测试。我国于2008年发布了《中国公民健康素养——基本知识与技能（试行）》（这是世界上第一份界定公民健康素养的政府文件），2015年对其进行了修订，重点增加了精神卫生、慢性病防治等内容。

4. 自我保健与自我健康管理

自我保健（self-care）是指自己利用学到的保健知识和掌握的保健技能，进行自我预防、自我监测、自我治疗、自我护理、自我康复，养成良好的生活方式和行为，建立一套适合自己的养生方法，达到健身祛病、延年益寿的目的。这个定义至少包含了5层含义：①健康是自己的，不能盲目地把健康问题交给"专家"处理，不要过多地依赖药物、手术和某些治疗方法。②每个人都应该学习和掌握科学的保健知识，增强自我保健意识，提高自我保健能力。③逐步学会小病会治疗，大病看苗头，慢病懂保养。④改变不良的生活方式和行为，建立适用、简单科学的生活方式和行为。⑤达到提高生活质量、延年益寿的目的。

自我保健是21世纪卫生保健发展的必然趋势，它将在未来的医学发展中发挥重要作用。自我健康管理是自我保健的升华，是利用健康管理软件或求助健康管理师科学管理自己健康的过程。通过建立健康档案，了解自己的健康信息，评估出自己的健康危险因素，然后在医生或健康管理师的指导下，积极行动，达到可能达到的健康水平。这样做比自我保健更加科学、更加有效。动员并指导大众做好自我健康管理是健康管理工作者的职责与义务。

（二）具体定位

1. 健康教育是健康管理的适宜工具

（1）在个体健康管理中的作用：针对个体健康信息收集问卷的设计原理与健康教育常用的"知信行"问卷相似，内容中行为和生活方式相关问题以及健康教育需求等问题在健康教育问卷中也常涉及。在对个体进行健康教育干预时，要应用健康教育中常用的人际传播和行为干预策略，因此，熟悉和掌握健康教育的理论和技能是实现有效的个体健康管理的基础。

（2）在群体健康管理中的作用：在健康管理领域，健康管理师除了要做个体化的健康管理外，还面临着社区、企事业单位等以人群为基础的群体健康管理。健康教育是群体健康管理工作的重要工具、方法和策略。健康教育计划设计、实施和评价的基本步骤与健康管理的信息收集—健康风险评估—教育干预—效果评价这一步骤基本一致。与个体信息收集相类似，群体信息收集的问卷内容也与健康教育"知信行"问卷相近。在群体健康管理中，健康管理师要运用全方位、多样化的手段，创造有利于健康的社会、社区环境以及工作和家庭氛围，包括社会动员策略、群体行为干预的理论与方法、大众传播和人际沟通的技巧和方法等。

2. 健康管理是实现健康教育效果评价的有效途径

传统健康教育效果的评价存在以下几个方面的问题。

（1）评价指标确立较为困难：健康教育的评价指标主要是相关的健康知识、生活方式、行为和生活质量。这些指标相对来说是无形的、潜在的，因此确立明确的指标有一定的困难。

（2）结局评价困难：健康教育的最终目的是人们健康状况的改善和生活质量的提高，而这些结局难以做到全面实现，也由于观察时间长，造成结局评价的困难。

（3）评价指标难以量化：健康教育的评价指标较难确定特异性的标准，有时难以量化，评价时难以避免主观性可能比较大的弊端。

健康管理具有信息化、标准化、系统化、量化的特点，可以解决健康教育评价中评价指标确立和指标定量的问题。健康管理的电子档案可以长期留存，一定程度上解决了健康教育中结局评价困难的问题。当然，要使评价结果更具科学性、更有说服力，评价设计的标准就更高，在实际工作中常需采用对照的方法。此外，因为针对个体的健康管理还具有个性化的特点，所以针对每名个体的健康教育也需要个性化。这种个性化的健康教育，效果比针对群体的健康教育效果好。例如，有研究者对比经过常规的健康教育和应用健康管理模式进行健康教育的两组产妇的复查情况及并发症发生情况，结果显示，运用健康管理模式实施健康教育可更好地改善产妇产后情况，从而减少产后并发症的发生，提高健康教育的效果。

二、健康教育的作用与原则

（一）健康教育的作用

1. 健康教育是实现初级卫生保健的先导

《阿拉木图宣言》把健康教育列为初级卫生保健各项任务之首，并指出健康教育是所有卫生问题预防方法及控制措施中最为重要的，是实现初级卫生保健任务的关键。第36届世界卫生大会和世界卫生组织委员会第68次会议根据初级卫生保健原则重新确定健康教育的作用，提出了"初级卫生保健中的健康教育新策略"，强调了健康教育是策略而不是工具。

2. 健康教育是卫生事业发展的战略举措

多数国家的疾病谱与死亡谱发生了根本性的变化，死亡的主要原因已不再是传染病和营养不良，而是慢性非传染性疾病，这些疾病多与不良的生活方式与行为（占60%）、职业和环境因素有关。因此，国家治理健康只有通过健康教育促使人们自愿地采纳健康的生活方式与行为，才能有效降低致病的危险因素，从而预防疾病，促进健康。正如世界卫生组织原总干事中岛宏博士在第13届世界健康教育大会开幕式上所说："我代表世界卫生组织向大家保证，健康教育的极端重要性将得到承认。我向大家保证，我们将对这一领域给以优先考虑，其理由是十分充分的，而且也是全世界迫切需要的。"

3. 健康教育是降低疾病发生率及医疗费用的有效措施

健康教育可以改变人们不良的生活方式和行为，减少个体危害健康的行为，是一项一本万利的措施。美国卫生总署1979年发表的《健康的人民》一书指出：我们自毁于自己创造的生活方式和行为，我们自毁于自己创造的环境污染，我们自毁于容许有害健康的社会条件继续存在。美国疾病控制与预防中心研究表明：如果美国男性公民不吸烟，不过量饮酒，采纳合理饮食和进行经常性锻炼，其人均寿命有望延长10年。而美国每年用于提高临床医疗技术的投资数以千亿计，却难以使全国人均寿命增加1年。显然，2亿多美国公民只要适当改变行为，将会大幅度降低有关疾病的发病率和死亡率，并减少医疗费用。我国有专家研究得出结论，心血管病社区预防花1元钱，医疗费能省8.59元，而相应的终末抢救费能省约100元。其他国家的实践也充分证明了这一点。

4. 健康教育是提高国民健康素养、动员自我健康管理的有效途径

自我保健是保健模式从"依赖型"向"自助型"发展的体现，它要求个人具备一定的健康素养并发挥主观能动性。世界各国开展了大型健康教育活动，包括美国的"健康的国民"，英国的"预防和健康，人人有责任"，加拿大的"健康影响模式"，澳大利亚的"健康的澳洲人"，日本的"国民健康生活方式""健康的钥匙在您手中"，以及我国的"中国公民健康素养66条""全民健康生活方式行动"等。这些健康教育活动不仅注重提高国民健康素养，更着眼于动员民众的自我健康管理，激发人们对健康的责任感。只有通过健康教育才能提高人们的自我健康管理意识和相关能力，增强自觉性和主动性，促使人们实行躯体上的自我保护、心理上的自我调节、行为与生活方式上的自我控制和人际关系上的自我调整，从而提高人们的健康水平。

5. 健康教育是解决看病难问题、缓解医患矛盾的措施之一

健康教育可以使公众提高健康素养水平，增强保健意识，"知信行"基本统一，养成健康的生活方式，实现"少得病晚得病，不得大病"的目标，看病难的问题也就能逐渐解决。健康教育还可以使公众了解疾病的发生发展规律和医学服务的局限性，理解有许多病是治不好的，有一些生命抢救也不一定能成功，使得医患之间信息基本对等，有利于双方沟通并和谐医患关系，逐渐缓解医患矛盾。

（二）健康教育的原则

1. 科学性

健康教育的生命力在于科学性，背离科学性就会误导公众，直接后果就是不但不能保健还会损害健康。所以需要筛选甄别健康教育的内容，保证信息科学真实且查有出处，切忌道听途说，避免说过头、片面、绝对、不准确、不确定、没把握的话。

2. 针对性

有针对性的健康教育是效果的保证。不同年龄、性别、学历、职业、成长环境、收入、健康状况的群体或个体对健康教育内容形式方面的需求各不相同。另外，在开展健康教育时，还应考虑政策、民族文化、地域经济等社会因素的差异性，否则难以达到预期效果。对于一些具有时效性的热点健康问题，应注意及时更新数据，掌握最新的知识与技能。

3. 通俗性

健康教育的内容一定要经过加工，达到通俗易懂的水平，否则，目标人群听不懂，就谈不上教育效果。把信息根据教育对象加工到他们能听懂、看懂的水平不是一件容易的事，需要借助科普创作的基本功来实现。

4. 实用性

健康教育最终是让目标人群学以致用。所以，教育时必定要考虑所选内容对目标人群是否有用，且核心实用信息应占教育时间的一半以上，同时要考虑到可操作性。

5. 趣味性

健康教育和其他教育一样，本身是枯燥的，要让目标人群愿意听、愿意看且乐于接受，必须在趣味性、艺术性上下功夫，力争做到形式多样，寓教于乐，才能取得最佳效果。

6. 经常性

健康教育伴随着人的一生，除了通用的基础健康教育内容，不同的年龄阶段还有特需的保健知识和技能，特别是对已经形成不良生活方式和行为的人们，一次教育未必有效，应当反复多次强化。因此，健康教育是一项经常性的工作。

三、健康教育基本理论

(一) 健康相关行为改变理论

在实际工作中,并非所有的健康教育干预都能取得成功。只有当人们对目标行为及其影响因素有了明确认识时,健康教育活动才有可能达到预期目的。近几十年来,行为科学理论发展迅速,涉及健康相关行为发生发展的动力、过程以及内外部影响因素的作用机制等方面。这些理论对解释和预测健康相关行为并指导健康教育项目设计、实施和评价具有重要的作用。下文着重介绍健康教育领域两个应用较多的理论模式。

1. "知信行"理论模式或"知信行"模式

"知信行"理论模式或"知信行"模式(KABP或KAP)是西方学者在20世纪60年代提出的行为理论模式。这一理论将人们行为的改变分为获取知识、产生信念及形成行为3个连续过程。"知信行"模式是认知理论和动机理论等在健康教育中的应用,是有关行为改变的较成熟的理论模式。该理论认为:卫生保健知识和信息是建立积极正确的信念与态度,进而改变健康相关行为的基础,而信念与态度则是行为改变的动力。只有当人们了解了有关的健康知识,建立起积极、正确的信念与态度,才有可能主动地形成有益于健康的行为,进而改变危害健康的行为。

该理论模式认为行为的改变有两个关键步骤:确立信念和改变态度。以戒烟为例,吸烟作为个体的一种危害健康的行为已存在多年,并形成了一定的行为定式。要改变吸烟行为,使吸烟者戒烟,首先需要使吸烟者了解烟草对健康的危害、戒烟的益处以及如何戒烟等知识,这是使吸烟者戒烟的基础。具备了这些知识,吸烟者才会进一步形成吸烟有害健康的信念,对戒烟持积极态度,并相信自己有能力戒烟,进而决定戒烟,最终放弃吸烟。

2. 健康信念模式

健康信念模式(HBM)是20世纪50年代由美国公共卫生领域的一些社会心理学家提出的。它不但被用于解释行为的发生、维持和改变,而且被用来指导行为干预。HBM的核心是相关疾病威胁知觉和行为评估,前者依赖于对疾病严重性和疾病易感性的认识,后者包括行为改变的有效性、行为改变的投入和收益,以及行动实施的障碍等评估。

在健康信念模式中,健康信念的形成主要涉及以下几方面因素。

(1) 对疾病威胁的认知:

①对疾病严重性的认知:首先必须认识到疾病可能产生严重的医学后果,如疾病会导致疼痛、伤残和死亡;其次需认知到疾病可能产生的社会学后果,如意识到疾病会影响到工作、家庭生活、人际关系等。越是相信后果严重,越可能采取健康行为。

②对疾病易感性的认知:人们需要判断自己患此疾病概率大小,概率越大,越容易纳健康行为。

(2) 对健康行为获益的认知和改变行为中困难的认知:对健康行为获益的认知是指个体相信采纳健康行为后确实有好处,如个体相信戒烟确实能显著改善健康;对改变行为中困难的认知,是指个体认识到采纳健康行为将面临一些难题,如对个人爱好难以割舍、时间花费、经济负担等。对健康行为益处的信念越强,采纳健康行为的障碍越小,个体采纳健康行为的可能性越大。

(3) 提示因素:指的是促进健康行为发生的因素,如大众媒介对疾病预防与控制的宣传、医生对采纳健康行为的建议、家人或朋友患有此种疾病等都有可能作为提示因素促进个体采纳健康行为。提示因素越多,个体采纳健康行为的可能性越大。

其他相关因素还有人口学因素、社会心理学因素、结构性因素等。不同特征的人采取健康行为的可能性有所不同。

(二) 健康传播理论

1. 健康传播

健康传播是传播学的一个分支,是健康教育的重要手段和策略。健康传播就是有效地传递那些与健康有关的影响人们态度和行为方式改变的知识,从而有效地预防疾病、提高大众生活质量和健康水准的过程。按照传播的规模,可将人类传播活动分为5种类型:自我传播、人际传播、群体传播、组织传播和大众传播。在大众媒介高度发达的今天,人际传播和群体传播依然是人们最基本、最常用和最灵活的传播手段。在健康教育社会动员中,组织传播发挥着重要作用。国内外实践表明,多种传播手段的综合运用,是健康教育最有效的干预策略。

2. 拉斯韦尔传播模式

著名的拉斯韦尔传播模式("5W"传播模式)抓住了传播的主要方面,综合、简洁地把繁杂的传播现象用5个要素概括。它不但提出了一个完整的传播结构,还提出了对应的5个方面的研究范围和内容,从而形成了传播学研究的五大领域,为传播学研究奠定了基础。

传播者:又称传者,是在传播过程中信息的主动发出者和控制者。传者可以是个人,也可以是群体或组织,如电视台、广播电台、报社、出版社、杂志社、影剧院以及各级宣传部门和教育机构等,都属于传者范畴。传者是相对于受者而存在的,两者相互依存,又可相互转换角色。这种角色的互换,正是信息沟通和产生共识的基础,是社会性传播活动的保证。

信息:信息是传者所传递的内容,是对人与事物的判断、观点、态度以及情感。健康信息是指与人的健康有关的信息,泛指一切有关人的身体、心理、社会适应能力的知识、技术、观念和行为模式。

传播途径:信息传递的方式和渠道统称为传播途径,它是信息传递的物理手段和媒介,是联结传者和受者的桥梁。在传播活动中可采纳的传播途径是多种多样的,采取不同的传播途径对传播效果有直接影响。根据健康信息传递的特点,健康传播途径通常可以分为语言传播(健康咨询、个别劝导、小组讨论和专题讲座等)、文字传播(手册、传单、卫生标语、展板和墙报等)、形象化传播(图画照片、标本、模型示范演示等)和现代影视网络媒体方法传播(电视、广播、电影、微信、微博及其他网络手段等)。专业工作者在进行传播活动时，应因时、因地制宜，根据人群特点选择最佳传播途径。

受传者：又称受者，是信息的接受者和反应者，是传者的作用对象。受者可以是个人、群体或组织，大量受者也可称为受众。人们对信息有着不同的反应，这与个人性格、态度等因素有关。受者一般被视为信息传播中的被动者，但他们却拥有接受或不接受和怎样接受传播的选择权，在信息需求方面表现出日益多样化和"众口难调"的现象。

传播效果：是传播对人的心理和行为产生的有效结果。根据健康传播的目的，健康传播的效果可分为以下 4 个层次：知晓健康信息、健康信念认同、态度转变、采取健康的行为。

四、国内外健康教育的发展

（一）国外健康教育的发展

健康教育的发展有着悠久的历史及自身特点，我们应了解其历史发展的脉络，以史为鉴，汲取经验与教训并展望未来。世界各国健康教育的发展离不开国际组织的指导与协调。国际健康教育组织主要有 2 个：一是 WHO 公共卫生信息与健康教育司。WHO 建立（1948 年）伊始，就在总部设立健康教育组，1977 年制定了"健康为人人"的政策框架，并于 1978 年召开了国际初级卫生保健大会，发表了《阿拉木图宣言》，这是人人健康运动过程中的重要里程碑，也是健康促进发展的雏形。二是 1951 年成立于法国巴黎的国际健康教育联盟，其宗旨是"通过健康促进与健康教育来提高人们的健康水平"，1994 年更名为国际健康促进与教育联盟，是唯一的全球性健康促进与健康教育工作者的非政府机构，其活动方式是组织国际性大型专题研讨会，每 3 年组织 1 次，至今已组织 24 届，其活动方式和内容更倾向于健康促进，对促进各国健康教育与健康促进发挥了积极作用。

全球健康教育工作总体形势不错，但各国发展不平衡，发达国家比较重视，具体体现在：建立健全了国家和地区级的健康教育机构；实施人才战略，重视健康教育专业教育与人才培养，在医学类和师范类院校设置教研室，美国 96% 以上的医学院校均开设有健康教育课程；健康教育基础扎实，发达国家幼儿园、中小学、大学都开设有健康教育课程；重视经费的筹措，经费来源多样化等。

（二）国内健康教育的发展

中国健康教育的发展经历了兴起（1912—1949 年）、发展（1950—1959 年）、低谷（1960—1976 年）、复兴（1977—1982 年）、转型（1983—1989 年）等时期后，20 世纪 90 年代进入兴盛发展时期。目前健康教育网络已经形成，从中央到地方、从专业机构到基层组织都陆续建立和健全起来。除中国健康教育中心外，根据 2013 年调查显示，全国省、市、县一级共有健康教育机构 2715 个，其中省级 34 个，地市级 342 个，区县级 2339 个；其中独立健康教育机构 326 个，包括省级 14 个，地市级 88 个，区县级 224 个。全国省、市、县三级健康教育机构共有在编人员 9092 人，在编人员中有 7157 名在职人员，其中省级 625 人、地市级 1663 人、区县级 4869 人。学科建设有进展，7 所医学院校（北京大学医学部、复旦大学医学部、华中科技大学同济医学院、四川大学医学部、第三军医大学、武警后勤学院、河北大学医学部）设置了健康教育教研室，将健康教育列为必修课并开办一些短期培训班；另外，其他一些体育院校也将健康教育设为选修课或必修课，编写了一系列健康教育专业教材。

现阶段，我国健康教育工作体系由 3 个层次组成，即管理层、技术研究支撑层与实施层。管理层由国家卫生健康委员会宣传司健康促进处负责，主要制定健康教育与健康促进的目标规划、政策和规范；技术研究支撑层主要由中国健康教育中心、省级健康教育机构和院校负责，主要研究解决健康教育工作环节的各种问题和各类健康干预技术方法并指导、服务基层；实施层是基层健康教育专业人员（专职、兼职）和医务人员，他们具体完成各项健康教育工作。

健康教育学术团体不断壮大，每一团体都在各自的专业及活动范围内做了大量实践与推广工作，所开展的专题工作会议和学术会议逐年增多，内容新颖，为健康教育工作者提供了很多学习和交流的平台。

我国的健康教育虽然进展很快，但仍然面临着许多严峻的挑战，健康教育工作仍然存在一定的问题：一是各级各类人员对健康教育工作的定位尚不清楚，缺乏大卫生观和多部门合作；二是管理体制不顺畅，工作机制不健全，职责分工落实不到位；三是人才队伍建设有待完善，专业人员整体素质较低，工作的社会效益较差；四是学科发展薄弱，重科研轻实践，对健康教育工作长效工作机制和模式的研究较少；五是对健康传播实际效果关注不够，重过程轻效果，科学实用的传播材料亟待开发；六是经费投入不足。

第二节　健康教育的主要技能与方法

健康教育实用技能与方法主要包括沟通与咨询技巧、个体行为矫正与干预、健康教育活动策划、健康传播材料制作与使用、健康教育"知信行"问卷设计、健康教育讲座技能和团体行为训练等。

一、沟通与咨询技巧

人际沟通是健康信息传播最便捷、最常用的方法。健康教育工作者只要与人接触，就有进行信息交流的机会。学习和掌握人际传播的基本沟通与咨询技巧是健康教育工作者应具备的基本素质。

（一）建立关系技巧

建立关系需要掌握一定的技巧。良好的人际关系是人际交往的必要前提，特征是交往双方建立起相互接纳、信任、了解和支持的关系。在健康教育活动中，这种良好的人际关系还表现为共同参与。

1. 建立良好的第一印象

良好的第一印象可以促进交谈双方信任关系的建立，起到事半功倍的作用。健康服务人员应以诚待人，应恰当地称呼对方，如"您好，请坐"，并主动做自我介绍，消除对方紧张、焦虑心理。

2. 以微笑待人

微笑是人际关系的润滑剂，是解除生疏紧张感的第一要诀，因此健康服务人员应以微笑待人。

3. 寻找共同语言

应寻找与对方交流的共同基础，扩大共同经验范围。在内容上，应注意对方的文化水平、知识结构和理解能力；在态度上，应积极、主动获得对方认可或好感，争取成为教育对象的"自己人"。

4. 树立自身良好形象

健康传播学研究表明，传播者的信誉和威望越高，传播效果越好。健康传播者的信誉主要来自其工作态度、专业知识水平、信息的可信度和准确度。此外，良好自身形象还包括仪表、服饰、语言、态度等方面。

5. 尊重对方隐私

在交谈中，应注意对教育对象隐私的保护，表达出充分的尊重，客观、公正地看待人和事，站在当事人的角度去看待问题，理解和接受对方的情感与行为，尽量保持中立。

（二）交谈技巧

交谈是通过语言和非语言交流来影响或改变教育对象知识结构、态度和行为的过程。交谈是一个双向交流的过程，包括说的技巧、倾听技巧、提问技巧、反馈技巧、非语言传播技巧、强化与自我开放技巧。

1. 说的技巧

掌握谈话的技巧，就是要使用对方能够理解的语言和能够接受的方式，进行健康传播。

（1）内容明确，重点突出：一次谈话要围绕一个主题进行，内容过广或过泛会造成内容不明确，重点不突出。

（2）语调平稳，语速适中：谈话过程中注意适当停顿，让对方有提问和思考的时间。

（3）语言通俗，把握深度：应根据谈话对象的身份、文化水平及对医学知识的了解程度，选用适当的医学术语。

（4）适当重复：一般在一次交谈过程中，重要的内容应重复2~3次，加强教育对象的理解和记忆。

（5）注意观察，及时反馈：交谈过程中应注意观察教育对象非语言形式的表达及其含义，这对于谈话的深入将有很大的帮助。

（6）恰当结束：结束交谈前，需征求对方对本次交谈的看法，再次强调本次交谈的要点，积极鼓励和肯定教育对象的表现，为下一次交流打下良好的基础。

（7）应避免下列情况出现：①过分表述自己的意见，在交谈中唱"独角戏"；②连珠炮式提问；③交谈中突然改变话题；④作出不适当的保证和不负责任的承诺；⑤对交谈对象的问题答非所问；⑥表现出不耐烦、轻蔑的态度；⑦使用生硬、命令、教训式的语言；⑧过早下结论。

2. 倾听技巧

倾听是通过有意识地听清每一个字句，观察和了解每一个字句的表达方式，洞察说话人表达的真正含义和感情。通过认真倾听，了解教育对象存在的问题及问题产生的根源，才能有效地进行健康教育工作。

（1）主动参与，积极反馈：在听的过程中，采取稳重的姿势，力求与说话者保持同一高度，双目注视对方，并不断回应，表明对对方的理解和关注。

（2）集中精力，克服干扰：对外界的干扰，要尽量克服，偶尔被打断时，要尽快把注意力转移回来；对于分心等主观因素，要有意识地加以克服和排除。

（3）充分听取对方的讲话：听的过程中，不轻易打断对方的讲话，不断进行分析，抓住要点。不轻易做出判断，也不要急于做出回答。

3. 提问技巧

提问是沟通与咨询中获取信息、加深了解的重要手段。一个问题如何问，常常比问什么更重要。提问的方式可分为以下5种类型。

（1）封闭式提问：这种提问方式比较具体，要求对方简短而确切地回答"是"或"不是"，"好"或"不好"，"有"或"没有"，适用于收集简明的事实性资料。例如，你昨天去体检了吗？

（2）开放式提问：这类问题比较笼统，诱导交谈对象说出自己的感觉、认识、态度和想法。例如，你了解的心理放松方法有哪些？

（3）探索式提问：又称探究式提问。为了解教育对象存在的问题或某种认识、行为产生的原因，常常需要进行更深层次的提问，也就是再问一个"为什么"。例如，你为什么不去做心理咨询呢？这种提问方式适用于对某一问题进行深入的了解。

（4）偏向式提问：又称诱导式提问，提问者把自己的观点加在问话中，有暗示对方做出自己想要得到的答案的倾向。可以用于有意提示对方，如你今天该去做体检了吧？

（5）复合式提问：此类提问是在一句问话中包括了两个或两个以上的问题。例如，你经常注意锻炼后的放松和饮食吗？提问时应避免此类情况。

4. 反馈技巧

反馈是指对对方表达出来的情感或言行做出恰当的反应，可使谈话进一步深入，也可使对方得到激励和指导。常用的反馈方法有以下4种。

（1）肯定性反馈：对对方谈话的正确言行表示赞同和支持。肯定性反馈会使对方感到愉快，受到鼓舞，有意愿继续交谈。在技能训练、健康咨询、行为干预时，运用肯定性反馈尤为重要。除了语言外，也可用点头、微笑等非语言形式予以肯定。

（2）否定性反馈：对对方不正确的言行或存在的问题提出否定性意见。否定性反馈可以促使对方保持心理上的平衡，敢于正视自己存在的问题。否定性反馈应注意两个原则：一是首先肯定对方值得肯定的一面，力求心理上的接近；二是用建议的方式指出问题所在。

（3）模糊性反馈：向对方做出表示没有明确态度和立场的反应。适用于暂时回避对方某些敏感问题或难以回答的问题。

（4）鞭策性反馈：有些情况下，健康教育者需要向教育对象提出更高的要求和行为目标，这种反馈称为鞭策性反馈。这种反馈既指出问题所在，提出改变的方向，又以征求意见的方式要求对方自己做出抉择，很有激励性。

5. 非语言传播技巧

非语言传播是指以动作姿态等非语言形式传递信息的过程。非语言传播，常常是人的心理活动的自然反应，是无意识的，因此，表情、眼神、语音语调等都有着丰富而真实的信息内涵。非语言传播形式融会贯通在说话、倾听、提问、反馈等技巧之中。交谈过程中应注意的非语言传播技巧包括动态体语、仪表形象类语言、时空场景等。

6. 强化与自我开放技巧

在健康咨询中，常常使用强化与自我开放技巧。积极性强化是通过语言和非语言反应来表扬激励他人的过程。在咨询对象认识到问题所在、选择行为决策时，积极性强化是巩固咨询成果的重要手段。自我开放亦称自我暴露，即向他人揭示自己内心世界，以使他人了解自己的愿望、感觉和行为。自我开放是激发更深层次交流的必要手段。在人际交往过程中，能否互相了解在很大程度上取决于双方的自我开放程度。

二、个体行为矫正与干预

运用操作式条件反射及生物反馈的原理和方法，矫正个体偏离正常的不健康行为，称为行为矫正（behavior modification）。行为矫正和行为干预（behavior intervention）并没有严格的区分。行为矫正必须明确问题的所在、起源和程度，分析维持不健康行为的社会因素、自然环境因素以及心理因素，据此选用适当的矫正方法并制订矫正计划和监测过程。行为矫正是长期的过程，而不是一次性的，因此需要制订长期矫正计划，并适时地进行评估和监测矫正的全过程，直至完全矫正成功，不可半途而废、功亏一篑。

（一）行为矫正介绍

行为矫正指按照一定的期望，在一定条件下采取特定的措施，促使矫正对象改变自身特定行为的过程。行为矫正的重点不一定是通过劝服帮助个体认识到自身的行为需要改变，很多情况下，是在个体已经意识到有行为改变的需要后，帮助他们有效地管理自己的行为。需要注意的是，行为矫正需要在目标人群知情的情况下进行，否则可能会带来伦理或法律方面的问题。

行为矫正由3个要素构成：行为矫正对象、行为矫正环境和行为矫正过程。根据矫正对象对行为指导的态度，行为矫正对象分为3类，分别为需求型、冷漠型和无需求型。行为矫正环境包括行为指导者、矫正场所和矫正时机。行为指导者可以是健康教育者、医生、领导、朋友等。矫正场所可以不固定，但大多数行为矫正场所是固定的，这样便于对行为矫正效果进行观察、记录和评价。选择行为矫正的时机也很重要，在易诱发行为表现的特定时机进行行为矫正，容易取得较好的行为矫正效果。行为矫正过程就是行为矫正技术的选择和实施过程，其核心是针对矫正对象的具体行为来选择矫正技术。

（二）行为矫正技术和方法

行为矫正技术是21世纪50年代末发展起来的，用于矫正各种危害健康的行为，指导建立有益于健康的行为。到目前为止，在健康教育领域运用较多的行为矫正技术有脱敏疗法、厌恶疗法、示范疗法和强化疗法等。

1. 脱敏疗法

脱敏疗法可分为系统脱敏疗法、接触脱敏疗法和自身脱敏疗法等，主要用于消除个体因对某种因素过于敏感而产生的不良行为表现，如恐惧、焦虑和紧张等。该方法以认知原理为基础，在矫正中有目的、循序渐进地主动提供这一刺激因素，适时修正个体对刺激因素的错误认知，再通过反复的操作强化，以达到消除这种过于敏感行为的目的。

2. 厌恶疗法

厌恶疗法的基本做法是每当矫正对象出现目标行为或出现该行为的欲望冲动时，就给予矫正对象一个能引起负性心理效应的恶性刺激。反复作用后，在矫正对象的内心就会建立起该行为与恶性刺激间的条件反射，引起矫正对象的由衷厌恶，直至消除该目标行为。厌恶疗法常用于矫正各种成瘾行为、强迫症、恐惧症和异常癖好等，如吸毒、酗酒、吸烟。厌恶疗法在使用时首先应注意持续性，否则无法建立条件反射；其次要注意强度的适宜性，使用不当可能引发新的紧张刺激；最后要注意矫正原理的保密性，以防矫正对象产生对抗心理，无法实施行为矫正。

3. 示范疗法

示范疗法在应用时，将所要塑造的健康行为或所要改变的危险行为分解成不同阶段或不同表现，设计相应的模拟场景，让矫正对象扮演其中的角色或观察角色行为，身临其境模仿角色，从而塑造自己的行为。以现实生活中克服不利于健康行为的人为示范典型，鼓励和帮助矫正对象改变自身行为，也属于示范疗法。

4. 强化疗法

强化疗法是一种在行为发生后通过强化或惩罚来矫正行为的方法。通常的做法是当矫正对象表现出有益于健康的行为时，对矫正对象施以强化，去肯定和巩固健康行为。正强化的形式有口头表扬、物质奖励、货币奖励等。反之，当矫正对象表现出对健康有危害的行为时，对其施以惩罚，使矫正对象由于想逃避惩罚而放弃不利于健康的行为，但惩罚的使用应慎重。强化疗法是迄今为止在帮助个体矫正危险行为、建立健康行为方面最有前途的行为矫正手段。

三、健康教育活动策划

随着社会经济的快速发展，各种以传播健康信息、倡导健康生活方式、营造良好社会氛围为主要目的的义诊、健康咨询科普讲座和健康展览等活动逐渐引起社会各界的关注，各种群体性健康教育活动也越来越多地出现在健康管理领域，并逐渐显示出其重要作用。

（一）健康教育活动策划的定义

健康教育活动是指有目的、有计划、有步骤地组织众多机构和人员参与的健康教育活动，更加注重群体效应和创设舆论导向。它紧紧围绕提高群体保健知识水平、确立健康观念、养成健康行为、促进健康社会环境而进行。

策划是健康教育活动成功的关键，也是开展一项活动必须有的过程。活动策划是指有关人员根据活动的目的和要求，在历史及现状调查的基础上，根据掌握的各种信息，分析现有条件，设计切实可行的行动方案的过程，属于活动的设计阶段。策划内容主要包括活动名称、举办机构、举办地点、举办时间、活动规模、活动定位、请专家事宜、活动进度计划、现场管理计划和相关活动计划等。

（二）健康教育活动策划的特点

活动策划是一项综合性工作，是发现问题、分析问题、解决问题的过程。健康教育活动具有一定的目的性，既是基于对现实情况的了解、研究和分析的过程，也是制定行动方案的过程。

（三）健康教育活动策划的原则

健康教育活动策划要遵循的基本原则如下。

（1）社会性原则。该原则强调全社会参与、多部门协调。

（2）创新性与可操作性相结合的原则。创新性的策划才具有生命力，尤其是周期性活动，创新性显得格外重要，但在注重创新性的同时，还要考虑可操作性。

（3）可持续原则。活动的策划还必须考虑健康教育的后续影响。

（四）健康教育活动策划的步骤

健康教育活动策划主要包括5个步骤，即调查了解需求、可行性分析、协调沟通、撰写方案、方案论证及审批。

1. 调查了解需求

调查是指在一定的环境下，系统地搜集、分析和报告有关活动信息的过程，是做好策划活动的第一项工作。调查的内容可包括法律法规和相关政策、历史资料、社会热点、市场、时间、场地、目标人群的健康需求等。活动调查、了解的内容可根据具体策划个案有所不同，但最终的目的是为策划者提供大量的一手资料，为与上级沟通和策划方案的起草做准备。

2. 可行性分析

可行性分析是为了取得最佳效果，策划者要对策划的可靠性、实施的可操作性和活动的综合效益进行全面、系统的分析和科学论证，并为决策者提供决策参考意见。可行性分析包括以下几方面内容：①环境分析——主要是针对社会因素（包括政策法律）适应性、目标人群心理适应性、区域文化适应性和时间适应性的分析，常用的方法有"SWOT 分析法"和"PEST 分析法"。②财力分析——主要包括资金来源、费用流向及最佳的资金使用方法。③物力分析——主要包括场地、设备物资和道具等。④效益分析——当一个基本构想确立，各项调查分析完成时，就应对所要策划活动的效益进行研究。⑤应急预案及措施——应纳入策划方案，对方案实施中各环节可能出现的变故因素要全面预测并提出对策。

3. 协调沟通

在调查和论证的基础上，策划者对整项活动有了初步的掌握，为了使活动成功策划与实施，还需事先积极与各级领导和相关部门进行沟通，争取政策空间、人力物力等资源的支持。

4. 撰写方案

在取得上级领导和相关部门的支持后，策划者就要着重进行策划方案的设计与撰写环节：①设计主题——主题是策划者所要陈述的思想，是主宰活动的灵魂，任何一项活动都必须凝练、确立活动主题。精彩的主题会为高质量的活动奠定成功的基础。②列提纲——策划方案的基本要素包括绪言、背景资料、策划目标或目的、时间地点、参加人员、主要项目内容、实施方法、传播计划及方式、组织机构、经费预算及来源，可附上相关辅助资料等。③论证具体内容——根据提纲细化方案的每个内容，并在后期执行过程中结合方案内容与实际情况进行及时调整。④撰写步骤——汇集资料、梳理资料、拟定提纲、充实内容、提炼修改、排版打印。

5. 方案论证及审批

经过上述步骤，活动的策划方案已基本成型，但此时的方案还只是一个初稿，要经过各方论证才能进行申报审批，最后根据多方建议及领导的批示意见修改定稿。

（五）健康教育活动的实施

策划方案批准后，要制订行动计划表，由主管领导组织召开方案协调会，按计划落实任务到具体组织或人，之后按计划实施。

四、健康传播材料制作与使用

（一）健康传播材料的概念

健康传播材料是指为配合健康教育活动而制作和使用的辅助材料，它是健康教育信息的有效载体，合理使用健康传播材料不仅可以丰富传播活动的内容与形式，而且能增加受众对健康传播活动的兴趣，更能增强受众对传播信息的理解，深化健康传播的效果。优秀的健康传播材料必须致力于倡导健康的生活方式，改变目标人群不良的行为和习惯。因此，健康教育工作者在健康传播过程中要以受众为中心，加强受众研究，制定适宜的传播策略，从而研制实用的传播材料。

（二）健康传播材料的分类

在日常生活中，传播材料多种多样。报纸、杂志、橱窗海报、电视节目、广播、电影等都是常见的传播材料形式。传播材料常见的分类方式有以下几种：根据传播关系，可分为人际传播材料、组织传播材料、大众传播材料和分众传播材料；根据健康信息载体，可分为纸制材料（书籍、报纸、杂志、折页、小册子、海报、传单等）、声像材料（录音带、录像带、VCD/DVD 等）及电子类材料；根据健康信息表现形式，可分为文字图片类、声音类、影像类、电子技术类和新媒体类等。虽然上述健康传播材料传播方式各有不同，但不论哪种形式，都应具备传播速度快、作用范围广、针对性强、信息影响力强、内容遵循医学规律等特点。

（三）健康保健信息的获取

健康信息的科学性很重要。健康知识必须由具有相关医学背景的专业人员作为"把关人"进行把关，不可"断章取义，以偏概全"。

互联网高速发展，为我们提供了海量的有关健康的信息和材料，但是要从中选取较为可靠、科学、实用的健康传播材料却并非易事。

目前，最为有效的方式是通过鉴别健康传播材料制作者/机构进行筛选。我国健康传播材料资源平台建设方面已经起步，业内比较权威的平台有中国健康教育网的"国家基本公共卫生服务项目管理信息平台"、中国疾病预防控制中心网站上的健康主题栏目、中国公众健康网权威医学科普传播网络平台。国外的一些网站也可以参考，如 WHO 官方网站等。此外，报刊也是获取健康知识和健康传播材料的途径。经过长期考察与应用，比较好的健康科普报刊有《健康报》《健康时报》《健康文摘报》《大众医生》《大众医学》《家庭医学》《健康世界》等。有关健康科普书籍的选择原则与报刊类似，要考察作者和出版社。健康教育工作者同样要做好"把关人"的角色。

（四）健康传播材料的制作

健康传播材料一定要满足特定的需求，若无现成材料可用，就得花时间、下功夫自己制作。健康传播材料制作要遵循一定的制作原则和程序。

1. 健康传播材料的制作原则

较好的传播材料是收到预期传播效果的重要保证。在制作健康传播材料时，除了要遵循思想性、科学性、针对性、实用性、通俗性、趣味性、经常性7项原则以外，还应考虑以下原则。

（1）可及性原则。根据传播者的能力、受众的使用习惯和对媒介的拥有情况来选择传播材料。从传播者角度考虑，如果材料开发团队只具备开发平面材料的实力，就不要超越其能力范围，强求开发视频、动漫作品；从媒介拥有角度考虑，应尽量选择受众方便使用的材料形式。例如，偏远农村条件较为艰苦，较少使用电视投影等现代设备，因此在这些地区要尽量避免视频传播材料的使用。

（2）及时性原则。力求将健康信息以最快、最通畅的渠道传递给目标人群。一般情况下，电视、广播是新闻传递最快的渠道。

（3）经济性原则。传播材料制作要注意在选择传播材料之初便考虑可支配经费情况。如可支配经费较少，则尽量选择板报、墙报，发掘社区内部力量，以评比形式开展活动；有一定活动经费可选择宣传折页、手册、健康简报、杂志等形式；经费很充足可考虑开发动漫或视频作品。

2. 健康传播材料的制作程序

（1）了解分析实际需求。核对收集受众的主观知识需求与形式喜好，依此分析结果，初步确定传播材料的内容与形式。

（2）收集筛选信息，提出制作计划。根据传播目的、传播主题、传播对象的特点等对所收集的内容进行筛选，认真分析不同内容的信息，从而确定传播的核心信息和纲目。然后根据传播者（机构）自身条件，将传播受众的需求与现有制作条件相结合，提出详细的制作计划。制作计划应考虑使用传播材料的目标人群、材料种类、使用范围、使用办法、发放渠道、如何进行预试验、确定数量、如何评价和经费使用等。

（3）信息加工，制作初稿。由于医学信息专业性很强，原始信息较难被非医学专业人群所接受，因此，所有医学知识制作为健康传播材料时都要进行科普化的信息加工。信息加工技巧：①专业术语转换。对于深奥、复杂的专业术语，要用容易被理解的普通词语替代。如果受众刚开始就感觉难懂，不愿继续阅读或听下去，那么健康传播就很难达到预期效果。例如，将"腹式呼吸"的"调动横膈膜的运动，使全肺的五分之四中下肺叶肺泡得到充分扩张的呼吸"变成"深呼吸就是吸气时让肚子鼓起来，然后慢慢呼出"。②避免说教，不能用"高对低"的姿态针对受众，要基本保持中立，客观分析，讲清道理。③使用一些通俗、生动的加工技巧，常见有以下几种：一是编顺口溜，如针对合理膳食，可以编成"有粗有细、不甜不咸、四五六顿、七八分饱"。二是运用比喻，如将骨质疏松比喻为"糠萝卜"。三是运用排比，排比的使用可以增加阅读、聆听时的节奏感，使表达更具感染力。例如，"我们不能左右天气，但可以改变心情；我们不能改变容貌，但可以展现笑容；我们不能控制他人，但可以控制自己"。四是讲故事，故事能引人入胜，吸引受众阅读。讲故事时要注意用好的剧本，尽量简短，允许的情况下可设置悬念，紧扣主题。

五是列数据,列数据可以生动阐明两事物之间的关系,如"每抽一支烟,少活七分钟。按照一人一天一盒的量计算,一年下来就少活 36 天,烟龄十年就少活大概一年"。④要有艺术设计。不管哪类传播材料,版面美术设计及图是必不可少的,图文并茂给予读者或听众视觉冲击,才能达到好的传播效果。例如,在印刷品中,使用颜色、大小、加粗倾斜、下划线等区分重点;图片的选择要为主体、主题服务,切忌乱插图;示意图、卡通等视觉化的表述要明确易懂。

(4) 编排和设计。不管是哪一类传播材料,都要考虑编排和设计。以印刷品为例,同一个模块的内容最好呈现在一页纸中,并且要有 10%~35% 的留白。适当地使用文本框和项目符号,增加可读性。

(5) 预试验。健康传播材料预试验是指在传播材料正式制作之前,应用设计初稿在一定数量的目标人群中进行传播,结合相应指标对目标人群进行调查,了解目标人群对信息的理解程度和对表达方式的满意程度。预试验的主要目的是了解传播材料是否满足受众的需要,其针对性与适应性如何,受众有什么要求,材料中还存在哪些不足等,为传播材料的进一步完善提供依据。健康传播材料预试验也可以借助一些工具进行,如 SAM (suitability assessment of materials) 评估工具。

(6) 修改设计稿。在对健康传播材料初稿进行预试验后,设计者根据预试验中发现的问题以及受众的意见对初稿进行修改。在修改时不仅要解决初稿中的突出问题,还应认真分析受众意见,在反复权衡的基础上进行全面修改。设计稿的修改包括内容与形式两个方面:对内容的修改要以科学性和实用性为前提;对形式的修改可以多参考受众的建议,以受众的喜爱为前提。初稿要经过多次修改后才能最后定稿,并进入正式制作阶段。

(7) 制作成品。当健康传播材料的设计稿经过多次修改,使受众满意后,就可以正式制作了。在制作过程中,要注意把好质量关。对于印刷类材料,要注意纸张的选择、油墨与颜料的使用、压膜与塑封的挑选等;声像类材料要注意信息载体(磁盘、磁带、CD 盘)的质量,声音与画面的清晰度,以及健康信息传播中人物表演的准确性等。同时,注意在大批量制作成品时,要进行抽样检查,以保证成品的质量。

五、健康教育"知信行"问卷设计

拟定调查问卷是进行健康教育的基本技能和现场调查的基本手段。健康教育"知信行"问卷一般用于了解目标人群的卫生保健知识态度、信念及行为现状和评价健康教育的效果,了解受众对健康教育的主观要求,对健康教育方法的接受程度等多方面的信息,是健康教育研究最常用的一种收集资料的工具。

在实践中,依据问卷答案的形式,健康教育"知信行"问卷的设计可以考虑封闭式选择答案与开放式选择答案相结合的形式,封闭式问题多一些,开放式问题少一些,尽量避免单一形式的不足,使研究结果更接近实际。

(一) 健康教育 "知信行" 问卷编制的原则

健康教育"知信行"问卷在编制时,内容必须与调查主题紧密相关,即合理性;问题的设置应具有普遍意义，即一般性；问卷的设计要有整体感，即问题与问题之间要有逻辑性；问题设置应直接明了，即明确性；应避免心理诱导倾向，涉及政策、伦理社会规范、个人隐私等敏感问题时应注意保密，同时问题编制应便于整理与分析。

（二）健康教育"知信行"问卷编制的步骤

（1）初步罗列调查条目。可以由研究工作组成员根据调查目的和内容，结合自身专业知识和个人经验等提出调查条目，也可以借用已有的同类调查表的条目形成调查条目池。对调查对象的特征分析是拟定调查表的基础，包括分析调查对象的社会阶层、社会环境、文化程度、理解能力等社会文化特征。

（2）条目筛选。对提出的调查项目进行分析和筛选，以便精简调查条目。可采用专家咨询法或专题小组讨论。

（3）确定每个调查条目的提问形式和类型。

（4）确定每个调查条目的回答选项。回答的选项与条目的提问方式和类型有关。

（5）预调查及评价。将筛选出的调查条目按一定的逻辑顺序排列，形成初步的调查表，可采用专家评价和小组讨论等方法进行初步评价，修改完善后进行小范围的预调查，对调查表的信度、效度等特性进行评价。

（6）修改完善。在上述基础上做进一步完善，形成最终的调查表。

（三）健康教育"知信行"问卷的一般格式

（1）说明部分与指导语。无论是访谈式调查问卷还是自填式调查问卷，在进行实际的调查中都要有关于调查问卷的说明（也称为调查问卷的前言部分）。它一般向受访者说明调查者的身份、调查目的及重要性，如涉及敏感问题要强调保密原则，以取得被调查者的信任，争取其合作与支持。说明部分可置于问卷的开头，文字表述要简洁、平易近人，使调查对象感到亲切。指导语用于解释如何填写问卷，或解释某些调查项目的含义。当问卷中问题的回答方式一致时，指导语可置于所有问题之前统一说明；指导语还可置于问卷中，如解释问题含义，提示从一类问题转入另一类问题或跳答等。

（2）资料登录部分。该部分具体包括以下内容。

①用于区分资料，如问卷编号、调查对象姓名、住址等。

②用于核实资料，如调查日期、审核日期、调查员姓名。

③用于分析资料，如备选答案编码。

（3）问卷主体。该部分包括研究中所需测量的变量和问题，是问卷中的主体部分，一般包括以下内容。

①个人基本情况，如姓名、性别、受教育程度、职业、婚姻状况、经济收入等。

②卫生保健知识，指与研究问题有关的知识。

③信念与态度，指对所研究问题有关的信念和态度。

④行为，指调查对象与所研究问题有关的行为。

（四）健康教育"知信行"问卷的问题设计

1. 确定变量类型

变量有两种类型：数值变量和分类变量，前者用来收集计量资料（如身高、体重、血压等），后者用来收集计数资料。分类变量又可分为无序分类变量（如血型、是否知道某项知识等）和等级分类变量（如对某种现象的态度，可分为赞同、非常赞同、一般、不赞同、非常不赞同5级）。

2. 问题和答案形式的设计

问题形式的设计有填空式、是否式、多项选择式、表格式、矩阵式等，答案依据问题形式进行相应的设计。例如，填空式，即在问题后画一短横线，让回答者直接在空白处填写。

3. 问题数量和顺序的设计

一份问卷应该包括多少个问题，取决于调查内容样本性质、分析方法、拥有的人力、财力和时间等各种因素。一般来说，问卷不宜太长，通常以回答者在20 min以内完成为宜，最长不要超过30 min。

（五）预调查、调查问卷的修改和定稿

初步完成调查问卷设计和确定调查方法后，先由经过培训的调查员在小范围内做预调查，以检验调查问卷的可行性，以及设计的问卷是否与研究目的相符合。预调查是问卷设计的一个重要步骤。即使是经验丰富的设计者，经过深思熟虑后设计出的调查问卷也需要进一步修改和完善内容。只有当完成预调查并进一步修改调查问卷后，再进行正式调查，才能避免在正式调查中出现需要的资料收集不到、收集到的资料又无用的问题。

（六）评价与使用

编制的健康教育"知信行"问卷应进行分析与评价，分析与评价的内容包括知识题目的难度和区分度分析、信度和效度分析。适用于健康教育问卷信度分析的主要是同质性信度（评价内部一致性）和重测信度（评价稳定性），效度分析主要是内容效度和结构效度。从问卷的使用角度讲，问卷可分为自填式问卷和访谈式问卷两类。自填式问卷可通过邮寄调查或当面调查来完成，而访谈式问卷则通过直接访谈或电话访谈来完成。以不同的方式使用问卷收集资料时，问卷在设计上略有不同，使用问卷的技巧也各有侧重。问卷调查后的资料，需进一步规范和整理。资料整理主要包括资料的审核、资料的编码与录入、统计表与统计图的制作3个方面的内容。

六、健康教育讲座

健康教育讲座是健康信息传播常用的方法，是一种科学，也是一种艺术。健康教育讲座对主讲人的要求很高，除了需具备丰富的健康教育专业知识（临床医学、预防医学、健康教育学、心理学、教育学、健康教育学相关学科等）和较强的综合能力（领导、组织、协调能力等）外，还需懂得人际传播和演讲技巧，并具备良好的心理素质和身体素质。不管现代教育技术怎么发展，健康教育讲座都是最有效的健康信息传播方法之一。"讲"的能力是健康教育的基本功，可以利用现代教育技术使讲座效果更好，但条件不具备时同样要讲出效果。因此，健康教育和健康管理工作者必须练好"讲"的基本功。

（一）健康教育讲座的定位

健康教育讲座既不同于专业的理论授课，也不同于极具感染性的演讲。它是以科普的方式将健康领域的科学技术知识、科学方法、科学思想和科学精神传播给公众，从而达到培养公众健康素养和提高公众自我健康管理水平的目的。健康教育讲座属于语言传播，是一种高效的健康传播方法。它在注重知识传播的同时，更加关注受众的技能操作、传播过程中的互动及效果的反馈。

（二）健康教育讲座的阶段

就讲座过程而言，健康教育讲座一般可分为3个阶段：准备阶段、讲座阶段和答疑阶段。每一阶段的具体内容及原则概述如下。

1. 准备阶段

这一阶段主要解决"讲什么"的问题，包括讲稿和PowerPoint（PPT）课件两方面的准备。

（1）讲稿准备：讲稿是讲座的依据，要准备一份好的讲稿，主要是围绕"讲什么"进行内容的选择和加工，而内容选择的核心就是受众需求。受众需求什么？如何准确掌握受众需求？这些问题已在本章第一节论述，此处不再赘述。总之，对受众了解得越详细、越深刻，讲座就越有针对性。当然，健康教育讲座的讲稿也服从一般文稿的要求，如简明扼要、条理清晰、逻辑性强等。一般来讲，讲稿包括前言、主体和结论3个部分。

（2）PPT课件准备：健康教育讲座多借助于PPT图文并茂的演示文稿，更形象、更生动地表达主题内容，让受众用多种感官去接收信息，以增强讲座效果。PPT制作时，应选择明亮的模板，以利于内容表达；色彩对比鲜明，制作时应考虑投影仪播放效果；字体选择粗体类，标题字号不小于48号，正文字号不小于28号；单张幻灯片最好控制到5~6行，每行10~15字，字数不宜过多过密；加图恰当，不能喧宾夺主；幻灯片适当留白。

2. 讲座阶段

这一阶段主要解决"怎么讲"的问题。讲座阶段是观点及知识点的表达，是一种语言展示，主要核心是表达技巧和控场技巧，通过合适的语言和体语表达来实现。

（1）入场：主讲人进入讲座现场，如受众已经就位，主讲人应把握的3个要点是"扫""笑""招"。"扫"即扫视全场，目光要从场地的一边到另一边，之后稳稳回到中间的位置。通过扫视可以大致了解场地大小、受众人数，做到心中有数。"笑"和"招"即微笑和招手，表现出一定的亲和力，可以给受众一个良好的初步印象。

（2）讲座开场：好的开始是成功的一半，开场设计是关键。讲座的开场从形式到内容都要有新意，要有独创性。讲座开场有很多形式，如正统式、自我介绍式、轻松幽默式、聊天式、调查式、问题式、展览式、视频式、游戏式、明星式、悬念式、神秘式等，一般 1~2min 即可。

（3）语言表达技巧：对于一场好的健康教育讲座，其效果93%取决于声音和表情两个要素。语言表达技巧主要包括三个方面：语言规范、得体，表达生动、通俗，适当互动和反馈。讲座的"台风"也直接影响讲座效果，应当符合四项基本要求：语言通俗易懂、风格幽默风趣、站姿落落大方、走动平稳有力。

①语言规范、得体：主要包括语言和体语表达的技巧及其规律。语言表达包括语速、语调、音量、吐字清晰、停顿、克服习惯性用语6个方面；体语表达包括姿势、走动、手势、眼神与表情、着装。整场讲座中，要注意每10~15 min 有明显变化。

a. 语速：主讲人要能够控制讲座的节奏，防止过快或过慢。节奏过快，听众没有足够的时间接纳新的信息；节奏过慢，则易使听众昏昏欲睡。但也不要自始至终以一种速度讲座，这样也会使听众感到厌倦。一定的速度变化，有助于主讲人表达情感，调动情绪。

b. 语调：讲座需要激情，这种激情往往是一种长期的内在修炼，与主讲人对事业的忠诚度和敬业精神有关。但现场真情常常靠一定程度的语调、语速变化来表达，通过语调的变化来强调重点，突出主题。

c. 音量：主讲人的声音要洪亮，讲话要让所有的听众听到，若有疑惑，应确认一下。声音要洪亮，但不能声嘶力竭。

d. 吐字清晰：主讲人的口齿要清楚，不要含糊不清，不要吞音。

e. 停顿：主讲人要学会控制讲座的节奏，以节奏的变化表现不同情感的变化，必要时可使用停顿，但停顿的时间不要过长，停顿时切忌发出"啊""啦""哈"等声音。

f. 克服习惯性口语：语言流畅，切忌语句中出现"啊""这个""那个"等习惯性口语。

g. 姿势：主讲人要自然站立，不要紧张，站直且重心要稳，切忌双脚交叉站立。不要双手托桌或单肘撑桌。

h. 走动：主讲人常常要略微走动，一是作为语言的补充，二是增强受众的参与度。走动要稳健，快慢适中，不能过于频繁。

i. 手势：在讲座中，主讲人往往用手势来强调或描述某个观点或某种事物，但手势一定要用得合适、用得自然，切忌把手始终固定在某个位置上，也要避免连续用手势。

j. 眼神与表情：讲座时，主讲人表情一定要自然、适度，要与内容贴切，还要随时关注各方位听众的反应，经常保持目光接触，切忌望天望地、望黑板而忽视了听众的存在。

k. 着装：主讲人的着装一定要得体、大方，符合职业特点。一般要着正装，切忌衣冠不整或珠光宝气。

②表达生动、通俗：科普讲座要做到表达生动、通俗，可以通过许多手段、方法和技巧来实现，如借用合适的道具、故事讲解、数据列举等。急救专题健康教育讲座时可利用三角巾等辅助道具进行止血技能的讲解；讲故事时应设计一个好的剧本，并进入角色，惟妙惟肖地表达，结束时可留有悬念，注意点明主题；列数据要形象并与实际生活相联系。

总之，讲座现场语言表达要基本做到听众听得懂、乐意听、用得上。

③适当互动和反馈：讲座中主讲人要随时观察听众，设置问题要注意给出答案，受众提出问题要有回答，时刻注意调动受众的参与意识。讲座中的互动技巧，可采用每 45 min 休息一次或做较刺激的活动，每场讲座设计几次互动，与 15 min 变化节奏吻合。

（4）控场技巧：科普讲座的控场技巧包括临场技巧、约束技巧、调动技巧和应对技巧四大类，常见的需要适当控制的场景有怯场、乱场、冷场和闹场，不管是哪种情况，都应沉着、积极应对。例如，怯场时，要学会自我控制，调整情绪。具体方法为：在讲座前通过深呼吸、活动四肢来控制情绪，讲座开始时将注意力集中于受众，不要过分关注自我。另外，在控场方面，还要注意讲座时间的把握。健康教育讲座一般为 1~1.5 h，根据需要可做适当调整。主讲人应对讲座内容非常熟悉，根据具体时间灵活调整讲座的设计，做到胸有成竹、游刃有余。一般来讲，一张健康教育科普类的幻灯片可讲 1~2 min。

（5）结尾：成功的结尾可以加深认识，揭示题旨。结尾部分的关键在于进一步总结自己的观点，再一次强调讲座的重点，使受众进一步加深对讲座主题的理解。结尾要简明扼要，不宜过多、过泛，要起到画龙点睛的作用。在讲座结尾时，可以套用"总结观点、表示感谢、提出希望、请求采取行动、简洁而真诚地祝福"的惯用表达。

3. 答疑阶段

讲座之后，讲座的内容若能引起听众的兴趣，答疑则是必不可少的一部分，但需结合现场实际情况进行。一般来讲，受众人数较多（超过 100 人）时不宜进行答疑。如需答疑，注意把握以下几个原则。

（1）倾听：主讲人在答疑时首先要学会倾听，要全神贯注地听，对提出的问题要给予高度重视并思考。

（2）与受众保持良好的关系：主讲人要用积极的态度耐心解答每一个问题，并且确认自己的回答是否让受众满意。

（3）预见、分析问题：回答问题时，要预见、分析还有哪些潜在的问题会提出来，要准备足够的资料，推理过程要严密，不要有漏洞。

（4）澄清问题：听到问题后，要仔细分析，若有疑问，则要请提问者再重复一遍，如果是一个问题里含有几个问题的话，应该让提问者一个一个地提问，然后逐个解答。对于不了解或不清楚的问题，可以推荐咨询专家或承诺讲座后进一步查询并给出答案。

（5）避免过于专业：在回答问题之前要考虑到提问者的背景、知识层次和知识结构，尽量避免过多使用专业术语。

七、团体行为训练

（一）团体行为训练的概念

团体行为训练，又称拓展训练、团体辅导、心理素质训练等，是一种特殊的教育过程。实质上，它是在心理学原理和方法的基础上，根据身心互动理论设计和组织的一系列活动。团体行为训练通常由1~2位指导教师组织，参加人数以6~30人为宜，太少、太多都会影响训练效果。

（二）团体行为训练的作用

团体行为训练最大的优势就是通过参训成员间的相互交流、相互作用和相互影响促进参训成员学习和运用心理健康知识，使参训成员得到感官体验和理性认知，是群体心理健康教育的常用方法。

1. 团体行为训练可让成员得到多方面的帮助

团体行为训练可以让个体在活动中观察、学习、体验，更好地认识、探索和接纳自我，调整改善与他人的关系，学习新的态度与行为方式，促进身体、心理和精神达到良好的健康水平。团体行为训练是多向沟通过程，成员之间互相支持、集思广益，共同探寻解决问题的办法。每个成员同时可以得到许多其他成员的帮助，自己也可以成为帮助其他成员的力量。

2. 团体行为训练可以高效排查心理问题

团体行为训练是一个或两个指导教师面对多个团体成员，这要比一对一的心理咨询服务效率高得多。在活动和分享过程中，指导教师可以通过参训成员的行为、动作语言、表情等判断参训成员的心理健康和社会适应程度，防患于未然，避免心理问题的产生。在社区或工作场所进行群体健康管理的过程中，随时可能发现群体中存在心理问题的对象，从而进行及时的心理干预或开展咨询工作。因此，团体行为训练方法是解决群体心理问题最经济的方法。

3. 团体行为训练可以对常见的心理问题早预防早干预

人的许多心理问题都是在特定的社会环境中产生、发展的。团体行为训练通过设置有针对性的场景，把未来可能会发生的事件拿到当下，让参训成员提前感受，防患于未然，避免真正面对此类场景时对心理健康产生更大的不利影响。

（三）团体行为训练的组织实施

训练前，指导教师应根据参训人群、主题目标、时间、场地等要素精心设计方案，对于训练的模块、内容衔接以及每一项目的导入、实践、分享环节都要做到心中有数，甚至一些训练辅助设备和物品也应准备齐全。

一般而言，团体行为训练的组织实施过程如下。

1. 内容设计

内容设计是对参训成员的特征与需求进行调查分析，制定出尽可能满足参训成员所在机构或个体要求的训练内容与项目，这是团体行为训练实施中最重要的一个环节。

2. 场景布置

进行场景布置，要按照活动项目的内容特点，合理利用所在环境特点，布置所需辅助器材，尽量符合项目所要求的真实性。

3. 挑战体验

组织参训成员参与活动，接受挑战，完成项目要求的任务，使参训成员积极体验并从中获得感悟。

4. 分享感悟

分享是团体行为训练的重要组成部分，是在参训成员体验后按特定的形式，将各自完成任务时和完成任务后的感受真诚地表达出来，与大家分享得失，求同存异，达成默契，共同学习。

5. 引导总结

指导教师结合活动中出现的问题和认知感受进行引导，用心理学理论和基础进行总结，使参训成员的认知更加严谨与系统化。

6. 提升心智

在分享感悟与引导总结后，指导教师将参训成员的感悟与理解进行升华，主要运用鼓励与肯定的形式，使参训成员对自己的能力与潜力有一个新的认识。

7. 改变行为

促使参训成员将训练中的所感所悟运用到实际生活情境中，达到训练的最终目的。团体行为训练实施的难点在于指导教师要具备丰富的带教经验和灵活的控场能力。因此，指导教师必须抓住关键，融会贯通，灵活应用，这样才能达到触动参训成员心灵、引导参训成员成长的目的。

第三节　健康教育在健康管理中的应用

健康教育是提高健康素养的基础性工作。因此，无论是个体健康管理还是群体健康管理，都要应用健康教育。

一、体检及接受健康管理前的教育与动员

健康管理引入我国的时间不长，成为个体、群体保健途径更是近几年的事。在大众健康素养较低并缺乏保健意识的情况下，较新的理念及健康管理服务需要通过健康教育来实现。体检、健康管理前的教育与动员相当于公关和服务营销，可以提高被管理率及被管理

者的依从性。只有动员被管理者主动积极参与，健康管理才能更有效。因此，对个体和群体进行健康管理前的健康教育很重要。具体来讲，体检及建立健康档案以及后续健康指导和促进健康等工作，需要用到健康教育的讲座、咨询、劝服等技能。例如，有研究者为了评价健康教育在老年人健康管理中应用的效果，设计对观察组老人开展健康教育，对照组则不做处理。对比两组的健康资料发现，观察组老人的健康管理率、规范健康管理率均高于对照组。

二、体检及信息收集过程中的教育与指导

无医学常识的普通民众对于体检及相关信息收集不甚了解，有的消极应付，甚至抵触。健康管理作为医学服务的一种，应该尽量体现其服务属性。所以，在体检过程中给予教育与指导，对于建立完整的健康档案、提高服务质量、建立融洽的服务关系来说很有必要。体检过程中的健康教育体现在以下几个环节。

（1）耐心介绍填写生活方式及相关信息问卷的重要性。
（2）介绍体检须知、体检环境设施、体检流程、体检项目。
（3）制定体检指引单，包括各科室楼层指导、空腹体检项目、饮水体检项目等。
（4）说明抽血、测血压等各项检查的注意事项。

在此过程中，用到的健康教育技能有沟通、咨询、劝服等，也就是说，所有与服务对象解释的内容都要按照健康教育专业的要求去加工处理，达到"科学合理、通俗易懂、简便易行、有趣乐听"的水平。

三、健康评估及商定健康管理方案过程中的教育与指导

根据体检数据和问卷信息进行健康评估的结果包括两个方面的内容：一是现在存在的健康问题，包括不良的生活方式与行为；二是未来的健康风险。前者一般人能理解也好接受，后者一般人不易理解也不易相信，这就需要健康管理工作人员做一些科学的解释。

健康风险是人的常见风险之一，它是指在人的生命过程中，环境、社会等外部因素和人自身的内部因素威胁或损害健康的各种可能性。健康风险会给个人、家庭和社会带来一定程度的损失。健康风险评估的数学模型原理对于普通公众来讲可能难以理解，但是运用风险交流给他们提供更多的信息，帮助他们对自身健康做出明智的决策是可行的。健康风险的可控部分，就是健康管理需要干预的内容。

进行风险交流后，健康管理工作人员需要运用健康咨询的5个步骤与被管理者商量，共同建立健康管理方案。健康咨询的5个步骤又称为5A模式，具体为：

（1）评估（assess），了解服务对象的体检数据、行为状况相关知识、技能、自信心等。
（2）劝告（advise），为服务对象提供危害健康的因素、行为改变的益处等信息。
（3）共识（agree），根据服务对象的兴趣、意向和能力，共同设定一个改善健康和行

为的目标。

(4) 协助（assist），让服务对象找出行动可能遇到的障碍，帮助确定正确的策略、解决问题的技巧及获得社会支持的方法。

(5) 随访（arrange），明确下次随访的时间和方式（上门、电话、电子邮件等），明确行为干预措施的反馈和评估方式。

四、健康管理方案实施过程中的指导与干预

根据每一个人评估的结果，健康管理服务可分为生活方式管理和疾病管理。

生活方式管理包括营养指导、体力活动指导、控烟指导、情绪调节等。根据每一个人的具体情况开出不同的"处方"，除了要达到"科学合理、通俗易懂、简便易行、有趣乐听"的水平，更要考虑被管理者的工作环境、工作性质和实际生活中的可行性、可操作性。目标制订要适当，过高则不可及，过低则效果差。如果一个人的健身活动计划是每天30min 力量训练、30min 慢跑、快走等耐力运动，20min 柔软度的瑜伽训练，看起来不难，但每天坚持全部做到很难，还不如设计为每周3次耐力运动、3次力量训练和1次柔软度训练，这样更易让人接受。因此，健康管理方案应因人而异，进行个性化设计。

疾病管理更为专业，必须由医生来承担。不过，医生在做院外慢性非传染性疾病的管理时应跳出"治病"的固定思维，用健康管理的理念和方法帮助患者康复以及控制疾病发展，提出更为人性化的指导。

纵观健康管理服务全程，健康教育贯穿于绝大多数工作环节，所以，健康教育工作者应重视健康教育技能的学习与提高，使这些技能在健康教育工作中发挥积极的作用。同时，健康教育工作者要深刻认识到健康教育的难度和复杂性，给予服务对象更多的人文关怀，真诚、耐心地对待每一位服务对象，让他们体验到较高的服务品质。

第二章 健康促进

第一节 健康促进规划设计

当前,卫生工作面临严峻的挑战主要是城市化的快速发展,老年人口的迅速增加,慢性非传染性疾病的快速增加,环境的急剧恶化;同时,某些旧的传染病死灰复燃,新的病种又不断出现。应对这样的挑战,必须以人为本、以健康为中心,从社会、经济、环境全方位解决健康问题,重要的方法就是以健康促进创造健康的人群、健康的社会、健康的环境。

健康促进是一项复杂的系统工程,其作用涉及目标人群的人生准备、人生保护和晚年生活质量的各个阶段;其内容涵盖预防疾病,控制影响健康的各种危险因素,以及政策和组织机构等众多领域。因此,每项健康促进与教育的活动无论周期长短都必须有科学的、周密的规划设计。

任何一项健康促进规划均由设计、实施和评价三个部分组成,三者是相互制约、密不可分的整体。规划设计的目的是针对项目需求,合理调动和使用资源,寻求解决问题的最佳途径,并为项目的实施与评价提供量化指标。项目设计的另一目的是提高项目地区的人群接受项目的程度,影响相关领导对项目经费预算和资源分配的决策,并为相关领导提供对项目进行控制和干预的机会,从而增加他们的参与程度,获得他们对项目的重视和支持。总之,项目规划设计的目的是为项目的成功做出有效的决策和为项目争取支持。

一、规划设计的意义

第54届世界卫生大会提出,"进一步支持发展以证据为基础的健康促进活动,把健康促进列为世界卫生组织的最优先重点之一"。第6届全球健康促进大会承诺,"健康促进作为全球的发展中心，健康促进作为各级政府的核心职责，健康促进作为社区和社会团体的中心工作"。因此，其具有重要意义，我们必须十分重视。健康促进规划的设计、实施和评价，就是为健康促进活动提供科学"证据"。目前，在医学科学管理工作中，特别强调"循证管理"。《雅加达健康促进宣言》指出：世界各地的研究和个案调查提供了信服的证据，健康促进是有效的。现将健康促进规划设计的意义阐述如下。

（一）规划是科学管理

健康促进活动面对众多的健康问题和有限的人力、物力、财力矛盾，如何根据社会需要和主客观条件选择优先项目，并从一系列可行的策略和措施中做出最优选择，把有限的资源应用在刀刃上，这是健康促进最主要、最基本的职能。制定健康促进规划可避免年复一年地做同样的事，有利于克服工作中的盲目性。

（二）规划是行动指南

健康促进是有规划、有组织、有系统的教育与社会活动，有着明确的近期和远期目标。规划就是实现目标的行动纲领，没有规划的工作不仅不能很好地完成预期的任务，也难免产生差错，造成人力、物力不必要的损失，所以一定要按规划行事。

（三）规划是协调纲领

健康促进活动往往涉及多部门、多学科、多渠道，由不同的专业、工种和人员分头作业、共同完成。规划就是把这些单位、个人形成一个组织，让每一个成员都知道自己的职责、工作进度。规划以书面形式使各方面的人员都能参照执行、各司其职。不难想象，如果没有共同遵守并执行的规划和统一安排的进度，是不可能顺利地达到预期目的的。

（四）规划是评价标尺

规划工作是评价效果、检查工作的标尺，也是提高各级行政和专业人员的自觉性、开展学术研究、改善信息系统的客观依据。规划与评价可以更好地认清现有方案中哪些是可取的，可以进一步被执行；哪些是不理想的，需要被修订后再执行。在健康促进与教育活动进行过程中，需要检查、监测与评价各个活动的成功与否。规划与评价的各个方面是相互依存的，对规划的评价理解得越深，就越容易实现规划目标，执行过程中的麻烦就越少。没有规划设计也就无从测定并评价其效果。

二、规划设计的原则

（一）目标原则

规划设计必须自始至终坚持以正确的目标为方向，使规划活动紧紧围绕目标开展，以保证规划目标的实现。健康教育与健康促进规划应有明确的总体目标（或称远期目标），这是指在执行某项健康促进规划后预期应达到的理想的影响和效果。此外，要有切实可行的具体目标（或称近期目标）。这是为实现总目标所要达到的具体结果，要求是明确的、具体的、可操作的、可测量的指标。这样才能体现规划的整体性和特殊性，才能保证以最小的投入取得最大的成功。

（二）整体性原则

健康促进规划应立足于社会大卫生的理念。在制定规划时，必须明确健康促进是以人为本、以健康为中心，从社会、经济、环境等方面全方位解决健康问题，因此必须充分考虑整体性，而不能把规划的内容限定在卫生部门的领域。

（三）前瞻性原则

一切规划都是面向未来的，要预测未来、把握未来。规划的制定和执行要考虑长远的发展和要求。前瞻性目标要体现一定的先进性，如果目标要求过低，将失去规划的激励功能。同时，要考虑到可持续发展的问题。

（四）灵活性原则

在制定规划时要尽可能预计到在实施过程中可能发生的变故，留有余地并预先制定应变对策，以确保规划的顺利实施。但不能因为灵活性原则而随意更改规划。只有经过评价与反馈，有修改规划的指征，认为确有修改的必要时才能由制定者进行修改。

（五）可行性原则

遵循一切从实际出发的原则，一要借鉴历史的经验与教训；二要做周密细致的调查研究，因地制宜地提出规划要求。同时，要清晰地掌握目标人群的健康问题、知识水平、思想观念、经济状况、风俗民情等一系列客观资料，实行分类指导，提出真正符合具体实际、有可行性的活动规划，即在限定的条件下可行的规划。在一定的时间内，有必需的人力、资源、经济、立法和社会政策的支持，并有能力去建设伙伴关系和联盟。

（六）参与性原则

参与是规划成功的保证，应鼓励社区干部和群众积极参与项目的制定及项目的各项工作。要求社区群众早期参与社区需求分析，只有把规划的目标和目标人群所关心的问题紧密结合起来，才能吸引群众参与，得到群众支持，并收到预期效果。

三、基线调查

基线调查是任何一个项目所必须进行的最基础的工作，没有基线调查就不可能实施科学的规划设计，也不可能为项目效果提供科学证据。因此，基线调查是最基础的、最重要的一项工作。基线调查的步骤如下。

（一）研究项目的确定和研究方案的制订

首先，调查者必须明确项目的目标，调查的对象、内容、方法等都是服务于这个目标的。当确定项目规划后，就要制订研究方案。一般来说，研究方案应包括以下要素：调查对象、抽样方法、测量方式、问卷设计以及后续进行的归类和统计分析。

（二）抽样设计

基线调查通常不需要（也不可能）进行普查，因此抽样调查是最常用的方法。抽样是指从目标人群（总体）中随机抽取一部分"样本"，由此取得与目标人群较为接近的结果，这是一种既省时、省力又具有科学性的方法。在抽样调查中，常选用随机抽样法。

随机抽样即严格按照随机原则进行抽样，总体中每个成员都有被选作样本的同等机会，也就是概率相等。"随机"不是"随便"，随机抽样必须遵循以下程序：①将总体中的每一个成员编号，从而排除抽样者一切可能的偏见；②随机确定某一个数字，如尾数为某个位数或两位数，以此为据，按一定的比例顺序抽样，也可以使用"随机数字表"抽样。这种抽样方法不仅能保证调查结果的科学性和可靠性，还能据此精确地估计抽样的误差。

随机抽样可以分为简单随机抽样、分层随机抽样、整群随机抽样等，一般采用分层或整群抽样或几种方法混合使用。如对某市的调查可以用整群抽样的方法，抽取若干街道，每个街道随机抽取若干居委会，每个居委会再随机抽取所必需的样本量。这样，样本就具备了比较充分的代表性。

抽样调查最大的优点是：比普查省时、省力，成本低；由于调查数量比较小，调查的质量比较容易控制。缺点是：设计实施比较复杂，资料分析有一定难度。

1. 抽样调查的误差

抽样调查存在两种误差：

（1）随机误差，即抽样误差，指所抽的样本与总体之间的差异。这类误差是正常的、无法避免的，可以通过统计学方法估计误差的范围。

（2）系统误差，又称偏倚（bias），使调查结果偏离总体的真实值。这是一种错误，无法消除，也无法用统计学方法加以处理。系统误差可能来自：①调查对象，如调查对象的有意隐瞒，对调查内容不理解或因隐私等原因而拒绝回答，或因外出而造成无应答偏倚；②调查者，如调查者使用诱导性、暗示性提问；③测量偏倚，调查用的仪器、试剂稳定性差或操作性差异；④被调查者的回忆偏倚；⑤因调查环境不同而影响了被调查者的应答。

基线调查过程中要特别注意防止产生偏倚，可以通过严格的培训、统一的标准、科学合理的质量控制措施来减少这类偏倚。

2. 抽样调查的样本大小

在抽样调查中，样本数的确定是关键：样本太小反映不了总体，太大则造成浪费。从理论上来说，样本数量总是越大越好，事实不然，样本过大，不仅会造成人力、物力、财力的浪费，而且很难保证调查资料的准确性。确定样本的规模，是一种在准确性与经济效益之间取得最佳组合的艺术。一般来说，样本数应占总体数的 1/1000~1/10000，但总体再小，样本数也不应少于 200；总体再大，样本数也不应多于 10000。

抽样调查的样本大小有以下几种简便方法可供参考。

（1）低限度的人群调查样本数。

（2）一次性抽样调查的样本量估计。样本数既要根据总体的大小确定，还要依照总体内特定变数的异质性程度、要求达到的精确度、容许误差的大小等因素来确定，以下是最简易的测算公式：

$$N = 400 \times Q/P$$

式中：N 为估计的样本量；P 为总体中估计的阳性率，$Q = 1 - P$。如估计目标人群中某事件的阳性率为 50%（P），则 $Q = 1 - 0.5 = 0.5$（50%），代入公式求出需要的样本量为 400 个；如果目标人群中某事件的阳性率为 20%，则需要样本量为 1600 个。

注：本公式只适用于总体的阳性率在 10%~90% 范围内，即属于"常态分布"。

（3）评估干预效果的样本量估计。为了监测人群经干预措施后某项危险因素或生物学指标的变化程度，必须进行定期评估。为防止失访的偏倚，在基线调查及其后的随访中（如 1 年、3 年、5 年后）都使用独立的横断面代表性样本，就不会发生随访时的失访问题。

样本大小计算时基于以下假设：①显著性水平 = 5%（$\alpha = 0.05$）；②把握度 = 80%（$1 - \beta = 0.8$）；③双侧检验，因为危险因素可能增加也可能降低；④样本选取随机抽样，如取整群抽样可能要增加样本量；⑤所选择样本是独立样本。

（三）问卷设计

在确定调查目的和样本量之后，就要设计问卷。问卷一般由一系列问题组成，从形式上看可分为 3 类：①开放式问卷。只提问题，不给答案，让被调查者自由回答。②封闭式问卷。每个问题给出若干答案，让被调查者自由选择其中一个，如果可以选择多个必须加以说明。③混合式问卷，即兼有开放式问题和封闭式问题。选择何种方式应根据调查要求而定。一般来说，开放式问卷可让被调查者畅所欲言，收集的资料丰富，但难以归类汇总；封闭式问卷便于计算机统计，适用于大规模的调查研究项目，但有时会出现知其然而不知其所以然的问题。问卷的搜集原则是要立足于调查的目标，使问卷易于回答。问卷的内容包括以下几个部分。

（1）调查目的。问卷的开头应附一段简要的说明，介绍调查的性质和目的，保证调查内容保密，不公布调查对象的姓名和身份。要求对方能真实地反映调查情况，以期获得正确的答案。

（2）范例说明。范例说明用来解释提问的方式和答题的方法。封闭式问卷中，一般用"√"表示肯定的意思。如果要求在答案中只选择一个或多个都应该预先说明。开放式问卷中，也应该提出一些具体要求，以防答非所问、离题走样。

（3）问题。封闭式问卷中提供的各个答案，应详尽无缺，使各种情况都能"对号入座"，使每种情况只能找到唯一对应的"座位"。例如，问卷中提到"你是否戒烟限酒"，就会使人感到为难，虽然通常烟酒不分家，但事实并非总是如此。对一些概念性的问题必须有明确的界定，如"你是否吸烟"，对"吸烟"就必须有明确的界定：成年人每天吸烟1支或以上，连续吸烟达6个月及以上者为吸烟者。又如"你是否戒烟"，对"戒烟"也必须有明确的界定，指吸烟者连续不吸烟达6个月及以上者。提问要简洁、恰当，切合调查对象的受教育水平和其他特征，否则会影响回收问卷的质量。例如，"你是否有多位性伴侣"这样的问题会使人反感而不予合作。因此，措辞应尽量委婉，多用中性词。避免用诱导性、暗示性的问题。有时出题不当会产生诱导或暗示作用，如"体育锻炼是否促进了你的健康"，这样的提问本身就带有倾向性，很容易诱导人们回答"是"。

问卷的内容大致应包括：①有关个人的背景资料，如年龄、性别、职业、教育程度、经济状况、民族、居住地区、宗教信仰、政治倾向等。②有关调查目的部分。这是最主要的调查内容，应紧扣项目目标，一项内容都不能多，一项内容都不能少。多则造成资源的浪费，少则可能造成科学性的缺损。③调查者、调查日期、调查花费的时间、复核者、复查日期。

（四）调查方法

调查方法有实地调查法、邮寄问卷调查法、电话访谈法、查阅记录数据法、现场观测法等。基线调查多采用实地调查法。采用何种调查方法，应根据调查内容和研究的条件（经费、时间等）做出决定。

注意：在定量调查的同时，要十分重视定性调查。定量调查提供了许多"现象"，而定性调查要说明的是造成这些现象的"原因"。

（五）资料的统计分析

调查完毕就进入最后一个阶段——汇总调查数据，进行科学的统计分析。通过数据的分析提出存在的问题及解决的办法，为制定规划提供依据，并为今后的评估提供基础数据。

四、规划设计的模式

规划设计的模式是指规划设计的框架结构，其中包括项目规划设计的基本要素、规划设计的程序。根据设计模式进行设计，预期可以得到科学、全面、合理的设计方案。不管模式有多少，其设计程序基本上是一致的，通常都包括以下7个阶段：①评估靶人群的需求（为什么要做）；②确定优先要解决的问题（做什么）；③制定总目标与具体目标（达到什么目的）；④提出干预措施（用什么方法干预）；⑤执行干预措施（如何组织干预）；⑥评价规划效果（预期达到什么效果）；⑦做出评估报告（总结）。

在众多规划设计模式中，本书主要介绍以下3种。

（一）评估—分析—行动模式

评估—分析—行动模式，即3A模式（assessment – analysis – action）。3A模式就是系统地从实际出发，制定并实施具体的行动规划，包括3个相互联系的步骤。

1. 评估

通过科学、完整的资料收集进行社区需求评估，确定当前发展水平、取得的成绩和存在的问题。有时我们不能从常规报表中得到准确反映实际情况的数据，特别是在贫困地区。这时，可通过住户调查来了解情况。信息收集的内容包括：社区概况，人群健康状况，环境卫生现状，社区居民对健康和环境的认知、信念、态度、个人卫生行为、投资能力等，执行机构和相关组织的职能、人员数量和质量、资源状况和以往的经验，当地的传播资源及居民接受情况，相关政策、法规、规定及地方风俗习惯等情况。

2. 分析

根据上述信息可以发现存在的问题，要深入了解产生问题的原因，还需要进一步分析。3A模式的第2步就是把产生问题的原因分成3类进行分析，即直接原因、潜在原因和基础（结构）原因。

（1）直接原因是直接造成问题的原因。例如，某地从未开展控烟工作，直接的原因是当地居民吸烟普遍，也从来不知道吸烟有什么危害，戒烟有什么好处。

（2）潜在原因是直接原因背后的原因。例如，为什么某地从未开展控烟工作？潜在原因可能是领导还没有认识到戒烟的重要性，没有把戒烟工作列入议事日程；可能当地没有人主管这方面的工作或缺少"懂行"的技术人员等。

（3）基础（结构）原因是使直接原因和潜在原因长期存在的原因。例如，贫困无知、人口素质差、习俗偏见等。解决基础（结构）原因比较困难，需要比较长的时间，即便如此，仍然要研究用什么方法，采取什么可行的、实际的措施加以解决。从长远来看，改善基础（结构）原因是最根本的。

3. 行动

评估和分析的目的是指导制定行动规划。为制定行动规划，我们必须经过以下步骤：①确定优先解决的问题；②制定具体目标；③选择实现具体目标的措施；④确定具体行动；⑤进行资源分析合作预算；⑥开展活动；⑦确定对具体活动进行监测与评估的指标。

作为3A模式的重要部分，即确定监测与评估的指标，定期进行评审是很重要的。它们是开始第1轮3A模式和继续第2轮3A模式的重要工具，以此取得经验，找出最好的解决问题的方法。

因此，规划制定的过程，首先是评估现状、分析原因和需求，然后按程序决定规划内容。

（二）归元—赋权—控制模式

1. 概念

归元—赋权—控制模式（multiplicity and regression – empowerment – control）是根据健

康促进多元化理论设想，在中国、联合国儿童基金会健康教育合作项目实施过程中，由安徽省健康教育所建立的。

（1）归元。依据健康促进的规划总是由多部门、多学科共同完成的，将健康促进项目的各项工作具体地分解，将各项工作"回归"到相关的单位。承担项目某一要素的单位，做出必要的承诺，并把项目工作作为本单位不可缺少的一部分，结合自身的中心工作开展，从而使项目工作分工明确，参与者各司其职。

（2）赋权。依据项目多元分工，把项目工作的内容、权力、利益分配到有关部门，由各有关部门按照本部门运行规律统筹规划本部门的健康教育工作。各部门在执行健康促进规划的过程中，在规划目标不受干扰的情况下，自主实施。赋权是指给予权力，使赋权单位应有的权力回归。

（3）控制。控制是对健康促进项目实施单极化管理。依据项目规划和归元、赋权状况，对各有关方面执行项目的过程进行组织、协调、监督、监测、培训、指导，并及时将监督、监测的有关信息进行反馈，督促领导部门及时提出相应的对策，运用倡导、促成、协调行政干预等方法推进健康促进多元化的整合，保证各部门健康促进项目工作的良性运转，高质量地完成项目工作，使项目效果、效能、效益最大限度地实现。

2. 归元—赋权—控制模式的优、缺点

（1）归元—赋权—控制模式的优点。

①成本优势。如果能很好地整合多元化组织，即可发挥"共齐效应"，降低项目成本。

②资源获得。众多的组织机构参加，并规范地实施项目，这是很大的健康教育资源。

③扩大影响。健康促进多元化使健康教育主体实力加强，外延扩大，市场占有面（健康教育普及）和市场效益（健康教育质量及效益）都明显提高。

④创新发展。多元化组织机构必然有多元化的视角，可使健康促进工作在多方面创新发展。

⑤解决问题的能力增强。多元化视角和多元批判产生的决策异质性，必然使决策者进行恰当抉择，优化健康促进活动。

⑥促进环境优化。多元化组织的管理多样性，使系统的确定性程度降低、机动性提高、灵活性增强，从而能更好地适应环境，促进健康教育环境的优化。

（2）归元—赋权—控制模式的缺点。

①价值取向不同。由于价值观的差别以及对健康教育专业的内涵及其外延、健康教育事业、健康教育机构认识的不同、价值取向的不同，对健康促进多元化有不同价值观的审视。

②整合困难。结构整合和非正式整合都存在一些难以克服的困难。

③难以适应。不同部门间的融合差异模式短期内尚难建立。

④组织认同不足。脆弱的健康教育组织认同与归属心理影响了健康教育的责任心。

⑤团体冲突。团体关系的紧张、冲突、摩擦有时是难以避免的。

健康促进工作的多元化是未来发展的必然趋势。认识多元化不等于认识多极化，多元化是有序的社会现象。政府（健康促进委员会或项目办公室）对健康促进多元化进行统一管理、控制，特别是从宏观上对健康促进多元化现象进行控制，如规划、检查、考核等。健康教育专业机构应当在专业指导上发挥作用，特别是从专业知识、技术上提供服务，如专业培训、技术合作等。

多元化应强调组织间的互动整合，互动可以促进组织间的沟通、协调。良好的互动可以及时对健康促进工作做出改进，防止问题的积累，有利于创新扩散。控制互动过程是互动整合成功的关键，任何封闭排他都是有害的。健康促进需要合作，合作是多元化组织发展的基础。

多元化需要运用政策的杠杆作用。法律、政策是多元化组织整合的重要武器，倡导、协调和促进多元化组织的整合很有必要。对行政性团体可以采用行政性秩序整合，对非行政性团体可以采用调节性秩序整合。

（三）格林模式

格林模式又称 PRECEDE - PROCEED 模式，是由美国著名学者劳伦斯·W. 格林（Lawrence W. Green）提出的。该模式的特点是"从结果入手"的程序，用演绎的方式进行思考，即从最终的结果追溯到最初的起因。也就是说，在制定规划之前，先问为什么要制定该规划。另外，必须在设计干预规划前对结果产生重要影响的健康因素做出诊断。格林模式的结构考虑了影响健康的多重因素，以帮助规划制定者把这些因素作为重点干预的目标，并由此产生特定的规划目标和评价标准。

1. 格林模式的组成

格林模式由诊断阶段和执行阶段两个阶段组成。

（1）诊断阶段（或称需求评估）即 PRECEDE（predisposing, reinforcing and enabling constructs in educational/environmental diagnosis and evaluation 的英文缩写）阶段，指在教育、环境诊断和评价中应用倾向、促成及强化因素。

（2）执行阶段即 PROCEED（policy, regulatory and organizational constructs in educational and environmental development 的英文缩写）阶段，指执行教育、环境干预中应用政策法规和组织的手段。

2. 格林模式的步骤

根据格林模式的程序，将规划设计分成9个基本步骤，即从最终的结果追溯到最初的起因，用演绎的方式逐步推进。

步骤1：社会学诊断。从估测目标人群的生活质量入手，评估他们的需求和健康问题。

步骤2：流行病学诊断。通过流行病学和医学调查确认目标人群特定的健康问题和目标。

步骤3：行为与环境诊断。这一阶段的任务在于确认与步骤2选定的健康问题的相关行为和环境问题。

步骤4：教育与组织诊断。为制定教育与组织策略以促进行为和环境的改变，影响行为与环境的因素有数百种之多，将这些因素归纳为三大类，即倾向因素、促成因素和强化因素。

a. 倾向因素。倾向因素包括个人或群体的知识信念、态度、价值观等，是产生某种行为的动机。

b. 促成因素。促成因素包括技能、资源或执行规划中的障碍，可能促使行为与环境改变的各种因素。

c. 强化因素。强化因素指奖励及采纳健康行为者的反馈信息。

研究这3类因素的主要目的在于正确地制定教育策略，即根据各种因素的相对重要性和资源情况确定干预重点。

步骤5：管理与政策诊断。评估组织与管理能力及在规划执行中资源、政策、人员能力和时间安排。通过社区开发、协调完善组织与政策，以利于规划的顺利开展。

步骤6~9：评价阶段。评价工作贯穿于整个模式始终而不是格林模式的最后步骤。

虽然规划设计模式和内容各不相同，但在规划设计程序上都是基本相同的。一般可将健康促进规划设计分成以下几个程序：①社区需求的评估；②优先项目的确定；③规划目标的确定标；④干预策略的制定；⑤规划的评估。

五、社区需求的评估

制定社区健康促进规划应遵循"循证"的理念，规划必须精心设计、严格执行、科学评价。在执行规划的过程中，要加强社区政府的领导和支持、富有成效的社区参与以及多部门、多学科的积极合作，这是开展项目活动不可缺少的要素。在制定社区健康促进规划时，重要的不是我们主观上要解决什么问题，而是某社区需要我们解决什么问题，哪些问题能通过健康促进干预得到解决，目前应优先解决的健康问题是什么，这就需要从分析社区的生活质量和健康状况入手。

（一）社区诊断

社区诊断（community diagnosis）又称社区评估（community assessment），是一个通过客观的科学方法对社区主要健康问题和影响因素以及与这些问题有关的社区内的组织机构、政策、资源现状进行确定的过程。社区诊断的目的是了解社区的特点，确定社区人民对自己健康需求和生活质量的判断。在本阶段，规划制定者需要通过多方面调查，了解社区的经济水平、生产类型、人口学特征、人均收入、人民生活状况。观察了解社区的特点，特别是通过与社区各方面人士座谈，了解社区人群的需求是什么，他们对哪些事情最不满意，他们认为哪些现状需要改变，让人们自己确定影响他们生活和健康的主要问题。通过社区诊断，进一步制定针对社区主要健康问题和主要危险因素的策略。

社区诊断应遵循参与的原则。只有通过目标人群对自己的主要健康问题和要达到的目标的认同，并以主人翁意识积极主动地参与，才能获得成功。另一要遵循的原则是要认识环境因素对健康和健康行为的影响，在社区需求评估中，应从不同渠道获得资料及社会学指标，以扩大对社区的了解。在分析社区需求时，不仅要考虑健康资料，还要考虑影响健康的各种因素。这种宏观方法的好处在于使规划制定者对客观事物更敏感，认识到社会和经济状况是行为改变的原动力。如果我们把问题分析得很狭窄,解决问题的手段自然会受到限制。

这一阶段通常要求有解决问题的目录,包括要控制和预防的疾病,应该考虑它的因与果以及预期未来可能的结果。疾病预防与健康促进略有不同,疾病预防的目标是没有疾病;而健康促进是寻求创造与维护健康和支持性环境,在政策和社区水平上提供保护因素、生活技能教育以及发展健康的生活方式和条件。尽管这两种手段有些不同,但两者都是为了获得健康。重要的是,目标和结果决定了相关所有部门的共同参与。

一旦有些问题确定了,项目目标和结果也就确定了。这一过程对构建和加强所有参与者(社区成员、相关部门和机构的代表)的能力是十分重要的。因为需要一定量资金的投入,所以要提高公众和政策制定者对全过程的了解程度。因此,动员他们参与社区需求评估并将评估信息广为宣传极为重要。

1. 社区需求评估内容

生活质量与健康之间是一种双向关系,即健康能够影响生活质量及社会的状态,生活质量和社会问题又会影响健康。这些因果关系受社会政策、卫生服务、健康促进规划的影响。因此,健康促进主要作用于小卫生与社会领域,而不是单纯的医疗卫生服务。

社区诊断主要评估社区群众的需求与愿望以及生活质量。尽管生活质量较难定义且难以测量,但目前仍有许多手段用于评估生活质量,包括客观指标与主观指标。客观指标包括社会性指标和环境状况指标,其中社会性指标指失业率、教育、经济、卫生政策与卫生服务等;环境状况指标包括居住密度及空气质量指标等。主观指标,主要是通过调查社区成员对生活质量的判断取得,如对生活的适应度和对生活的满意程度。相对来讲,主观指标更为重要。

以妇幼卫生需求评估为例,其评估框架如下:

(1)与健康有关的问题。了解谁需要保健、病情、疾病发生的时间、直接和间接原因及其相关因素、如何解决这些问题。

(2)与健康服务相关问题。了解服务有无针对性、是否有足够的覆盖面(资源的可得性、地理的可及性、目标人群对服务的利用、服务的完整性、服务质量与效果、服务是否包括与母亲和儿童有关的内容)、人们利用服务的情况,服务提供时是否考虑了危险人群,服务质量,服务人员的素质和态度,机构间的相互合作情况,是否建立了经常性评估制度。

(3)当地资源情况。卫生资源(谁提供卫生服务和咨询?人们有病找谁?需要谁?何处提供服务?寻找服务者来自何处?何时提供服务?提供哪些服务?花费多少?)和非卫生资源及其他资源。

(4)当地高层领导对卫生政策的承诺。是否有足够的资源投入,资源分配是否合理,社区参与水平,组织和管理网络的建立。

(5)社会与经济状况。人口增长率、国民人均生产总值、人均年收入水平、就业情况、成人识字率、人均住房面积、教育水平、交通状况。

(6)立法情况。执行《中华人民共和国母婴保健法》相关法律法规等情况。

2. 社区需求评估方法

在过去的工作中，人们多重视定量的评估，如流行病学数据、人口学调查和对服务设施数量的调查，而定性的研究，如服务对象的主观情感、愿望和要求往往没有受到应有的重视。定性的资料被认为是非理性的、不科学的，因而是不可接受的。实际上，在健康促进规划设计中，更多的是依据群众的主观感受和社区的需要，而不是由专业人员来判断。群众自己决定是否要改变生活方式和是否接受卫生服务或接受哪一种服务。因此，规划应兼顾居民和社区团体的主观意愿和情感，而不是仅仅依靠客观的、僵化的数据。在社区需求评估中不仅要重视定量的研究，也必须十分重视定性的研究，因为两者是相辅相成、缺一不可的。社区需求评估通常采用以下方法：

（1）知情人座谈会。邀请社区卫生行政领导、有关卫生专家、社区工作者、各有关组织和群众代表等知情者提供社区需求的信息，集思广益。

（2）德尔菲法（Delphi technique）。该方法是将问卷寄给少数专家，可避免专业人员的观点对其他人的影响。通常由设计委员会选择15~30名参加人员，寄出问卷。参加人员要在2周内就表格中的内容按要求打分后寄回，将第1次问卷综合结果列在第二份问卷上。如第1次提出20个项目，要求参加人员从中选出最重要的7个项目，按期寄回。将寄回的问卷每一类得分相加，按最终得分数次序排列，并附评语总结，用于第2次问卷，如有必要可进行第3次问卷。不论进行多少次问卷调查，都应将最后一次问卷的结果告诉参加人员。该方法的主要优点是用通信方法可扩大调查范围；参加人员不记名，保证答卷的真实性不受成员的威望、权力和政治的影响。

（3）社区研讨会或群众听证会（community forum or public hearing）。社区研讨会通常由地方政府召集，以广泛听取社区居民不同意见，凡是对该问题有兴趣的居民均可参加，可以采用畅所欲言或限定时间发言的方式，或要求参加人员对某问题给予评分或分小组讨论，最后再反馈。此方法常用于确定一般的需求，然后再通过其他方法进一步评选。研讨会召开之前应通过各种渠道广为宣传，让群众有充分的思想准备。

（4）专题组讨论（focus group process）。专题组讨论最适用于探索性研究。它用于发现或验证新观念、新意见，形成"假设"。专题组成员由有相同的社会背景（如性别、年龄、文化程度、经济收入、生活方式等）的人组成，组员之间在会前是不认识的，每组8~12名。小组通常是在非正式场合（如在某人家中），没有严格地讨论议题，而是在极其宽松的条件下畅谈己见。小组由经专门培训的主持人根据评估范围或主题指导讨论。专题组讨论要连续召开，直到没有新的观点和意见为止，通常要召开3~4个专题组讨论会，如需了解不同地区或层次人群的意见，可分层召开。该方法优点是讨论内容灵活、讨论环境宽松、费用低廉且方便；缺点是所得资料为定性的，由于参与人数较少，代表性差，成功与否取决于主持人的技巧好坏，所得结果仅是初步的。

（5）小组工作法（nominal group process）。该方法简便易行，由靶人群亲自参与社区需求评估，所得资料真实可靠，对掌握社会（或疾病）问题，探讨原因均有重要作用。该方法可以获得定量与定性两种资料，由参与者按所提问题的重要性评选和排序，获得定量数据，通过描述性讨论得到定性资料。采用这种调查须事先根据调查目的和内容拟定详细的调查纲目，组织和培训调查人员，使他们明确调查目的、步骤和基本方法。

要注意精选调查对象，即要选择那些对该地区某事件（或疾病）发生发展情况较了解的人。每小组以5~7人为宜。首先由主持人提出问题，如本地区目前主要的健康问题是什么？各自将答案记下，然后将所有人所提的问题全部写在黑板上。为确保所有参与者对各人所提的问题有较清晰的理解，进行描述性讨论，讨论的目的仅仅是搞清题意，而非深入地讨论或争辩。待弄清题意后，进行表决，在黑板答案中选择他们认为最重要的事项，并按重要性列出序号（如从20个事项中选择5项）。最后，将各组的选择结果汇总，得票最高者应是该社区存在的最重要的健康问题。

(6) 观察法（observation）。

①参与性观察。研究者直接参加项目社区的日常活动，通过观察、听取人们谈论及用各种方法提出问题，了解情况，达到了解所要观察的内容。

②非参与性观察。观察者暗中跟踪观察，在观察中记叙观察情况。观察法常用于行为观察，观察行为产生的背景及其影响因素，如文化经济、社会环境等。

(7) 利用常规资料。利用卫生部门提供的发病率、患病率、死亡率、入院率、出院率等资料，从文献、以前编辑的年鉴、社会医学以及保健机构获得数据。

(8) 流行病学调查。当缺乏相关资料或资料缺乏代表性时，可进行现场调查，如快速流行病学评估法、抽样调查。调查时应保证数据的代表性和科学性。

（二）流行病学诊断

1. 流行病学评估的主要任务

流行病学评估的主要任务是确定哪些健康问题是最严重的问题，哪些行为因素和环境因素引起了这些健康问题。

(1) 流行病学评估与社会评估是两种互补的方法。流行病学评估的第1步就是从分析广泛的社会问题入手，找出导致健康问题的影响因素，如失业、住房拥挤、交通不便、文化程度低、经济收入低均会导致人们的健康问题。如某地居民的主要健康问题是营养不良，而社会无法提供足够的营养品或提倡科学的膳食方法来解决营养不良问题，最好的办法是鼓励居民开发庭院，种植作物，如黄豆，并提供食品加工方法，通过这种干预方法，使居民的营养状况和生活条件都得到改善。

尽管健康教育工作者不可能总是运用这种方法解决群众的健康问题，但与其他部门合作，也可促进政策的改变或是指导群众充分利用非卫生部门的社区资源。

(2) 流行病学评估的另一方面就是评估已确定的健康问题与社会问题的吻合程度。我们经常面对许多健康问题，但因现有资源匮乏，必须先权衡健康问题的轻重缓急，才能使资源产生最大的社会效益。例如，报告某地婴儿死亡率明显升高，群众反映医院技术条件很差，要求当地政府部门改善医疗条件。面对这种情况，在制定妇婴保健规划前，有关部门就要在诸多的社会问题中找出引起健康问题的特殊原因。经仔细分析后发现，当地健康问题受民族、产妇年龄、经济收入及婴儿保健方面具体情况的影响。这个社区婴儿死亡率高的原因不在于医院的医疗条件，而在于妇女孕期缺乏医疗保健、母婴缺乏营养、婴儿没有进行免疫接种等,因此通过购买新仪器、增加新设备来改善医院对婴幼儿的保健服务是一种花费高、效果不大的措施;而提高妇女孕期保健、增加营养食品的供应、加强婴幼儿免疫接种是行之有效的方法。通过分析,可使健康问题与社会问题之间的关系更为吻合,从而制定出更综合、有效的健康促进规划。

2. 流行病学诊断的目的

流行病学诊断的目的有以下几点:

(1) 找出因某健康问题而受累的是哪一类人群,不同性别、年龄、种族、职业间的流行是否相同,其中哪一类人群受影响最大。

(2) 找出与该健康问题有关的影响因素是什么,其中什么因素影响最大。

(3) 明确规划应针对哪类人,解决什么问题。

(4) 明确预期能得到什么效益、什么时候得到、这些效益能持续多长时间。

(5) 提出完善规划,指导目标的行为,解决环境问题。

六、优先项目的确定(健康问题或行为问题)

社区需求的项目往往是多方面、多层次的,如果全面出击而资源有限则势必不可行,所以必须选择优先项目以缩短战线。确定优先项目在于真实地反映社会存在的、群众最关心的健康问题,以及反映各种特殊人群存在的特殊健康问题,确定哪些是最重要、最有效的,所用的人力和资金最少却能达到最高效益的项目。

在众多的社区需求中,确立优先项目的评价标准有以下几条。

(一)重要性

重要性是指该项目能反映社区存在的最重要的健康问题,反映群众最关心的问题,也是促进健康、预防疾病最有效的问题。

(二)可行性

可行性是指该项目易为群众所接受,便于执行,有客观的评价指标或定量测定效果的方法,能够系统地、长期地随访观察。

(三)有效性

有效性是指该项目对结果能产生有效的影响,如降低发病率、死亡率,提高母乳喂养率。此外还包括社会效益,如直接或间接地增加收益;公众关系的潜在效益,如改善群众关系,提高精神文明和改善社会环境面貌;群众自觉参与的潜在性,等等。

确定优先项目的最简单方法是把各项的社区需求转化为目标,对各种目标的可能结果做比较,以达到有客观的依据。确定优先项目应考虑以下3层问题:①权衡所确定的不同社区需求的重要性的顺序;②把最重要的社区需求转变成目标,客观地判定是否有可能最大限度地达到目标;③成本效益的估计,即用最低的成本达到最大的效果和最高的社会效益。

在安排优先项目时有两个标准可供选择，即重要性和可变性，应基于问题的相对重要性和可变性来考虑如何安排。

七、规划目标的确定

当项目确定后，就要把该项目转化为规划目标。一个规划必定要有明确的目标，并且该目标须是可以测量的，否则规划就失去了意义，其实施过程及效果也就无从评价。

总目标（goal）是指在执行某项健康促进规划后预期应达到的理想效果。总目标通常是指远期的、较为笼统的和不要求达到可测量的效果，有时总目标可能永远不能实现。如项目为围生期保健的健康促进规划，其总目标为：通过提高产前保健质量以促进儿童良好的生长发育，提高产妇和婴儿生存质量。

具体目标（objectives）是为了实现总目标而要达到的具体结果，要求是明确的、具体的、可测量的指标。规划的具体目标必须回答3个"W"和2个"H"，即Who——对谁？What——实现什么变化？When——在多长限期内实现这种变化（1年、5年）？How much——变化程度多大（增加多少或减少多少）？How to measure it——如何测量这种变化（指标或标准）。如围生期保健规划具体目标为：实施本规划2年后，使产妇死亡率较规划执行前下降20%，5年后下降50%。这一规划的具体目标中回答了"对谁：产妇；什么变化：死亡率下降；多长限期内实现这种变化：2年、5年；变化多少：2年降低20%，5年降低50%"。

除规划的具体目标外，还有教育具体目标和行为具体目标。

教育具体目标是为实现行为的转变所必须具备的知识、信念、态度和技巧，包括靶人群将接受什么知识（或态度、技巧）、接受多少，在多长的时间内接受，如执行该规划3个月后达到以下几点。

（1）知识方面：①100%的孕妇能说出产前检查的好处；②95%的孕妇知道妊娠中毒症的症状。

（2）信念方面：①100%的孕妇相信她们能够用母乳喂养自己孩子；②80%的孕妇相信新法接生比老法好。

（3）技能方面：①90%的孕妇的丈夫能听胎动；②80%的孕妇的丈夫掌握测量血压的技巧；③60%的孕妇的丈夫能测定小便中蛋白含量。

行为具体目标，如执行该规划3年后达到：①100%的孕妇接受产前检查；②95%的孕妇接受新法接生。

八、干预策略的制定

健康促进重要的原则是针对健康的决定因素和病因或危险因素，而不是针对结果（疾病）。由于病因的多样性，健康促进需要多部门的合作，尤其是社会、经济和环境部门。

在规划设计书中,必须提出最有效的干预策略和措施。策略是为实现项目目标而确定的总体执行思路,措施是策略的有机组成部分,是体现项目策略的具体方法。策略与措施的制定是以现状分析结果为基础的。

健康促进规划的目标在于使靶人群自愿地改变行为和环境,而干预策略的制定主要是通过教育与组织的手段确定影响行为与环境的因素,即确定要促使行为与环境改变需要使哪些因素发生改变。任何一种行为都是由多种因素决定的,不同的因素对行为产生不同的影响,只有全面分析这些决定因素后,才能制定出恰当的干预策略。《健康新地平线》指出:必须将侧重点从疾病的本身转移到导致疾病的各种危险因素,以及良好的健康状况是怎么得来的问题上。一种疾病可能有多种有关的危险因素;反之,一种危险因素也可引起或影响多种疾病或病状,因此,对健康的决定因素或危险因素的干预是最经济、有效的策略。

(一) 影响健康行为的3类因素

任何健康行为都受到3类因素的影响,每类因素都会对行为产生不同的影响,此3类因素是倾向因素、促成因素和强化因素。

1. 倾向因素

倾向因素通常先于行为,是产生某种行为的动机或愿望,或是诱发产生某行为的因素,其中包括知识、信念、态度及价值观。一般可把倾向因素看作"个人"的偏爱,在教育过程中可能出现在一个人或一组人身上,这种偏爱不是趋向于有利的健康行为就是趋向于不利的健康行为。

(1) 知识。知识对形成健康的行为十分重要,但知识的增长并不总是伴随行为的改变。我们可认为知识是行为改变的必要条件,但不是充分条件。

(2) 信念。信念是指自己对某一现象或某一物体的存在是确信无疑的,也就是自己认为可确信的看法。在健康方面的信念有"我确信吸烟是有害的""只要下决心戒烟肯定是可以实现的",这种信念会影响他们采纳戒烟的行为。如果坚持错误的信念就不会改变其错误的行为,因此,可以认为信念是改变行为的动力。

(3) 态度。态度是指个体对人、对事所采取的具有持久性而又有一致性的行为倾向,态度代表信念的集合。态度通常以好与坏、积极与消极加以评价。例如,人们都以积极的态度工作,则成功的可能性就大。

(4) 价值观。人们都珍惜自己的生命和健康。毋庸置疑,个人的价值观和行为的选择是紧密联系在一起的,然而自相冲突的价值观是相当普遍的。加拿大前卫生福利部部长拉朗德曾说:"绝大多数加拿大人希望有良好的健康而不希望生病,希望长寿而不希望短命,可是,有些人却不愿意为了保持健康而摒弃一时的欢乐和自我放纵,也不愿为预防疾病而忍受不便。"因此,帮助人们解决健康价值观的冲突是健康教育的重要任务。

不难相信,要使40%的人发生行为转变,就要有60%的人持积极态度,并参与改变行为实践;要使60%的人参与实践,就要有80%的人相信这种实践对其健康是有益的;要使80%的人相信,就要使90%以上的人具有改变某种行为所必须具备的知识。

倾向因素是产生行为的"引子"或"促动力",即动机,它直接地影响行为的发生、发展。健康教育的重要任务就是促进个体或群体形成动机,自愿地改变不健康的行为。

2. 促成因素

促成因素是指促使行为动机或愿望得以实现的因素,即实现或达到某行为所必需的技术和资源,包括保健设施、医务人员、诊所及任何类似的资源、医疗费用、诊听距离、交通工具、个人保健技术,行政的重视与支持、法律、政策等。在教育过程中,如不考虑促成因素,行为的目标就可能达不到。人群的健康行为与当地医疗服务、资源的可得性和是否方便有很大的关系。因此,除了教育之外,还应该为靶人群提供卫生服务和创造行为改变所必需的条件。

3. 强化因素

强化因素是存在于干预行为后加强或减弱某种行为的因素,如奖励或惩罚以使某种行为得以巩固、增强或淡化、消除。强化因素多指与个体行为有直接影响的人,如有关的保健者、教师、同伴、长辈、配偶、领导等。如高血压病人的强化因素为配偶、亲属和医生,他们经常督促病人及时服药,巩固病人依从性行为。强化因素积极与否取决于重要人物的态度和行为,如大量研究表明,密友和父母的态度及行为对青少年的吸烟行为的影响最明显。

以农村改厕为例,消极的影响因素可能有:①倾向因素。例如:a. 知识的缺乏。对不卫生厕所危害的无知,对卫生厕所对于健康、经济、社会等方面好处的知识的缺乏。b. 观念的差异。认为厕所就是脏的,祖祖辈辈都这样过来了,改不改无所谓;认为改厕是政府的事,与自己无关。c. 价值观问题。认为改厕要花很多钱,不值得;认为改厕的好处是长期需要,不值得马上投入。②促成因素。社会经济基础薄弱,政府无改厕资金,农民无力负担;无适宜的改厕技术和维修技术,技术人员和施工队伍缺乏;部门配合不力,相关部门各自为政,使改厕工作流于形式。③强化因素。各级领导对改厕工作不重视;乡村医生、教师等对改厕工作认识模糊;领导对改厕工作难度过分强调,对改厕工作无奖励制度。

任何特定的健康行为都受这3类因素的共同影响,因为行为具有多面性,所以教育策略采用综合性手段十分重要。任何改变行为的教育规划都要注意这几类影响因素,如果不考虑促成因素和强化因素而仅在倾向因素上进行广泛教育(卫生宣传),那么极有可能对行为毫无影响,这是不足为奇的。

这3类因素并不互相排斥,同一因素有时可归入两类因素。健康促进规划就是从分析这些因素中产生的。

(二) 干预策略和措施的制定

(1) 社会动员与争取领导。通过有效的措施,推动项目区各级政府对项目提供组织支持、政策支持和资金支持。

(2) 促进部门间的合作和项目间的联系。采取有效的手段促进相关部门的合作,加强不同项目间的联系与合作,借鉴其他项目的经验,利用其已有的成果为本项目服务。

（3）目标人群的确定。根据规划的目标决定应向谁进行教育，如规划的目标是提高母乳喂养率，教育的主要对象则应包括孕妇及其亲属（丈夫、婆婆、母亲等）、妇产科医护人员、妇幼卫生保健人员、有关行政领导，如规划的目标是预防中小学生吸烟，教育的主要对象应是中小学生及其家长、教师、学校和教育系统的领导。教育的对象应根据项目的目标而定，以起到事半功倍的作用。任何项目的成功都需要不同类别人群的共同努力，需要他们的积极参与。目标人群通常可以分为以下 3 类。

①一级目标人群：规划希望这些人群能实施所建议的健康行为或参与项目活动，目标将最终通过他们的行动来实现。他们是项目的直接受益者。

②二级目标人群：对一级目标人群有重要影响，能激发和加强一级目标人群行为和信念的人。

③三级目标人群：决策者、经济资助者及其他对项目的成功有重要影响的人。

（4）制定干预内容和方法。行为和环境的改变是通过知识、信念、态度、价值观的改变和社会的支持实现的。行为的改变必须是自愿而不是强迫的，因此就需要通过教育来增加人们的健康知识，使其自愿地采纳有益的健康行为。干预的内容应遵照规划目标有的放矢地进行。

干预的方法多种多样，有组织的、政策的、法规的、教育的、个别指导和团体干预等。我们不能指望仅某一种方法就能对行为产生明显的效果，因为有的方法对一些人的效果可能很好，而对另一些人效果就不一定好；对同一批人在某种情况下效果很好，而在另一种情况下则可能不好。所以，为使行为发生变化，必须开展立体干预活动。每一种干预方法都要适合于特定的环境和人群，不仅要考虑受教育者人群的特点和素质，还要考虑到教育工作者的交流能力。总之，方法宜多样化、系统化、科学化。

我们应该认识到，仅采用一种教育方法很少能对人们的行为产生明显的、持久的影响，而采用面对面交谈或采用多种教育方法，就可能达到较大的、较长期的效果。同时必须强调教育的艰巨性和长期性，只有通过长期的、反复的教育，特别是要通过医务人员、社区领导、朋友和家庭的不断强化，才能最终促进行为的改变。在规划开展的早期，利用大众媒介、发放传单的方法动员群众，唤起群众的热情是可取的，但不能作为主要手段，以防止发生"烟花综合征"。不论采用哪一种教育方法，都必须做如下判断：①是否容易为受教育者所接受？②方法是否简便？③效率与效果是否达到预期？④是否经济？健康教育的资源通常是紧缺的，为保证最合理地利用这些资源，必须十分注意分析反馈信息、修改干预规划、选择最有效的教育方法，以取得更大的效果。

（5）教育资料。教育资料主要有两大类：一类是视听资料，包括电影、电视、录像和录音磁带；另一类是阅读资料。无论哪一类资料都必须强调科学性、针对性、通俗性、趣味性。此外，对资料来源、经费，资料的品种、数量、发放渠道，宣传器材、设备等在规划设计书中都应有所规划，有所准备。

（6）队伍建设和能力培养。依靠什么力量开展项目活动，是个关键问题。除广大医务人员、保健工作者和基层卫生骨干力量作为基本力量外，还应广泛利用传播媒介，积极使宣传部门参与群众的健康促进和健康教育工作，支持社区健康规划；发动群众、组织群众，依靠社会力量，如工会、共青团、妇联、红十字会及科普协会，尤其是项目区域内的各企业单位等。如社区自办的"综合性学校"，自愿组织的"中心学习小组"等都是近年来群众自发兴起的、行之有效的教育组织。另外，还可发挥志愿者的作用，并对志愿者进行持续的、认真的指导和培训。

健康教育的目标主要是通过受教育者的行为来实现的，因此应指导工作人员影响受教育者的行为。培训目的有：①使工作人员充分认识教育的目的及自己的职责；②培养工作人员传播的技能，如交谈技巧、工作能力；③培训工作人员如何处理那些与受教育者联系时所遇到的问题；④培训工作人员如何收集反馈信息、及时修改教育方法。通过有效的培训，形成项目区的技术队伍，增强项目区对项目执行和管理的能力。

（7）确定具体活动日程。确定要进行哪些活动才能实现预期目标，并对各项活动的进行时间、负责人、所需经费等做出具体安排，即做出具体的行动计划，行动计划一般以年为单位，可以用工作日程表的形式列出该年的行动计划。工作日程表中应包括活动内容、活动执行时间、负责人和所需经费等内容。

（8）质量控制。建立健全各级项目执行机构、人员的落实。建立系统、完善的质量控制与监测体系，及时发现计划、材料、策略及实施中的问题并进行调整。

九、规划评价

规划评价是规划设计的重要组成部分。评价贯彻于规划、设计、执行的全过程，因此，在规划设计书中必须明确各项评价内容、指标或标准、评价时间和评价方法等。

评价规划实施效率用来评价各种教育活动是否按规划的预期程序实施及实施的效果如何，因此，在规划中应详细列举各项活动的要求、预期目标，监察与登记详细内容，评估影响规划实施的因素，有利于对实施过程中存在的问题及时调整。采用内部评价还是外部评价也应做出明确的规定。

关于评价的主要内容，将在本章第四节中详细讨论。

总之，健康促进规划设计的要点有如下几点：

（1）健康促进是有规划、有目的、有评价的教育活动，不论涉及什么项目（急、慢性传染病或慢性非传染性疾病或某种行为）、什么范围（社区、学校、工矿企业或医院）、什么对象（农民、学生、工人等），都必须制定规划。

（2）健康促进的目的是促使个体和社会自觉地采纳有利于健康的行为，创造有利的社会环境，以促进某种行为的改变，因此健康促进策略应考虑影响行为的3类因素和改变环境（包括改善医疗服务）的各项措施。

（3）每一项健康促进规划都必须有明确的目标。具体目标有管理目标、教育目标、行为目标、环境目标和规划目标。具体目标必须是明确的、可测量的，应包含对谁、什么内容、多长时间、变化多大、用什么指标或标准。

（4）为保证最经济地利用有限的资源，应做社区需求评估，确定优先项目。选择最有效的干预策略和对行为产生最大影响的干预方法，特别要强调综合性原则。

（5）在规划设计中，合理选择研究方法和编制调查表，严格进行质量控制，做好疾病的监测和人员的培训，及时写出评价报告。

（6）规划设计、实施和评价的全过程应由社区领导、群众代表、相关部门共同参与，并给社区赋权。在需要开展大量工作的项目中，应将其分成许多小项目，这些小项目可纳入总体规划。

（7）任何类型的研究方法、研究策略都可使用，但其侧重点要放在社会经济、环境、流行病学和行为学的方法，而不是生物医学的方法上。

第二节　健康促进规划实施

在完成一项健康促进规划的设计之后，应该通过有效的实施使规划中的预期目标得以实现，达到预期的效果。规划实施是按照规划设计书去实现规划目标、获得效果的过程，也是体现规划根本思想的具体活动和行动的过程。没有有效的实施工作，再好的规划也只能是一纸空文。因此，规划实施是项目主体工作部分，也是重点和关键。在执行这些行动计划中，必须构建基础设施，如工作网络、执行规划的知识和技能以及对执行过程的研究。这需要卫生部门内部和外部的协调支持，也需要非卫生部门，如非政府机构、私有部门、保险机构和其他合作伙伴的支持。

在格林模式中，特别强调在项目规划实施中充分发挥政策、法规和组织的作用。正因为健康促进活动涉及多部门、多学科、多手段，如果没有一个具有权威性的领导和具有协调职能的组织是无法执行项目规划的。因此，规划实施过程要选择最有效的干预策略和措施。首先是机构建设和政策改革，既有利于加强协调、动员多部门的参与，也有利于建立一个支持性政策环境。其次，要重视人才的开发，提高项目管理水平和实施人员的技术水平，提高规划设计和实施的能力。再次，要重视以社区为载体的干预策略。最后，要重视监测与评估，为保证健康促进活动的质量，必须建立系统的质量控制体系。任何一项全面综合的健康促进规划，以上4个方面的内容都不可缺少。建立健康促进项目执行的组织和协调机构，扩大现有机构的功能，协调各机构的关系，形成统一的、强有力的健康促进体系，对项目长期运作是至关重要的。

健康促进规划的有效实施应包括提高公众和领导的认识、传播健康促进信息、制定健康公共政策、强化社区健康行动、创造支持性环境和鼓励健康的生活方式。实施的重点在于加强各部门的健康促进能力，保证健康促进所需要的机构和设施，筹集必要的资金。此外，我们还必须具有监督和进行质量控制的计划及结果评价机制。

一、社区开发

社区开发（community development）是联合国倡导的一项世界性运动，其内涵是在当地政府的组织领导下，提高群众参与社区工作的积极性，促进社区成员间的相互支持，依靠自己的力量去实现项目目标，动员社区资源、规划社区行动，进一步发展与改善社区经济社会文化状况。

《阿拉木图宣言》中把社区开发与社区参与作为健康促进的重要战略措施，同时认识到为改善人民的健康状况，必须首先改变对人民生活起重要影响的组织结构，而不仅是改变个体的行为。社区开发一方面要推动项目区各级政府对项目的承诺，并在政府的支持下开展项目工作，另一方面要通过社会动员示范等措施激发项目区群众对项目的需求。这两方面的结合，一个从上层推动，一个从底层拉动，可有效地推动项目的开展。推动策略包括通过传播国家卫生政策、向各级政府领导说明项目的意义以及项目对社会和经济产生的效益，争取从组织、政策和资源上得到支持；促进部门间和项目间的合作与联系，借鉴其他项目的经验，利用其已有的成果，为本项目服务；通过有效的培训，增强项目区对项目执行和管理的能力；建立系统、完善的质量控制与监测体系。拉动策略包括社会动员；加强个人的健康教育；建立示范户，带动整个社区；针对项目区的实际，研究、确定可行的筹资方法，动员足够的资源。在社区中执行健康促进项目规划是最好的领导开发和社会动员方式，它有利于提高社区居民的健康意识，增强自己解决相关健康问题的能力。其结果将体现在社区的意见得到尊重，社区参与意识得到增强，政策支持条件得到改善，资源得到增加等方面，最终达到改善社会不公正现象的目的。在社区执行健康促进项目，主要有以下4个方面的实施措施。

（1）建立领导机构。一般来说，健康促进项目是一项巨大、复杂、跨部门、跨行业的社会系统工程，所解决的不仅是医学问题，更是社会问题，仅靠卫生部门是承担不了的。因此，开发领导参与、支持健康促进规划、实施和评价活动是极为重要的，建立项目领导委员会（如健康促进委员会）也是十分必要的。其目的是获得使健康促进项目成功所需的政府政策和环境的支持，包括：①开发健康促进策略规划；②规范、强化、协调健康促进活动的组织；③动员多部门和社区参与健康促进活动；④制定政策措施，支持预防工作和健康行为的改变。

此外，建立项目技术组，如专家组或专家咨询小组，为项目提供技术指导，如教育资料的编写与制作，与大众媒介、社区组织密切协调，帮助以社区为基础的规划设计、实施和评价等。

任何项目从规划伊始，就应该考虑到可持续发展问题。其中最为重要的是领导的承诺和支持，尤其是社区领导的支持。

（2）积极动员靶人群参与。任何一项健康促进项目都必须强调参与的原则和过程，即使是国家或省级的项目，最终都必须落实到基层才能实施，因而规划制定者必须倾其全力争取基层组织的参与。任何一项规划没有基层组织的合作与支持都是不能取得成功的。

社区参与是指社区领导和群众代表共同参与健康促进规划的设计、实施和评价以及决策的全过程。这种社区参与越早越好，早期社区成员的参与可为社区成员培养主人翁情感，这种主人翁的精神会带来无法估量的力量，同时也决定项目的长期效果。参与是巩固成果的要素，参与项目规划包括：①确定社区的主要健康问题及危险因素；②对不同人群推荐干预的策略和解决办法；③评估当前的差距和资源能力；④参与实施项目活动，包括组织建立政策改革、卫生服务、特殊人群与特殊场所的干预；⑤评估项目效果等。

健康促进规划实施过程中的关键在于帮助社区居民提高对健康促进项目规划的认知及其主动参与精神，向实施规划的社区提供技术帮助及为能给社区提供支持与帮助的组织建立联系。在规划评价过程中，同样要求社区参与评估规划的进展，这样有利于调动社区的积极性，并能充分地挖掘与开发当地的资源，以维持规划的发展。例如，苏州市健康促进会在开展行业健康单位建设项目中，安排单位的代表作为项目指导、项目评估的志愿者，参与培训指导和评估，取得了多元的效益。任何一种仅依靠经济投入再加一点下级提供的资料总结而制定的规划或形式主义的参与都是不可取的。要特别强调社区的自主权，即社区赋权。

（3）加强网络建设和部门间的协调。健康促进主要针对的是决定健康的因素、产生健康问题的原因或危险条件，而不是健康促进的终结。由于决定健康的因素是多样的，因此多部门的合作是非常必要的，特别是与经济、社会和环境部门之间的合作。在制定策略时，应重点考虑不同部门间的协调。实践证明，多部门联合的健康促进策略是最有效的，因而完善基层组织与强化部门间的合作是关系到项目成功的关键。

国内外的经验表明：社区联盟是有效的多部门参与形式。因为社区联盟有共同的利益和目标，即促进社区居民的生活质量提高，在此共同目标下，社区内各有关团体和个人在合作关系的基础上，充分发挥各自的主人翁作用，这是协调行动的重要步骤。实践证明，部门间的行动最容易体现在社区一级，在这里，群众和社区对问题的看法具有整体性而不是相互割裂的。权力下放和对地区负责是跨部门合作成功的关键。新的健康挑战意味着需要建立新的和多种多样的网络，以促成部门间的合作。这些网络能在社区内部提供帮助，并促使信息交换，有利于不同场所健康促进工作。为充分发挥社区联盟的巨大政治和经济力量，需要社区的组织与协调，以创造良好的规划实施的内外环境，保证项目目标的实现。在项目执行过程中，要特别强调社区的领导和社区的网络建设。《松兹瓦尔宣言》指出了4种关键性的公共卫生行动策略，以促进在社区创建健康支持环境：

①通过社会活动，特别是通过妇女组织活动，加强对项目的支持。

②通过教育和授权，使社区和个人采取有利于他们健康和环境的行动。

③建立健康和支持环境的联盟，加强卫生和环境部在开展运动和实施行动策略上的协调。

④为了保证创建健康支持环境中的平等性，协调社会各部门的利益冲突。

总之，在加强网络建设和部门间的协调时，都有这样一个基本因素——赋权，即给人民和社区当家作主的权利。同时，加强网络建设和部门间的协调必须建立在尊重不同文化、社会阶层和性别都能享有平等权利的基础上。

（4）制定政策，支持项目的开展。项目的成功标志是不因项目的结束而停止运转的，一切项目工作中重要的条件之一就是政策的支持，因此在项目期间应选择重点进行政策开发和制定。例如，开展控烟项目就应制定相关法律法规，包括公共场所禁烟、禁止向青少年售烟、烟盒必须有警语等；实施性传播疾病如获得性免疫缺陷综合征（艾滋病）控制规划，就应制定献血员筛检艾滋病法、个体行医管理法、学校开展性教育法等。为加强社区健康服务，就应出台相应的医疗保险制度改革、医疗体制改革和合理收费制度、医院面向社区政策等。此外，还包括通过立法保证项目资金的到位。

二、技术队伍的建立和能力培训

（一）培训的重要性及原则

培训是为达到项目目标而建立一支有能力、高效的工作队伍的活动。此定义中，项目培训除培训外，还包括选用工作人员、组织工作队伍，以及协调组织监督机制等活动。项目培训中，重要的活动是对在职人员的培训。

项目培训的目标是：①提高开展项目管理、监测和评估的技能，其中包括政策制定、组织开发以及社会动员的技能；②提高行为危险因素和死因监测的技能，其中包括行为危险因素调查、抽样、资料收集、分析和运用资料的技能；③提高健康促进队伍必须具备的技能，其中包括健康促进规划设计、实施和评价的能力，评估信息教育和传播的技巧，健康材料的制作与预试验，行为矫正和具体干预的技能；④提高本地区的人力开发、师资队伍的培训技能，包括培训需求调查、教材开发、课程设计、参与式培训方法和培训效果评估。大规模的项目培训往往采用逐级扩展的培训方法。这种培训方法有明确的培训目标及特定培训对象，是理论联系实际的培训方法。为使培训内容传递更为准确，应有严格训练的师资队伍，有监督和评价的机制。

任何一项项目都有一定的期限。项目成功与否的标志之一是当项目结束后，该项目活动是否仍可延续。其关键因素是人力的开发。项目培训除培训执行健康促进规划项目的具体操作人员外，应立足未来，通过培训和项目执行过程培养与造就一支有科学研究基本概念和原则的技术队伍。为当地培训一支撤不走的技术队伍，是每个项目软件建设中最为重要的因素。例如，苏州市在健康单位项目评估中，采用单位志愿者参评的方法增强了项目建设单位的主人翁意识，单位派出的多名志愿者经历了项目评估的全过程，提供项目实施情况，发表评估意见，对项目建设的可持续开展发挥了积极作用。

一个健康促进规划能否顺利实施与是否具有合格的工作人员密切相关。一个复杂的健康促进规划在实施过程中，不但要有专职的健康教育人员参与，也要有兼职的健康教育人员参与，有时甚至要有临时聘用的辅助人员参与。目前，无论是健康教育的理论及实践，还是人们对健康和疾病的认识都获得极大的发展，这对健康教育人员的素质提出越来越高的要求。健康教育培训除对健康教育专业及相关人员进行系统培养和训练外，更多的是针对实施特定健康促进规划的人员进行培训。根据特定项目的目的、执行手段、教育策略及其他特定要求进行培训，旨在保证他们能够胜任特定的工作或任务。项目人员培训应遵循以下原则。

1. 目标明确

任何特定的培训计划都必须强调围绕着项目中心展开，体现项目的目标和原则。培训应根据项目的要求，确定学员应掌握的知识和技能，并在培训开始前加以确定。

2. 理论联系实际

整个培训过程应十分重视理论与实际紧密结合。培训的对象和内容应根据特定健康促进规划的客观要求决定，其内容同时要适合学员的具体需求，而不应以培训者个人的偏好来决定。培训课的组织形式、教学方法都要根据学员从事的工作和任务来决定，使学员具备实际操作的能力。

3. 及时评估

在整个培训计划执行过程中，应不断地收集各种反馈意见，随时注意培训中遇到的新情况、新问题，及时调整教学内容。

（二）培训计划的制订

（1）确定培训的目的和宗旨，选择培训对象。要制订一个行之有效的培训计划，首先要确定培训的目的和宗旨。培训计划要最大限度地满足规划的要求，使培训对象掌握实施该计划必不可少的知识和技能。培训对象的选择也应依据项目的要求而确定，同时尽量对学员的背景、文化程度、工作经历，是否经过类似的培训，是否对培训的要求和方法有所掌握。

（2）确定教学大纲及基本教材，编写培训计划。教学大纲一般包括说明和文本两个部分，大纲说明部分包括本课程的教学目的和要求、对教学方法的提示；大纲文本部分则系统地安排课程内容，规定每一课程教学目的和教学时数以及教学活动、所需教具、课堂教学评价办法等。教学大纲是编写教材和进行教学的主要依据。培训计划是在明确培训目的、进行需求评估的基础上，根据培训任务性质确定的教学大纲及基本教材，制定有关培训工作的指导性文件，包括培训的目的和宗旨、课程设置及进度、课时分配及评价考核方法等具体内容。

（三）培训计划的准备

准备工作直接影响到培训计划的实施和效果，通常包括以下4点。

（1）学员的确定。了解学员是否能满足培训项目的要求，如文化程度及工作经历等。

（2）师资的落实。师资选择应以达到最佳教学效果为目的，而不可一味为"权威效应"因人设课，否则只能适得其反。

（3）教学场所和设施的落实。

（4）后勤服务工作。

（四）培训工作的评价

评价是培训活动的一个重要组成部分，在制订培训计划时应有明确的评价内容、评价方法和评价指标。培训效果评价包括3个层次。

1. 过程评价

过程评价是对培训过程所采取的各种活动执行情况和效率的评价。如评估教学进度是否按计划进行,教材、教学设施是否适用,学员上课的出勤率,学员的各种意见,等等。

2. 近期效果评价

近期效果评价主要评价培训后学员的知识、技能掌握情况。

3. 远期效果评价

远期效果评价主要评价学员能否将所学到的知识和技能运用于实际工作中并产生明显的效果。

远期效果评价方法有以下6种。

(1) 参与性观察及现场观察,直接观察项目培训全部教学活动的全过程,包括课堂教学、现场实习教学准备活动服务的可得性和可及性、服务质量与服务技能等。

(2) 采用小组专题讨论、知情人交谈、正式和非正式交谈、结构及半结构访谈等形式了解培训的组织人员、相关领导、教师、学员和管理人员对项目培训工作的反应和建议。

(3) 采用问卷调查方式收集教师、学员对培训过程及效果的意见反馈。

(4) 采用测试方法调查班前、班后对有关培训内容的掌握情况。

(5) 查阅记录内容,包括培训计划、课程进度、教材、教师备课笔记、学员笔记、教学评估问卷、师生名单及背景经费等。

(6) 评估服务指标和健康指标的变化:虽有许多因素都可影响服务指标和健康指标的变化,但不可否认培训远期效果将更直接地影响这些指标的变化。

三、以社区为基础的干预

健康的获得可以从个体、社区和政府3个层面去理解。个体要具备健康生活的能力,即掌握与健康相关的知识和技能,使自己能够控制影响自己健康的危险因素,从而健康地生活。然而,个体不可能完全保证获得健康生活的条件,还需要从社区层面来共同创建健康的生活环境。要达到这一要求,需要动员全社区来共同工作,如通过多部门协作,建立合理的社区组织机构,创造各种支持环境和提供公平有效的服务,促进人群健康,包括通过发展社区卫生服务,对健康人群给予指导,促进人们健康生活方式的形成和发展,改善生活质量,为临终病人提供临终关怀服务,等等。最后,在更高层次,则需要政府的承诺和促进健康公共政策的支持,包括社会舆论、社会风尚支持及健康生活方式的形成。这3个层次目标的实现,都是以社区为基础的。

对于个体层面,需要通过健康教育来实现;对于社区层面,需要通过社区政府联合社区各部门,发展强大的联盟和社会支持体系,使社区一级有能力来控制危险因素,创造健康的生活环境;而对政府的承诺和政策的支持,则通过倡导来实现,在此基础上形成有利的社会舆论和社会风尚,为有效预防疾病和解决个人及群体的健康问题提供坚实的基础。

以社区为基础的干预是改变以往条块分割、各自为政所形成的机构多、功能低、效益差的局面,最有效地利用社区资源的途径。由于慢性病具有潜伏期长、多因一果、一因多果的特点,以社区为基础的综合防治是最佳的防治方案。

以社区为基础的健康促进干预要注意以下几个问题。

（1）在开展社区干预前，必须有详细的规划设计，包括干预谁、干预什么内容、由谁去干预、如何干预预期结果、用什么指标评价、何时评价、由谁评价等。

（2）社区干预场所有学校、各类工作场所、医院和社区。

（3）在社区干预中，应强调重点干预与一般干预相结合。重点干预对象包括重点人群（如控烟项目中，对医院、学校、机关的干预，这些单位的控烟效果易在群众中产生榜样作用，辐射面广，可在全社会控烟中起强化作用）和高危人群。高危人群指社会上一些具有某种危险性高的特征（多指疾病）的人群组合。例如，高血压等慢性疾病的干预应通过筛检，早期发现患者，患者及亲属、有家族史及具有危险因素的人应被列入重点防治范围。

（4）干预策略应因人、因地、因时而异。对高危人群、重点人群和一般人群，对不同年龄、性别、职业、文化的人群，对行为转变不同阶段的人群，干预策略应有所不同。对一般人群可通过大众媒介提高全社区群众的健康理念和保健意识；而对特殊人群宜采用办学习班、看录像、人际交流、示教等面对面的教育方法。总之，应尽量采用综合性手段。

（5）健康促进干预策略绝不仅限于信息、教育和传播，应提供政策与环境的支持以及相应的卫生服务，促成和强化健康行为的形成。例如，防治高血压，除为患者及其家属提供必要的保健知识外，还应注重提高高血压病例诊断和管理的质量和患者的满意程度，以达到高就诊率、高随访率和高遵医行为率的目的；提高医务人员对高血压患者的咨询和分级管理的能力；开设社区防治点，免费为社区居民测量血压；为高血压患者提供就近医疗；必须妥善解决医疗费用及医务人员上门服务的问题；为促使高血压患者的行为改变，会同商业部门、非政府组织为社区居民提供低钠盐，组织老年人开展体育、文娱活动；对轻度高血压患者采用非药物治疗等。

（6）干预应分阶段实施，开始时干预在小范围内试行，即干预的预实验，待取得一定经验后逐步推广。在干预内容上，开始时应精选，然后逐步扩大。

（7）实施项目过程中应特别重视培训干预管理人员、协调员及当地的关键人物，如当地领导、校长、教师、食品服务人员和妇女主任。培训内容包括针对特殊危险因子的策略、政策、实施模式、规划和评价、以社区为基础的健康促进理论与实践。

四、项目执行的监督与质量控制

（一）监督与质量控制

健康教育项目规划付诸实施后，需要对项目的执行情况进行持续监督以了解项目投入的使用情况、项目活动的进展、各项活动是否按时完成以及发现项目中存在的长处及弱点，以便及时地做出合适的调整。质量控制是指利用一系列方法来保证规划实施过程的质量，即为保证达到预期目标所采用的一系列专业活动的合适程度。

无论是在规划的设计、实施还是评价中，建立监督与质量控制体系对健康促进规划的开展有着十分重要的意义。质量控制主要是评估规划本身的设计以及规划实施过程中各种活动的质量，而不是规划的效果和行为效应。它在完善健康促进规划的设计、实施方面发挥着很大的作用。

为保证规划的顺利进行，保持完整的记录是十分必要的。为使资料便于统计和比较，应规范常规工作记录表。除常规记录外，为获取更多的信息，还可以采用定期的抽样观察，探讨动态的发展及群众对规划的意见。

1. **注意事项**

（1）及时性。规划信息有时效性，因此应及时收集、整理、分析并及时检查、交流和反馈，发现问题并及时做出决策。

（2）完整性。信息不全的现象屡有发生，包括缺项和漏项。缺项是指因客观原因而无法从登记或调查中获取的一些数据，如调查对象失访、涉及比较敏感的问题等，不及时随访极易失访。漏项是指主观或工作原因漏掉或忽略的一些数据，及时分析与整理有助于发现这种疏漏并加以纠正。

（3）准确性。信息的准确性是科学管理的灵魂，也是规划效果评价所在，不真实的信息不但没有价值，甚至会导致错误的决策。

（4）科学性。科学性包括资料的收集、整理、分析方法的科学性，仪器设备和测量标准的科学性等。

（5）可靠性。可靠性指对同一事件由不同人或同一人在不同时间的调查，所得结果一致，即可重复性。

（6）可行性。可行性包括经济、文化和信息来源的可行性。

2. **信息搜集方法**

（1）临床记录。临床记录用于测评服务、行为改变和治疗效果。然而，资料价值取决于记录的质量与连贯性。因此，需要建立完善记录表并对医护人员进行培训、考核，以保证资料的精确性。

（2）库存记录。库存记录用于测评材料的分发情况。若要了解材料质量方面的信息，则需要其他监测资料的补充。

（3）现场工作者联系册。现场工作者联系册是了解干预实施效果和遇到哪些问题的有价值的资料渠道。需要设计简单的收集资料的表格，并提供使用表格的培训。从现场工作者联系册获得的资料，应该辅以考核验证。

（4）考核活动记录。考核活动记录是监督资料最重要的来源之一。考核人员还应该观察实际进行中的现场活动，以保证查证信息各方面的可靠性。考核人员可进行突击访问、假扮病人体验某项服务或进行"出口"访谈。该方法需要考核人员制作表格来记录活动。

（5）专题小组讨论。专题小组讨论的方法快速、费用不高，能对问题和应对方法做深度挖掘，对信息搜集非常有用。由受过培训的主持人主持，小组人数为6~8人，来自目标人群。在挑选主持人和小组成员时应谨慎。

（6）"出口"访谈。在人们接触项目（如咨询）后，立即在出口处对来访者进行访谈，获取有关干预质量的信息。也可将考核与对干预活动的观察结合起来。

（7）快速评价。快速评价是对来自目标人群和主要信息提供者的小样本，使用定量和定性的混合方法进行的调查。这是全面调查的低成本替代方法，可提供有关现况存在问题和原因的资料。在快速评价中，需要注意保证操作得当以及收集资料无偏倚。

（8）全面调查。当项目尝试全新的策略或解决棘手的问题时，可采用全面调查法。

（二）实施监督与质量控制的主要内容和方法

实行监督与质量控制是十分复杂的过程，包含的内容也非常丰富，主要有以下几方面。

（1）正确评估健康促进规划工作人员的技能。国内外健康促进的实践说明：要重视提高规划工作人员的理论和实践水平，否则规划就无法顺利执行，规划质量就无法得到保证。规划工作人员能力可通过内外行专家审查的方式来进行评价，审查内容包括学历、专业训练情况、工作经验、专业成就和近期工作状况，特别是在该规划实施中的表现。总之，评价的内容包括两个方面：健康教育知识状况，是否具备胜任该规划的基本技能。

当今社会知识更新的速度极快，而健康教育及其相关学科的文献也相当丰富，足以提供大多数疾病和危险因素及健康相关行为的知识。健康教育工作人员熟悉有关特定的健康问题和危险因素的知识是必要的。事实上，许多健康促进规划的失败，往往是部分工作人员专业知识贫乏、经验不足或技术技能拙劣所造成的。因此，应了解规划工作人员的能力以便尽早采取措施、提高工作人员的技能，保证规划的顺利实施。

（2）建立专家小组审查制，保证规划执行质量。当项目规划设计完成并开始执行时，可通过专家小组审查。专家小组审查的内容包括规划所设定的近期目标和远期目标、规划任务、方法步骤及活动情况是否合适，并将规划实施记录与一系列专业标准进行比较，对规划所选人员、活动、材料及执行步骤进行审查。除此之外，还要对实施设计、评价设计、资料收集步骤、大众传播媒介、仪器设备、干预方法和内容及特殊项目进行审查。专家小组由健康教育专家和其他有关专业的专家共同承担。

专家小组审查在规划设计完成和规划执行早期特别重要。一般在规划执行的头6个月进行1次，以后在规划执行过程中每年进行1次。这样专家小组审查可对规划的设计和执行提供直接的指导意见。

（3）加强内部审计。审计是判断是否按项目要求投入资金，分配是否符合需求（基建、设备、培训及活动经费等）的方法。资金应具备每月、每季、每年的来源类型和分配数量的记录，包括工作人员的时间、媒介和其他资源等。

（4）系统化的资料收集与保存。资料收集与保存的完整性体现规划本身的质量。规划中所必须的每一项资料记录都必须达到90%的完整性水平。通常，在规划执行过程中，不是资料过多，就是资料不足，或质量太差，或内容不全面而不堪利用。为保证规划的顺利实施，系统化的资料收集与保存是必不可少的。为监督项目的进展和实施项目评价，监督的指标包括：①投入指标，即人、财和物的投入，以时间为单位记录计划的投入；②过程指标，用于评价管理和规划质量，记录各项活动的进展、效率；③产出指标，即通过项目周期的数字显示项目完成率，如培训教材编写、录像带制作数等；④结果指标，用于监督实现项目目标的进展，如卫生状况和危险行为的改变等。为建立规范化、标准化的系统资料，可建立行为危险因素监测系统，用于健康促进干预的设计和监督；建立支持健康生活方式的环境监测系统；改进患病、死亡报告系统，并使之更好地用于监测健康趋势、规划和评价健康促进活动。

（5）及时收集社会各界及目标人群对规划执行的意见，除对项目开展的各项活动资料进行完整收集外，为更加具体明确地了解项目的执行情况，还应及时对社区各部门及目标人群进行调查，以了解他们对规划执行情况的评估和感受。应采取多种形式和方法来收集这方面的信息，如对决策层及权威人士的采访、各种对象和层次的座谈会和小组讨论。尽管这些方法大多是定性的，但对于在执行规划过程中及时发现问题并加以纠正是十分有用的。

（6）组织有关人员对项目活动进行实地考察和评估。为掌握项目活动开展的第一手资料，可组织有关领导和群众代表共同评估项目各个阶段的活动，包括内容、时间、地点、人员配备及有关资源利用情况；同时可以了解目标人群对于项目活动的喜爱、信赖、参与程度以及在活动开展过程中健康教育工作人员和目标人群之间的相互关系。另外，可以观察目标人群在项目活动中所表现的行为特征和心理特征。当然，在实地观察时，也可以采取让目标人群对健康教育工作人员及项目活动开展情况进行评价的方法来获得更多的信息。

第三节　健康促进规划评价

评价是把客观实际与可接受标准进行比较。规划评价是全面检测、控制、保证规划方案设计先进性、是否实施成功并取得应有效果的关键性措施。是否执行严密的规划评价已成为衡量一项规划是否成功、是否科学的重要标志。

评价对于改善正在执行的规划和着手新的规划以及促进专业人员工作水平的提高都是重要的手段。评估资源的需求及其分配的合理性，评估项目的效果以提高其可靠性，评估卫生工作者执行规划的情况和能力，评估群众的满意度和规划满足群众需求的切实性，都是评价的重要内容。另外，良好的评价要求持续性监测，以及时调整规划活动，适应情况的变化。因此，无论是业务部门还是行政部门都应该十分重视评价工作，把评价结果与制定政策结合起来。遗憾的是，不少人忽视评价工作，或是在规划完成后才做出草率的、很不完善的"宣判"，这是很不科学的。为提高健康促进规划的工作质量，研究影响评价的因素，提高评价质量是十分重要的。在评价研究中应着重注意：①提高规划设计与评价水平；②重视与社会学家、行为学家和生物医学家的合作；③改善政策分析；④规划目标的定量化；⑤制定实践标准；⑥改善测量指标。

一、规划评价的目的

当前，规划评价工作存在以下几个误区：①规划设计者没有把评价设计列入总体规划,在规划中没有明确的目标和目的,没有进行基线调查,使评价工作无法实施;②认为评价工作是耗时耗力的工作,由于项目资金有限,而忽视了评价工作;③认为行为与环境的干预需要很长的"潜伏期"方可发生改变,或即便改变也不持久,难以评价;④自行设计的评价标准与专业标准不统一;⑤在实际工作中难以确定因果关系,使效果难以确定;⑥缺少评价专业人员或专业人员中途离去;⑦领导者为了节约开支、增加项目效益而对规划评价不予考虑等。这些错误的观念和做法相当于"只管播种,不管收""只注重投入,忽视产出效果",这是最大的失误。实际上,我们有许多策略足以完善规划的评价工作。例如,在规划设计的早期考虑评价工作,认真地进行评价设计,提出明确的规划目标和目的,安排专人处理评价工作,收集相关信息,包括监测和信息反馈等。当今,评价工作越来越被人们所重视,特别是近年来发展"循证医学"和"循证管理",为了减少决策的主观性、盲目性,应该更加重视评价这个环节。规划评价的主要目的如下。

(1) 确定健康促进规划的先进性与合理性。

(2) 明确健康促进活动的数量与质量,以确定健康促进活动是否适合目标人群,各项活动是否按规划进行及资源的利用情况。

(3) 确定健康促进规划达到预期目标的程度及其影响因素。

(4) 总结健康促进项目的成功与不足,提出进一步的研究假设。

(5) 向公众介绍项目结果,扩大健康促进项目的影响,改善公共关系,以取得目标人群、社区更多的支持与合作。

(6) 向项目资金提供者说明项目结果,完成合同的要求。

二、规划评价的内容

规划评价是对规划内各项活动的发展和实施、适合程度、规划活动效率、规划效果、规划费用以及相关部门对规划的接受程度等做出认真分析,使该项目规划更切合实际、效率更高、效果更好。评价工作不是规划结束后才开始的,而是贯穿于规划设计、实施的整个过程,如没有规划设计,规划评价也无从谈起,因此评价工作是一项系统工程,是规划不可缺少的一部分。

评价的核心内容是阐明当地实施规划活动的质量和效率、规划中设定的目标是否达到以及达到的程度,也为领导和群众提供了有价值的反馈信息。评价结果用于改善现有的规划或决定是否终止现有规划或扩大规划,同时为设计新的规划提供科学依据。

(一) 评价策略

在执行评价过程中,以下几点对于如何选择合适的策略是有帮助的。

(1) 评价的目的是什么?是评估规划目标是否达到,是为健康促进过程提供反馈,是为服务提供者提供有用的信息,还是为制定新的规划提供依据,还是包含上述所有目的?

(2) 评价是由规划相关人员进行评价(内部评价)还是由规划外部人员进行评价(外部评价)?内部评价的优点是对规划活动熟悉,与规划成员关系密切,因此收集相关的信息比较容易，花费较少，缺点是可能发生偏倚，较难做到完全客观。外部评价的优点是比较客观，并具有新的观念，有助于获得无偏倚的评价结果，缺点是评价者与该项目没有任何联系，缺少内部评价者对项目所具有的知识和经验，且费用较高。两者各有优缺点，应权衡其利弊。

（3）所应用的投入、过程、输出指标是否合适？使用这些指标去收集各种资料是否可行？应用所指定的指标测定规划活动和规划目标是否贴切？

（4）如何保证整个评价过程的正确性和可靠性？回答者是否采用匿名的办法？

（5）邀请谁来评估调查结果或所得的结论的正确性和可靠性？用什么资料做出评估？是抽少量样本？还是仅由专业人员做出判断？

（6）评价的结果送给谁？是送给参与评价过程的所有人，还是仅送给有关领导，还是送给社区群众？

（7）评价结果以什么方式发布？通过会议或研讨会发布，还是张榜公布？以口头形式还是以论文形式发表？

（二）评价内容

（1）健康文化的评价，包括健康相关的知识、态度、动机、行为意图、个人保健技能和自我效能。

（2）社会行动和影响的评价，包括社区参与、社区赋权、社区规范和公众意见。

（3）健康公共政策和组织改革的评价包括政策、立法、法规、资源分配、组织改革、文化和行为。

（4）健康生活方式和条件的评价，包括吸烟、食物的选择和可用性、体育活动、违禁药品的滥用等。

（5）有效的健康服务评价，包括提供预防性服务、服务中的可得性以及社会和文化的合适性。

（6）健康环境的评价，包括限制青少年获得烟、酒，为青少年和老年人提供良好的环境，远离暴力、违禁品和毒品。

（7）社会结果的评价，包括生活质量、功能的独立性、社会支持网络、辨别能力和公平性。

（8）健康结果的评价，包括降低发病率、残疾率、可避免的死亡率，提高社会心理适应能力和生活技能。

（9）能力建设结果的评价，包括可持续性的测量、社区参与和赋权。

三、规划评价的类型

规划评价应作为干预规划的组成部分，完整的评价应包括以下 5 类。

（一）形成评价

形成评价（formative evaluation）指在规划执行前或执行早期对规划内容所做的评价，

包括为制定干预规划所做的需求评估及为规划设计和执行提供所需的基础资料。

形成评价的目的是通过需求评估了解所制定的规划目标和干预措施是否合适；通过规划实施前对靶人群的了解，决定适用于该人群的最佳干预方法；产生新观念、探索新策略。其具体内容包括以下几点。

（1）了解目标人群对于各种措施的看法。

（2）选择教育信息并做预试验。

（3）了解教育资料发放系统，包括生产、储存、批发、零售以及免费发放渠道。

（4）通过调查获得有价值的信息（如文盲率、方言、术语用词），为制定评价问卷提供依据。

（5）问卷的项目通过预调查做修改。

（6）提供定性资料，为定量资料做解释或补充说明。

（7）发现实施早期阶段可能出现的问题。

形成评价用于评估现行规划目标是否明确合理、指标是否恰当，执行人员是否具有完成该规划的能力，资料收集的可行性以及项目资金使用的合理性等，其目的是使规划更完善、更合理、更可行、更容易为群众所接受。

（二）过程评价

过程评价（process evaluation）测评的是投入（input）、活动和产出（output）过程。通过过程评价能发现项目执行过程中存在的问题，以便采取修正行动。过程评价的着重点在于项目日常持续进行的操作运转情况，旨在改善项目及其管理。过程评价与监测有相当大的重叠。

过程评价包括对规划的设计、组成、实施过程、管理、工作人员工作情况等进行评价。过程评价是评估项目活动的质量与效率，而不是评估规划的效果和行为效应，其目的在于控制规划的质量，因此，又称为质量控制或规划质量保证审查（quality assurance review，QAR）。也有人把形成评价作为过程评价的一部分。

1. 过程评价内容

（1）评估规划实施情况并随时了解现场反应。教育干预是否适合于教育对象，并为他们所接受？教育干预是否按既定程序实施（时间、频率）？干预实施质量如何，是否出现敷衍了事、不负责任的工作作风？教育材料是否全部发放给目标人群？教育干预的覆盖率多少，是否覆盖全部目标人群？目标人群参与情况如何，是否愿意或有可能参与规划，原因何在？干预方法是否有效，何种方法为佳，针对教育对象，应如何调整干预方法？教育服务利用情况，如设立各类展览、咨询等服务项目，应了解其利用情况，如利用率低的原因何在？信息反馈系统是否健全，是否建立完整的信息反馈体系，及时有效地反映规划情况？是否建立必要的记录保存制度，记录的完整性和质量如何？

评估规划的现场反应（实质上就是规划监测），目的在于及时了解规划实施情况，适时做出调整。因此，应准备详细的规划任务书、进度表和各项工作的完成标准，以便对照检查。

（2）评估工作人员工作情况。工作人员的工作情况不仅包括工作人员的责任心与热情，还包括工作人员之间与教育对象之间的配合和团结情况。应了解各有关部门是否能良好协作和高效地完成项目工作，工作人员对教育对象是否热情、耐心、以诚相待，工作人员的职业技能如何，等等。可通过内部、同行、领导、教育对象等各种形式进行评估。

（3）项目预试验。对教育材料（文字和形象教育资料）、传播媒介、资料收集表（调查表）等进行预试验并及时加以修改。

2. 过程评价方法

（1）直接观察各项干预活动。

（2）专题讨论法，倾听提供者与接受者两方面的意见和看法，有助于获得真实情况。

（3）抽查少量目标人群，了解他们是否得到有关信息。

（4）记录各项活动，这是最为重要的评估方法，它能提供动态的变化。规范化的报表有助于保证资料的一致性，便于总结和比较，还可将记录结果画成线图等。

（三）效果评价

效果评价（effectiveness evaluation）应当证明哪些效果是项目投入造成的，哪些效果是非项目因素造成的，并对这两类影响加以鉴别。干预在目标社区的影响作用可与未曾暴露于干预措施下的相似社区比较（对照）。因此，在随访资料的收集中应注意发现一些特殊问题，以便确定影响是怎么造成的以及影响的形成在多大程度上是由于项目投入。同时，要把定量资料的收集与某些定性调查结合起来。评价的另一个主要目的是发现项目推广中存在的问题，得出经验教训，改进未来的干预规划。因此，评价设计必须明确促成项目成功的因素，以及这些因素是否可以运用于其他社区。根据上述原则，应该运用定性研究方法找出干预计划中哪个是形成影响的最重要的部分。同时，在资料收集时应注意目标人群有什么使项目成功的特点，而这些特点在其他社区是没有的。要重视推广评价结果，共享经验。如果项目干预可以作为一个模式，在其他社区重复，那么，非常重要的一点是了解工作人员投入的时间，以及用来取得最大效应的项目设备和经费；保存项目投入的记录，包括工作人员时间以及产生满意的效果所需要的资源和支出；评估在其他社区重复相同水平的投入是否现实；还可在另一个社区投入较少经费，比较目标社区与对照社区的影响差别。如果更多的投入产生了更多的效果，明确更多的经费投入是否值得。总之，目标社区应当参与评价过程，并对任何可能已经发生的改变做出解释。

1. 效果评价内容

（1）近期和中期效果评价又称效应评价，是规划评价的重要内容。效应评价的重点在于规划或规划的某方面对参与者的知识、态度、行为的直接影响。

①评估影响健康行为的倾向因素（包括知识、态度、信念等）、促成因素（资源、技术）及强化因素改变的程度。

②评估相关行为改变情况。有益的健康行为有无增加？有损健康的行为是否得到控制？例如，人群的吸烟率下降了多少？疾病是否较早得到诊断？暴露于危险环境的机会是否减少？环境状况是否得以改善？等等。

③评估政策、法规制定情况。领导及关键人物的思想观念是否得到转变？是否制定有利于健康的政策法律？各级行政领导对健康教育的干预参与程度如何，是否制定了相关的政策，是否为项目的开展创造了支持性环境？

由于健康教育的最终效果建立在知识、信念、行为的转变上，且往往要几年、十几年甚至几十年才能表现出来，因此效应评价是健康教育规划评价的重要内容。要使评价结果更具科学性、更有说服力，其评价设计的要求就要更高。在工作中常需采用对照的方法。

（2）远期效果评价也称结局评价，指评价健康促进规划的最终目的是否实现。结局评价包括以下几个方面。

①效果。效果即规划对目标人群健康状况的影响，其评价指标是疾病发病率、死亡率、病残率的变化，了解规划是否影响某病的发病和流行情况，病人存活率及存活时间有无改变等。对于营养健康教育，则以参与者的身高、体重变化为指标。

②效益。效益指规划改变人群健康状况所带来的远期社会效益和经济效益。其评价指标主要是生活质量指标，如劳动生产率、智力、福利、环境改善情况、寿命、人们的精神面貌、卫生保健成本等。

③成本效益和成本效果。在制定规划、选择方案、评价规划效果时，常常要以成本效益分析（cost-benefit analysis，CBA）和成本效果分析（cost-effectiveness analysis，CEA）作为科学决策的重要依据。成本效益或效果分析就是将实施健康促进规划所费资源（费用或成本）与健康收益进行分析比较，目的在于确定以最少的投入产生最大的效果的规划；比较不同规划的成本效益（效果）以及决定某规划是否有继续实施的必要性，更重要的是为领导者提供科学依据。我们通常说，健康促进规划是投资最小、收益最大，但需要有令人信服的数据，这对于开发、领导、鼓励对健康促进的投资有非常重要的作用。

健康教育的最终目的是提高人们的生活质量，创造健康文明的世界，所带来的潜在的鲜为人知的效益也是极大的。因此，结局评价对提高人民思想认识有很大的作用。

应该指出的是：效应评价和结局评价都属于规划评价，规划评价通常处于变化状态，因而，规划评价时要尽可能控制结果的偏倚。另外，由于规划评价倾向于多面性，随机化方法可能行不通，故常采用准实验研究方法。

2. 效果评价方法

（1）在干预组或社区中重复横断研究（有对照组更好），提供基线资料与随访资料，以评估在某特定时期内行为改变的情况。

（2）在靶人群中建立哨点监测发病情况，干预前后做比较（有对照组更好）。

3. 评价资料收集方法

为达到结局评价的目的，可采用定量与定性相结合的方法收集资料：①定量研究方法对问题的回答以"多少"和"多常"表示，量化规划目标达到的程度，并可做统计学分析，如采用有代表性的大样本可类推到所代表的人群。"知信行"问卷前后调查就是定量的评价方法。②定性研究可获得有关被调查者是如何想的，什么人有这种想法等更深层的问题，说明某些行为为什么会发生。定性研究用于解释定量的结果而不是描述性的。这种方法是对少数人的调查而不是随机概率样本；定性资料带有很大的主观性，通常是对少数人进行调查获得，因而不适于从中得出结论，而仅作为解释和领会之用。

定量资料与定性资料相辅相成，不可偏废。

（四）总结评价

总结评价（summative evaluation）是指对形成评价、过程评价、效果评价以及各方面资料做出总结性的概括。综合性指标更能全面地反映规划的成败。总结评价从规划的成本效益、各项活动的完成情况做出判断，以期做出该规划是否有必要重复或扩大或终止的决定。

（五）评价研究

评价研究（evaluation research，ER）即健康教育的课题研究，往往需要大量的资源，这是社区、学校、企业或医院力所不能及的，因此，需由特定的研究机构来进行，并由健康教育学、心理学、社会学和卫生统计学的专家们齐心协力，共同磋商。评价研究人员则必须具备测量、设计和统计分析等诸多技能。

评价研究是一种以研究为核心目的的健康规划，其目的在于验证研究假设，揭示干预和结局之间的因果关系，从中获取可推广到其他场所或相似人群的理论知识和方法。因此，研究人员要充分考虑内外两方面的效度：内在效度（internal validity），指规划效果直接归因于教育措施的程度；外在效度（external validity），指归因于干预的效果能推广到相似人群或场所的程度，并力求得出有说服力的结论。从现实观点来看，它是用于验证"老真理""新设想"的最佳武器。评价研究的设计依研究目的不同而不同，是一项科学严密的健康教育干预规划，其评价内容广泛，包括过程评价和效果评价的所有内容。区别于规划评价，评价研究是验证假设，为制定干预规划奠定了理论基础。评价研究的另一特点是使用随机、对照、双盲的设计原则进行研究，通过标准化规划程序的实验设计控制偏倚的来源以及外部因素对实验的干扰。简言之，评价研究的主要内容是以科学方法验证一个或多个干预方法的效果，为健康教育理论和实践工作提供科学依据。

四、规划评价设计的类型

在开展健康促进规划前，就应制定评价方案。评价设计类型很多，根据评价者是否人为地控制所研究的因素和评价对象是否随机分组两项标准，评价设计可分为实验设计、准实验设计和非实验设计3类。

（一）实验设计

实验设计（experimental design）指将评价研究对象按随机原则分为干预组和对照组，分别观察他们在干预前后的情况。由于此类设计有助于最大限度地控制影响因素，因此其对结果的说服力较强。但此种研究方法一般难以实行，尤其是随机原则。

（二）准实验设计

准实验设计（quasi-experimental design）指人为控制研究因素，但在设立干预组、对照组时，未能严格地按随机原则分组。与实验设计相比，该类设计较易实施，在进行大规模评价研究时，能省时省力，更具可行性。但因未严格遵循随机原则分组，结果解释的说服力不如实验设计。常用的准实验设计有以下 2 种。

1. 非随机比较组设计（nonequivalent control group）

干预组与对照组不是随机确定的，如以社区作为干预组，选择与干预社区各主要情况相似的社区作为对照组，两组的不同点在于干预社区开展健康促进干预活动，对照社区不开展此项活动。设立对照组的目的在于控制混杂因素，最大限度地减少外部的误差来源。在两个社区之间做比较时，要求在引入干预前社区之间除干预因素外，其他特征应相似，为此必须对两个社区的相关因素做统计检验，以保证两者的可比性。

2. 复合时间系列比较设计（multiple time series，MTS）

复合时间系列比较是比较干预组和对照组在不同时间点的变化结果。该方案可减少可能的历史性因素和混杂因素的影响，但主要困难是在干预前后要对两组进行多次基线调查和追踪随访。在应用此种研究设计时应注意对干预组与对照组使用相同的测量技术。

为使效果评价具有较强的说服力，在资源和技术条件许可的情况下，采用准实验设计较好。

（三）非实验设计

非实验设计（non-experimental design）既不遵循随机原则又不设立对照组，因而对实验中的影响因素控制力最低。常用的非实验设计有以下 2 种。

1. 单组前后比较设计（one group pretest and post-test）

这是最简单的非实验设计方案，主要方法是将同一对象在接受教育干预前后的变化进行比较。假定非被试因素在干预前后保持不变，就可认为干预前后的变化是由于干预而引起的（该方案一般只在观察指标不易随时间改变的情况下使用）。该方案受许多因素的干扰，较难以说明规划的结果，只能对影响结果变化的多种因素中的一种或两种进行控制。一般前后观察时间越短，其结果的意义越大。

在健康促进规划形成阶段，该方案可能有用，条件是观察时间短且有理由剔除其他重大的历史影响，多用于评估培训规划的即时效果。由于观察或干预前测试可能会对参与者产生影响，因此必须加以注意。无论评价的样本数多大、目的如何，要控制这种影响就必须尽可能地控制测量工具的质量及资料收集过程的偏倚，且应进行可信性及把握度检验。

该方案的不足之处在于规划中所选人群并非代表某个社会、组织的人群。分析对结果的影响可通过确定参与者与非参与者的可比性来检验。因此，如何选择规划参与者，减少与非参与者的差异尤为重要。

总之，该方案虽有许多缺点，但倘若谨慎仔细地应用，仍可控制那些影响内在效度的因素。该方案可用于即时效果的评估，尤其是评估知识及技能的变化。

2. 时间序列设计（time series design，TSD）

该方案必须满足下列条件：①能建立可测量的时间周期；②所测结果稳定；③可顺利收集结果资料；④可在许多时候进行观察；⑤可在特定时间开展干预并可突然停止。

采用该设计方案需要许多时间点进行最敏感的统计检验。多时间点有助于推断规划的因果关系，因此该方案最起码要求有足够的观察次数。国外有学者推荐评估效果最少需 50 个时间点。观察点间期应相同且足够长，以确定结果在干预前后的变化。

选用该方案必须注意统计问题，即使时间点少于 50 个，也可观察和分析行为变化的趋势。因此，可少选择一些时间点。应用该方案的主要问题是确定趋势的显著性，所以干预必须足以产生相当程度的变化。

选用该方案还必须控制主要影响内在效度的影响因素——历史性因素。了解历史的非规划的事件或活动会不会对结果产生混杂，同时检查诸如气候季节、人口变动和奖金变化等因素。该方案可提示可能的效果范围，但通常不能提供有关干预的确切证据。只有通过反复多次的时间序列的评价，效果始终如一时才能对规划的效果下结论。

五、影响评价的因素及存在的问题

充分理解在规划设计、实施和评价过程中的影响因素及存在的问题，有助于防止可能出现的偏倚和混杂，使规划设计更科学，评价结果更准确、更可靠。

（一）影响评价的因素

为评价规划效果确系归因于规划的干预，要特别注意防止偏倚因素和混杂因素的影响。偏倚指在抽样或检验时由于选择偏向于某一结果，忽视了另一结果而引起的系统误差。偏倚可以发生在任何类型的研究以及研究的任何阶段。这种系统误差是一种错误，无法通过统计学处理加以纠正，在评价设计和效果评价中应特别注意。混杂因素可以通过统计学分析加以区分。以下 8 种影响因素是比较常见的。

1. 历史性因素

历史性因素指在评价期间所发生的干预规划之外的重要事件，包括在全国、地区或组织机构内部，或在规划干预场所发生的事件，其能导致参与者发生某些可能对结局有影响的变化，称为自然变化或长期趋势变化。例如，某些有自愈倾向的疾病，从发生、发展到痊愈，有其自然趋势，此时如施以药物治疗，可能把自愈的结果误认为是药物的效果。又如，爱国卫生运动、世界无烟日、食物供应变化、自然灾害和社会灾害等规划之外的因素均可影响规划效果，可通过设立对照组和过程追踪排除这些因素的影响。

2. 工作人员和参与者的熟练度

在研究期间，工作人员和参与者知识水平和技能熟练度的变化，也会影响参与者知识行为的改变和调查结果。例如，参与者随年龄增长，心理更加成熟，知识增加；工作人员因反复调查，对调查内容更加熟悉，调查技巧或操作技术更加成熟，使调查质量提高；参与者被重复调查某些知识和内容，引起注意，增加学习兴趣，使认识提高。这种偏倚可通过设立对照组，对工作人员加强技术培训以及由同一批工作人员进行干预前后的调查等方法使其尽可能减少。

3. 测试或观察的偏倚

测试或观察的偏倚指测试或观察时会影响测量结果准确性和可靠性。例如，调查者对应答者的指导是否清楚；问卷项目是否容易被应答者理解；测定时调查者的素质和状态，如责任心、对调查内容和调查技巧的熟练程度，调查者的态度、性格特征等；测量时的环境条件是否安静；应答者的状态，如情绪、对调查者的合作程度，有无因被调查或进入"角色"而反应异常，倾向性问答（习惯回答"是"或迎合调查者需求）；等等。这些都会对调查结果质量产生影响。保证调查质量，主要通过加强对调查者的培训和资格审查以及测试和观察时的质量控制。

4. 测量工具

在确定测定的评价指标后，必须选择和确定测量特定变量的工具。在选择测量工具时应注意其可靠度和准确度。

可靠度是指重复测定一相对稳定的现象时多次测量结果彼此接近的程度；准确度是指测量工具能达到所要测量的程度或测量数值与被测事物实际数值的符合程度。例如，同一位病人的血清分送10个医院检测肝功能，测量结果可能出现差异，这是由于检测仪器或生物制剂的差异造成的。

此类因素对结局的影响可通过对测量工具可靠度和准确度的评估和预试验发现存在的问题并加以改进，以此提高测量工具的质量，在每批试验或测量前对药品、试剂、仪器测量工具与标准做比较和校正。

5. 回归因素

在初次测量时个别人的某些特征水平可能过高或过低，当再次测量时可恢复到原有水平，这种现象常见于危险因素的筛检和测量，如筛检后对高血压或高血脂水平的个体再次检查，可预期复查时血压值会下降，这是因为最初异常高的个体测量值"向均数回归"。这种降低实际上是一种统计学假象，但可能会被错误地归因于干预的结果。可通过采用对照组多次测量或通过随访检查等方法消除或减少这种因素的影响。

6. 选择偏倚

干预组和对照组选择不均衡可引起观察结果的偏倚。可通过随机原则或配对选择的方法以防止或减少此种偏倚的影响。

7. 失访

干预组或对照组非随机失访或失访过多（超过10%）会造成偏倚。因此，应努力减少失访或采用独立随机样本；或对应答者和失访者的各种特征进行分析以估计失访引起的偏倚和程度。

8. 相互影响

相互影响指前7种因素的各种组合形式。选择评价设计必须熟悉以上偏倚因素，并尽可能最大限度地控制其影响。其中第4、第6、第7类因素的影响最为常见。

（二）评价中存在的问题

（1）健康促进规划的评价指标主要是相关的健康知识、生活方式、生活行为和生活质量，而这些指标相对来说是无形的、潜在的，确立明确的标准有一定的困难。

（2）健康教育的最终目的是实现人民健康状况的改善和生活质量的提高，而这些结局难以做到全面实现。干预造成的结果往往需要很长时间，也造成了结局评价的困难。

（3）健康促进评价指标较难确定特异性的标准，有时定量性差，评价时主观性较大。

（4）妨碍评价正确性的一些影响因素：

①月晕效应（halo effect）：即其他因素对被研究因素的影响，如评价者对某事物持有先入为主的观念，这将影响到以后他对该事物的看法，造成评价的偏差。

②评定错误（rating error）：即评价者的意向会影响到评定结果，如开展一项健康教育规划，其主观愿望是通过教育干预提高干预组的信念、技能，因此，在评定时可能会有意无意地放松评定标准，使干预组成绩提高，得出阳性结果。这将使结果偏离实际情况。

③霍桑效应（Hawthorne effect）：当被选择的实验对象或干预对象感受到正在被实验时，所表现的行为可能异乎寻常。

④自证预言（self-fulfilling prophecy）：评价或教育者的意向将使情况向其意向性的方向发展，如教育者认为家庭条件差的学生不讲究卫生、学习成绩差，这种态度可能导致这些学生个人卫生习惯不良、学习成绩不佳的结果。这种结果虽可能是客观实际，但也可能是教育者的态度引起的，并非理应如此。

⑤因果混淆（post hoc error）：由于事件的先后混淆了因果关系。如由于A在B之前，误认为B是A引起的，但实际上并非如此。

⑥不均衡：干预组与对照组的某些特征不同，可能导致结果的偏倚。如两组性别差异很大，两组吸烟率的不同，这可能是由于性别的不同引起的，而不是干预的结果。

上述情况并不少见，在严密的实验设计中，可以通过随机、对照、双盲的原则加以解决，但健康促进规划设计不同于一般的实验研究，要做到随机双盲是有困难的。因此，在评价设计和执行规划时应注意避免和尽力解决这些问题。

第三章 健康行为

健康教育的核心是行为的转变。健康教育工作者为了帮助人们的行为向有利于健康的方向转变,就必须了解人类行为的基本特点、规律、主要影响因素以及应该采取的行为干预的策略。

第一节 行为与人类行为概述

一、行为与人类行为的基本概念

行为(behavior)是指在内外环境刺激下有机体为适应环境所产生的反应,也是有机体为维持个体生存和种族延续,在适应不断变化的环境中所做出的反应。

人类行为(human behavior)是人类在内外环境影响下引起的内在生理或心理的变化以及外在的能动反应,是指具有认知、思维能力并有情感、意志等心理活动的人对内外环境因素刺激所做出的能动反应。行为既是内外环境刺激的结果,又会反过来对内外环境产生影响。

人的行为可以分为外显行为与内隐行为。外显行为是可以被他人直接观察到的行为,如言谈举止。内隐行为是不能被他人直接观察到的行为,如意识、思想等心理活动。一般可通过观察人的外显行为了解其内隐行为。

德国学者库尔特·勒温(Kurt Lewin)认为,人类行为是人与环境相互作用的结果,行为的基本原理可用公式 $B = f(P \cdot E)$ 来表示。其中,B(behavior)代表行为,P(person)代表人;E(environment)代表环境。

人类行为由5个基本要素构成,健康教育工作者应对人类行为的5个基本要素进行考察和研究,了解人类行为自身的规律,为健康教育实践活动服务。

人类行为的 5 个基本要素如下。

行为主体——人。

行为客体——人的行为所指向的目标。

行为环境——行为主体与行为客体发生联系的客观环境。

行为手段——行为主体作用于行为客体时的方式、方法和所应用的工具。

行为结果——行为对行为客体的影响。

二、人类行为的特点

（一）人类行为的生物性和社会性

人类行为区别于其他动物行为，其主要特点是既具有生物性，又具有社会性。人类行为是由人的生物性和社会性共同决定的。

1. 人类行为的生物性

人类的生物性决定了人类行为的生物性。人活着就必然会产生各种生理需求，这些生理需求是人启动行为的最初和最基本的动力。人类最基本的生物性行为是人的本能行为，包括以下几种。

（1）摄食行为：人类为了生存和繁衍后代所进行的寻食、进食、消化、吸收等各种有关活动称为摄食行为。摄食行为与健康有密切关系，它对人类的生长发育、智力发展、健康等起着重要作用。

（2）性行为：人类性行为是保存种族延续的本能行为活动。为了种族延续，人类需要性行为。人类性行为是复杂现象，既有动物本能的一面，又受社会道德、社会意识、规范等的强烈影响，且必然受到社会行为规范和法律的影响与调节。

（3）防御行为：人类对外来的威胁通过应对、防御机制获得身心安全的行动称为防御行为。防御行为是人类预防和保护性行为的基础。人在面对可能导致损伤的威胁时会本能地躲避，在遭遇威胁而情况不明时会本能地恐惧和焦虑等。

（4）好奇和追求刺激行为：人类天生具有好奇心并有追求刺激的本能。人类从未停止并永远不会停止对未知世界的探索。如不进行适当约束，也会出现危害健康的行为，如高危体育活动、冒险等追求刺激的行为。

（5）睡眠：睡眠是人生命过程中一种规律的、可逆的大脑和身体处于休息状态的生理现象，也是人类与动物共有的基本行为。人类个体约有 1/3 的时间以睡眠的方式度过。

2. 人类行为的社会性

人不能脱离人类社会而存在，人类的社会性决定了人类行为的社会性，人类行为的社会性是人类个体与社会环境相适应的结果，这是人与动物的本质区别。

人类在进行物质生产的同时逐渐形成了一定的文化、艺术、科学、哲学、宗教、道德、风俗、法律等意识形态以及各种政治关系、经济关系、家庭关系和人际关系。这些因素构成的社会环境，塑造、规范和约束社会成员的行为，使之符合社会的要求和满足社会的需求。人类行为的社会性主要包括以下几方面。

（1）获得性和可塑性。个体的社会性行为是其在成长过程中受到所处环境影响，尤其是通过社会教育活动、社会思想、风俗、道德、法规等影响逐渐形成的，即个体的社会化行为是后天获得的；后天获得的行为同样会因为个体所处的生活环境的变化而发生变化，即社会化行为可以通过再社会化重新塑造。人的一生都伴随着行为的不断变化和发展。一般而言，年纪较小的人可塑性较大。

（2）行为多样性。人类社会及社会文化的多样性决定了人类行为的多样性。生活中，人们的行为千差万别、丰富多彩，表现出较大的差异性。人类个体不同的成长历程、个性特征与价值观，个体所处社会的不同风俗习惯、文化背景、意识形态等社会环境会塑造出不同特征的个体行为。

（3）主动选择性。个体行为的社会化不是一个完全被动过程，个体常常会选择性地模仿、学习某些行为，这种选择与个体的兴趣爱好、思想观念、价值观念和态度等相关联，社会只能影响行为而不能发动行为。

（4）文化认可性。人的社会性行为应符合个体所处社会文化所赞许的行为规范，与多数人相似或符合多数人的要求和愿望。当个体行为的发展既符合个人生理及心理的发展，同时又与社会的发展相适应且处于良好及平衡状态时，称为正常行为，反之则称为偏差行为。

人类社会环境为社会成员提供了活动的空间和条件，人类为了社会生活的协调和整体的利益，也会规范、约束和调节社会成员的行为，使之形成类似的、具有群体一致性的社会行为，来满足社会的需要或符合社会的要求。同样，人的行为也会反作用于人类社会，对人类社会环境产生影响，使社会环境发生变化。每个人的行为总是或多或少地在影响着他周围的环境，为人类社会带来积极或消极的影响。

（二）人类行为的目的性和适应性

1. 人类行为的目的性

人类与动物区别的重要标志是人类行为具有明显的目的性。人类大多数行为带有目的性、计划性，因而人不但能适应环境，而且能够按照自己的愿望去改造环境，从洞穴到高楼大厦就是人类按照自己的目的、理想进行创造的结果。人类行为的目的性也是健康教育的前提。

2. 人类行为的适应性

人类行为的适应性是指机体为满足自身需要而与环境相互改变并保持动态平衡的过程。适应行为（adaptive behavior）即机体与环境相互作用的方式、方法既合乎环境生态规律的要求、与环境保持和谐，又能满足本身需求的行为。人类要适应环境就要认识环境，改变自己的行为方式，以顺应或应对环境的变化，也需要与环境中的其他个体交流，发展人类的感知、认知能力，以及语言与智慧。这一发展是人类行为对环境适应性的结果，也提高了人类适应环境的能力。所以，人类对环境的适应性需求也是人类行为产生与发展的基础。

三、人类行为发展与社会化

（一）个体行为的发展

个体行为发展是指个体在其一生中行为发生、发展的过程，即个体出生后，随着身心的发育、社会交往范围的不断扩大，个体行为不断变化和发展完善的过程。一般认为，在人类个体成长与客观环境相互作用的过程中，客观环境和现实不断向个体提出需求，引起个体持续增加新的需求，新的需求与个体已有水平之间的矛盾，是行为发展的内因与动力。人与自身周围环境关系的变化是人类个体行为发展的重要条件，而人类个体行为发展的结果也会引起人与自身周围环境关系的变化。

个体行为的发展是个体在对周围环境认识和互动的基础上从不成熟到成熟的发展过程，其实质是日趋完善，主要体现为：①个体认识活动的深刻化和复杂化，个体行为进一步发展并表现出多样性；②个体与周围环境的关系从被动适应环境到对周围事物特别是人与人之间关系的兴趣、情感需要趋向成熟；③个体积极与周围环境交往，并积极主动地参与对环境的改造活动。

（二）行为发展的连续性和不平衡性

任何个体行为的发展过程都是连续的，每个人的一生中，其行为都是不断发展变化的。原有行为反应被打破与新的行为反应的建立是一个连续性过程，即现在的行为反应是过去的行为反应的延续，而将来的行为反应又必然是现在的行为反应的延续。同时，个体行为在不间断的发展过程中也呈现出阶段特点，如某些阶段行为发展速度较快或较慢，某个阶段对某些行为的发展特别重要等，表现出行为的发展具有不平衡性。

行为发展的不平衡性提示，要帮助人类个体形成有益健康的行为就必须注意利用与该行为有关的行为发展的关键阶段。个体行为发展的不平衡性主要体现在以下两个方面。

1. 同一个体生命全程的各阶段行为发展不平衡

个体早期的行为发展规律是从头到脚，如婴儿的发展按抬头、翻身、直坐、爬行、站立到学会走、跑、跳的程序进行，即所谓的头尾发展规律（principal of cephalocaudal development）；从身体的中央到远端，即遵循近侧发展规律（principal of proximodistal development），近躯干的四肢肌肉先发育，对手臂控制的发育先于对手指控制的发育，手的精细动作后发育，从简单到复杂。

人在整个生命过程中的行为发展可分为以下4个阶段。

（1）被动发展阶段（0~3岁）：此阶段主要依靠遗传和本能的力量通过无意识的模仿来发展行为，如人一生下来就会吸吮、抓握、用啼哭来表达各种需求。这个阶段是行为社会化的最基本的准备期，行为发展主要是被训练的。

（2）主动发展阶段（3~12岁）：此阶段行为发展带有明显的主动性，如主动模仿、爱探究、好攻击、喜欢自我表现。这一时期对本能冲动行为的克制能力迅速提高。

（3）自主发展阶段（12岁~成年）：此阶段开始对自己、对别人、对环境、对社会产生综合认识、调整自己的行为。

（4）完善巩固阶段（成年以后）：此阶段行为定式已经形成，行为发展主要体现在人们根据不断变化的环境对自己的行为进行适时的调整、完善、巩固和提高等方面。通过对行为的不断调整实现与周围环境的最佳适应。

2. 不同个体之间同一阶段的发展也不平衡

人的行为发展呈现明显的个体差异性。有的个体行为发展较快，在较早的年龄阶段已达到较高的水平，有的个体发展较缓慢，到较晚的年龄阶段才达到较成熟的水平。一般认为，遗传因素、环境因素和学习机会等造成了个体行为发展之间的不平衡。

（三）人生三阶段

健康是人们共同追求的目标，人类自身发展的过程也是实现健康的过程。WHO西太区于1995年提出将人的生命过程分为3个阶段，即人生准备阶段、人生保护阶段和晚年生活质量阶段，并提出应根据各阶段的健康需求来确定健康目标、任务和策略，实施健康保护与健康促进。

1. 人生准备阶段

人生准备阶段从胎儿期到青少年期。这个阶段的特点是机体生长发育、心理发展和社会化过程都很迅速，生理和心理都较稚嫩且脆弱。此期可细分为围生期、婴幼儿期、儿童期、青少年期。

围生期健康教育的主要对象为新生儿父母。这一时期通过对父母的健康教育实现优生优育，减少妊娠和分娩风险，降低婴儿发病率和死亡率，等等。

婴幼儿期健康教育的主要对象包括婴幼儿父母、托幼机构的领导和工作人员。这一时期帮助其掌握母乳喂养与正确添加辅食的知识和方法，促进婴幼儿感觉、语言和动作发育，传递最基本的生理卫生知识，培养婴幼儿的个人卫生习惯，等等。

儿童期健康教育的对象包括儿童、儿童父母、学校领导和教师等。这一时期的健康教育主要是增加卫生知识，培养和巩固一般卫生习惯，帮助儿童养成有利健康的行为与生活方式；预防和矫治常见病，防止意外伤害；使儿童形成初步的道德判断，增加健康行为、行动的主动性和目的性等。

青少年期是健康教育工作的重点，主要对象包括青少年、青少年父母、学校领导和教师、社区领导和成员等。这一时期的核心任务是促进青少年身心健康发展，重点包括帮助青少年较为系统地掌握基本卫生知识和预防疾病与意外伤害的知识、相关技能；防治青少年不良行为倾向，使其远离烟草、酒精和毒品；促进青少年理解和掌握社会道德原则，协助青少年培养远大的理想、坚强的意志，促成青少年完整人格的形成；等等。

2. 人生保护阶段

人生保护阶段自成年开始至老年之前，尤以中年人（35~60岁）为重点对象。中年人是社会的栋梁和财富的主要创造者，承受着繁重的工作和家庭负担，较多地暴露于各种危险因素中。老年时期的许多慢性疾病往往在中年期已开始发展，中年保健是保护生命的重要环节。

这一时期的健康教育主要是针对中年人常见疾病和老年期慢性疾病的行为危险因素、与职业有关的行为危险因素等，多方面、多途径地开展工作，达到保护劳动生产力、提高健康水平和生活质量的目的。

3. 晚年生活质量阶段

晚年生活质量阶段健康教育主要针对 65 岁以上的老年人。衰老进程使老年人在日常生活、医学保健和社会服务方面出现许多健康需求。各种慢性疾病相继出现常给老年人造成身心痛苦，社会角色和地位的变换也往往给老年人带来许多心理问题。

这一时期的健康教育应针对老年人日常生活保健、心理调适、体育活动与休闲、临终关怀等开展工作。

（四）社会化

社会化是指人在特定的社会文化环境中所形成的适合于该社会文化的人格，并掌握该社会文化公认的行为方式和生活技能的过程。人类个体生活在人类社会中，受到所处生活环境的影响，每个人都自觉或不自觉地模仿着周围人的情感反应方式、行为方式，使自己的行为符合社会准则、道德规范并具有社会价值。社会化是人类个体由自然人转变成社会人的过程，是个体行为受制约和改造、被社会同化或归化而适应社会的过程。通过社会化，个体使自己的行为得到社会的允许、承认，使自己成为该社会中合格的社会成员。

人的社会属性是通过社会化而获得的，基本内容包括：习得社会生活基本技能、社会生活行为规范，形成价值观、世界观和社会生活目标，获得社会角色与社会地位等。社会化并非一个被动过程，个体在此过程中存在选择性学习；已经形成的思想观念、价值观念和态度等也会反过来影响社会化过程。

人的社会化行为的造就机构包括家庭、学校、大众传媒、单位与社会团体以及非正式群体等。人类社会在进化发展过程中逐渐形成的风俗、道德、宗教、艺术、科学、法律等文化形态深刻地影响着行为的社会化。通过社会的教育活动、社会中各种经济、人际关系等因素不断调节影响着身处其中的人的行为，使之符合发展中社会的要求和愿望。

社会化过程一般需经过他律、中介和自律 3 个阶段，个体在此过程中选择性地接受社会规范，并使其成为自己的思想和价值观念，用于指导自己的行为，即社会规范的内化过程。对于个体社会化过程的结果，哈维斯特（Harighurst）等将其分为 5 种类型：①顺从的人；②能够适应社会环境的人；③能够自我管理的人；④不能适应的人；⑤违抗的人。一般情况下，多数人的行为属于前 3 种类型，即积极参与社会活动，遵守社会规范，接受社会公认的价值观与奋斗目标。

社会环境为社会成员提供了活动空间和条件，社会成员的行为也对社会环境产生影响。人类为了社会的协调和整体利益，必然要采取各种措施对生活于其中的每个人的行为进行鼓励、约束或调节。

社会学家将社会化看作教育化过程，一般把人的一生的社会化分为早期社会化（儿童、青少年期）、继续社会化（中年、老年期）和再社会化几个阶段。健康教育学注重从健康角度研究社会化，这有助于解释、预测、改善人们健康相关行为的理论和方法，希望每个社会成员通过社会化养成有益于自身、他人和社会健康的行为与生活方式。

第二节　健康行为及健康相关行为

一、健康行为及健康相关行为的概念

（一）健康行为

健康行为广义上是指人体在身体、心理、社会各方面都处于良好健康状态下的行为模式。这一定义是带有明显理想色彩的健康相关行为，现实生活中十全十美的健康行为几乎不存在，主要被当作行为目标或"导航灯塔"存在，使人们能以渐进方式努力实现有利于健康的行为。

在健康教育实际工作中，健康行为长期被理解为有益于健康的行为或促进健康的行为。"健康行为"一词也常被赋予和"促进健康的行为"类似或同样的含义。有学者认为，健康行为包括诸如认知元素中的认知、信念、动机、经验、价值观等个人属性，个性特征中的外向、幽默、韧性等人格特征，饮食、运动、睡眠等行为方式中与健康相关的部分；还包括与健康维护、健康恢复和健康促进相关的外显行为模式、行动习惯以及影响个体健康行为表现的内隐性反应。所以，健康行为本质上是指个体健康相关行为中有益于健康的行为部分。

从狭义上理解，卡索（Asl）和科博（Cobb）认为健康行为是个体为了预防疾病或早期发现疾病而采取的行为，并将健康行为定义为以下三类。

（1）预防行为：自信健康者在无疾病症状情况下所采取的任何旨在维护健康、预防疾病的行为，如平衡膳食、合理运动等。

（2）疾病行为：不确定是否健康或自我感觉生病者所采取的任何旨在确定健康状况或寻求恰当治疗的行为，如求助行为等。

（3）病人行为：被确诊生病或自知生病者所采取的任何旨在恢复健康的行为，包括主动获得治疗照料、静养康复、主动休息等。

从研究的视角看，健康行为研究是基于预防医学的观点，应用行为科学的知识和技术，探讨人类基本行为、生活方式与促进和维护人类健康有关的问题，其关注的核心问题是行为与健康的关联以及健康行为的形成和改变的相关问题研究。健康行为研究并非与行为医学（behavior medicine）研究相一致。行为医学虽然也是以行为科学的知识和技术为手段展开研究，但其研究重点是寻找导致某些特定疾病的行为因素，然后从病因、病理、治疗、康复等系列研究过程中发展出适当的行为处方，作为解决该疾病问题的措施之一，

因此行为医学常常研究探讨焦虑、高血压、糖尿病等疾病或症状。

（二）健康相关行为

人类个体和（或）群体与周围环境互动后产生的行为反应，会直接或间接地与个体本身的健康、疾病有关联，或与他人的健康、疾病有关联，这些对健康有影响的行为即健康相关行为（health-related behavior）。

由于行为主体的性质不同，健康相关行为可以表现为个体健康相关行为和团体健康相关行为。

（1）个体健康相关行为：指人类个体发生的与健康和疾病有关联、以某个个体为行为主体的健康相关行为，主要包括与日常生活关联的健康行为和与健康维护、疾病预防相关的行为。

在日常生活中，按行为对行为主体是否产生主观愉悦体验，可分为享受型行为和非享受型行为，非享受型行为按行为主体是否主动采纳，又可分为主动非享受型行为和被动非享受型行为。

①享受型行为：指行为主体在采纳该类行为时，其行为的发生虽然会对健康产生影响，但在短时间内能够为行为主体带来主观上的愉悦感，如高脂、高盐和高糖美食，吸烟，嗜酒等。

②主动非享受型行为：指行为主体在采纳该类行为时，因为"无知"而发生，行为的发生与行为主体的主观感受和客观条件无关，如饭前便后不洗手，卖鸡蛋换"炼乳"喂孩子，不恰当的锻炼地点、方法等。

③被动非享受型行为：指行为主体在采纳该类行为时，往往不是行为主体的无知或追求愉悦感，而是被迫采取的不健康行为。比如陪嘉宾吃饭，不喝酒者也硬撑着猛喝；不吸烟者随他人吸烟或在密闭的环境内吸入二手烟；被迫摄入被污染的空气、食物和水；居住环境严重缺水，无法做到饭前便后洗手；工作压力大导致的生活不规律，经常不能按时吃饭，缺少体育锻炼等。

下文按行为对行为者自身和他人健康状况的影响进行分类的促进健康行为和危害健康行为的论述内容主要是基于个体健康相关行为的特点总结归纳的。

（2）团体健康相关行为：指以社会团体为行为主体（与"法人"概念一致）的健康相关行为，政府制定各种可能影响人群健康和环境的政策、群众团体所开展的文体活动等都可视为团体健康相关行为。企业对"三废"的处理、传染病控制、妇幼保健、社会保险、食品安全保障、医疗服务提供等行为都属于团体健康相关行为的范畴。

团体拥有一定的人力、物力、财力等资源，拥有严密的组织结构和强大的组织功能。基于这些资源产生的行为能量极大，因此团体健康相关行为产生的健康效应影响较大，可以是极大的健康促进效益，或者是极大的健康危害作用。开展健康教育行为干预活动，必须注意以团体为主体的健康相关行为。

团体健康相关行为有着不同于个体健康相关行为的规律。

①有明确的目的和目标。目的和目标往往由团体决策层确立，并成为团体内全体成员

的行为指向，是一种有组织、有计划、有评价和有调节的行为。

②团体有自己的文化特点，团体健康相关行为的改变一般较个体健康相关行为的改变复杂，对社会压力的承受能力较个体大，一旦成功，效果显著。

③团体健康相关行为表现具有一定的"惯性"，其启动与停止都较个体健康相关行为缓慢。

二、健康相关行为的主要特点和内容

健康相关行为根据行为对行为者自身和他人健康状况的影响，可分为促进健康的行为（health - promoted behavior）和危害健康的行为（health - risky behavior）两大类。

（一）促进健康的行为

促进健康的行为指个体或群体表现出的客观上有利于自身和他人健康的行为。

促进健康的行为的主要特点包括以下5点。①有利性：行为表现有益于自身、他人和整个社会的健康，如平衡膳食、合理运动、不抽烟；②规律性：行为表现是规律有恒的，不是偶然发生行为，如每天定时定量进餐；③和谐性：个体行为表现出个性，又能根据周围环境调整自身行为，使之与其所处的环境和谐；④一致性：个体外显行为与其内在的心理情绪一致，无矛盾；⑤适宜性：行为的强度能理性地控制，强度大小适宜。

促进健康的行为可分为五大类。

1. 日常健康行为

日常健康行为指日常生活中有益于健康的基本行为，如合理营养、充足睡眠、适量运动、饭前便后洗手等。

2. 避免环境危害行为

避免环境危害行为指避免暴露于自然环境和社会环境中有害健康的危险因素，如离开污染的环境、不接触疫水、积极调适应对各种紧张生活事件等。

3. 戒除不良嗜好

戒除不良嗜好指戒除日常生活中对健康有害的个人偏好，如吸烟、酗酒、滥用药物等。

4. 预警行为

预警行为指对可能发生的危害健康事件的预防性行为，以预防事件的发生，并在事件发生后正确处置的行为，如驾车使用安全带，火灾、溺水、车祸等的预防，以及意外事故发生后的自救与他救行为。

5. 合理利用卫生服务

合理利用卫生服务指有效、合理地利用现有卫生保健服务，以实现维护自身健康的行为，包括定期体检、预防接种疫苗、患病后及时就诊、遵从医嘱、积极配合医疗护理、保持乐观向上的情绪、积极康复等。

（二）危害健康的行为

危害健康的行为是指不利于自身和他人健康的行为。

危害健康的行为的主要特点包括以下3点。①危害性：行为对人、对己、对社会健康有直接或间接的、明显或潜在的危害作用，如吸烟行为，不仅对吸烟者本人的健康产生危害作用，而且对他人（造成被动吸烟）和社会（影响发病率、死亡率水平）健康带来不利影响；②明显性和稳定性：行为非偶然发生，有一定的作用强度和持续时间；③习得性：危害健康的行为都是个体在后天的生活经历中学会的，故又称"自我制造的危险因素"。

危害健康的行为可分为四大类。

1. 不良生活方式

不良生活方式是一组习以为常的、对健康有害的行为习惯，如吸烟、酗酒、不良饮食习惯（饮食过度，高脂高糖低纤维饮食，偏食，挑食，嗜好烟熏火烤食品，进食过快、过热、过硬等）、缺乏体育锻炼等。习惯通常指持续的、定式化的行为，日常生活和职业活动中的行为习惯及其特征称为生活方式。不良生活方式容易引起肥胖、心脑血管疾病、早衰、癌症等。不良生活方式对健康产生的影响具有潜伏期长、特异性差、协同作用强、个体差异大、存在范围广等特点。

2. 致病性行为模式

导致特异性疾病发生的行为模式，国内外研究较多的是A型行为模式（type A behavioral pattern，TABP）和C型行为模式（type C behavioral pattern，TCBP）。

（1）A型行为模式：A型行为又称"冠心病易发性行为"，是一种与冠心病的发生密切相关的行为模式。其核心行为表现为不耐烦和敌意，行为表现为做事动作快，想在尽可能短的时间内完成尽可能多的工作（具有时间紧迫感），常常大声和爆发性地讲话，喜欢竞争，对人怀有潜在的敌意和戒心。A型行为者的冠心病发病率、复发率和病死率均比非A型行为者高出2~4倍。

（2）C型行为模式：是一种与肿瘤发生有关的行为模式。研究表明，C型行为可促进癌前病变恶化、易发肿瘤，故C型行为又称"肿瘤易发性行为"，其核心行为表现是情绪压抑，性格自我克制，表面处处依顺、谦和善忍、回避矛盾，内心却是强压怒火、生闷气。C型行为者宫颈癌、胃癌、食管癌、结肠癌和恶性黑色素瘤的发生率比非C型行为者高3倍左右，并易发生癌的转移。

3. 不良疾病行为

不良疾病行为指在个体从感知到自身患病到疾病康复过程中所表现出来的不利于健康的行为。不良疾病行为的常见表现有疑病、瞒病、恐病、讳疾忌医、不及时就诊、不遵从医嘱、求神拜佛、自暴自弃等。

4. 违规行为

违规行为指违反法律法规、道德规范并危害健康的行为，既直接危害行为者个人健康，又严重影响社会健康，如药物滥用等。

第三节　健康行为的影响因素

深入了解健康行为的各种影响因素，可以更加有效地促进有利于健康行为的形成和巩固。人类健康行为的影响因素有很多，在格林模式中，格林先生将其归为倾向因素、强化因素和促成因素三大类。人类行为生态学认为，人类行为的决策及实现受其生态系统众多因素的影响，这些行为反过来又会影响人类社会生态系统，从而产生社会文化差异。人类社会的生态系统是所处物质和社会环境构成的自然生态和社会生态的复合体。自然生态包括无机环境和有机环境两部分；社会生态包括人类社会各个方面，如思想意识、观念、文学艺术、文化教育、伦理道德、法律、政治宗教、社会风俗等的互相渗透和相互影响。

本节对健康行为影响因素的分析从个体行为形成和发展的自身因素、所处社会生态系统因素等方面展开。

一、个体因素

个体自身有多方面的因素可以影响其行为的形成，包括遗传、生理和心理因素等，其中自身心理因素是影响行为形成和发展的一个重要因素。人类行为存在遗传基础已被许多研究证实，遗传因素影响行为的形成和发展，还决定个体的行为特征和行为趋向，基因的多态性决定了人类行为的复杂性和多样性，行为者自身因素，如需要和动机、认知水平，对特定人、物、事的态度及情感、意志力等，都可以从不同方面、以不同的机制、在不同程度上影响人的行为。

（一）需要和需求

需要和需求是人的能动性源泉，是人类行为的根本动因。需要（need）是客观存在的，不以人的意志为转移。需要既包括生理需要，也包括社会需要。需求（demand）是客观需要刺激在大脑中的主观反映，是被大脑意识到的需要，如胃肠的空虚和血糖浓度的降低产生进食的需要，这种客观情况通过感受器反映到大脑皮层，人意识到这一需要即出现需求。需求并非被动、消极地反映客观需要，而是在人与环境相互作用的积极过程中发生的。健康是人的客观需要，但许多情况下由于种种原因人并未意识到健康需要。健康教育活动应激发对象的健康需求，这是健康教育活动的重要内容。

人在需要和需求的基础上产生动机（motivation）。动机是人采取行动的驱动力，是一种心理上的紧张状态。在实施行为的客观条件具备时，动机推动人去实现行为，进而满足需要和需求；动机也可为满足需要和需求推动人去创造行为条件，最终实现行为。旧的需求满足了，新的需求又会产生，从而推动人去从事新的行为。任何改善健康相关行为的工作如忽视对象的需要和需求，必定会失败。

人在同一时间常常会有多种需要和需求并存,由此产生的不同动机可能相互矛盾竞争,形成动机冲突。冲突的结果是产生出优势动机,决定着发生相应的行为。动机冲突中,何种动机成为优势动机,受各种主客观因素的影响。其中,认知因素起着举足轻重的作用。

（二）认知

认知（ecognition）是指人们获得和利用信息的全部过程和活动。认知过程中,大脑将某些经处理的信息编码储存起来,并逐渐形成个体的知识、信念、价值观等,在此基础上形成态度,进而影响行为。认知过程的第一步是注意到传来的刺激、信号；第二步是把传来的刺激、信号转化为某种信息,并进行解释；第三步是采取适当的行为,对信息做出反应。

环境中影响机体的内外部刺激信号很多,大脑往往会把无关的刺激都过滤掉,从无数的信号中仅选择自己感兴趣的或有特殊意义的信号。大脑这种对信号的选择与人们的兴趣和关注有关。例如,当一个人一边看书一边在候车室里等车时,对广播员的播音声并不很关注,突然听到他要乘的火车的车次时,他会立即警觉起来。所以认知过程对具体信号的刺激是选择性的注意,然后将信号转化为信息（赋予意义）并做出适当反应,产生行为或修改行为。人们在获得有关健康信息时,也是一个选择性"拾取信息"（pack up information）的过程,如人们关心自己的某种健康问题,往往会力图获得这方面的知识。人的认知过程并非消极被动的,而是积极主动的。

健康教育所提供的健康信息应该清晰、鲜明、适合对象,以尽快引起对象注意。

直接决定一个人某具体行为的并不一定是客观的现实环境,常常是其主观感知到的"意想环境"（imagining environment）。而客观的现实环境与其主观感知到的"意想环境"不一定总是一致或相符合的。个体对客观现实环境的主观感知结果与本人的成长经历、知识背景、价值观以及当时的心理情绪等都存在着一定的关系。健康教育不能只是简单地传播来自客观实际的正确信息,还要有意识地帮助人们建立和发展有关健康的正确态度、信念和价值观。但是当人们掌握了健康知识时,并不一定有与之一致的行为,这种情况被称为"认知不协调现象"（the phenomenon of cognitive dissonance）。例如,某些医务人员有吸烟行为,而他们多数认为吸烟是有害的。

认知不协调现象发生的原因有多种,如多个需要导致的动机冲突,人们选择了一方而使另一方表现为认知不协调；行为条件不具备,使人们尽管有知识也无法做到；从众行为等。认知不协调是一种不愉快的心理感觉,虽然人们力求做到认知的一致性,但由于人们的知识、信念、态度、价值观、能力等因素之间常常发生矛盾,认知不协调现象常常发生。

（三）态度

态度（attitude）是个体对人、物、事的反应倾向,是一种内部准备状态。其主要特征是评价性,态度必定具有特定的对象,即评价指向的东西。态度是较稳定的倾向,是跨越时间和情境的。一般认为，态度的结构包括3个部分：认知成分、情感成分和意向成分。认知成分反映出个人对对象的赞同或不赞同、相信或不相信，情感成分反映出个人对对象的喜欢或不喜欢，意向成分反映出个人对对象的行动意图、行动准备状态。

态度的功能可以分为4种，即认知功能、适应功能、表达评价功能和自卫功能。其认知功能表现为为解释世界和加工新信息提供一个现成的基础，它赋予信息以意义并引导经验和行为；适应功能表现为促使行为指向为达到目的服务的客体，表现出态度的奖励性，如人们采取社会接受的态度，才能从他人那里获得良好反应；表达评价功能表现为自我调节，使主体摆脱内部紧张并表现出个性；自卫功能表现为促使内部心理冲突得到解决，且往往是有利于自己的。

态度与价值观既有联系又有不同。态度一般建立于价值观的基础上，都涉及评价。但态度比较具体，与行为有更直接的联系；价值观则超越具体事物而具有一般性。态度和价值观都有助于明确个人经验和指导行动，都可以维持或改变，但一般认为态度比价值观更易于改变。

态度的改变可经历3个阶段：服从、同化、内化。①服从阶段，这是从表面上转变自己看法和态度的时期，也是态度转变的第一阶段。处在此阶段的人们只是被迫表现出一些顺从行为，并非心甘情愿，如一个职工慑于群体的压力，才去参加每天的工间操，做操时也是应付了事。②同化阶段，人们不是被迫而是自愿接受他人的观点、知识、信念行为等，使自己的态度自觉自愿地顺从他人，如那个职员每天很愉快地做工间操。③内化阶段，真正从内心深处相信和接受他人的观点、知识、信念，彻底地转变态度，成为内在的行为倾向。比如，那个职员越来越感到做工间操使自己精力充沛，能舒筋活血、促进健康。

态度与行为的关系并不只是单向的，两者可以相互影响。例如，禁止在公共场所吸烟，大家都接受此规定而不在公共场所吸烟，这样的行为也会使相应态度发生变化。虽然态度与行为通常有密切联系，但态度与行为也可能不一致，就如同认知不协调现象一样，这种情况可能有种种原因。

（四）情感和意志

1. 情感

情感（feeling）指稳定而持久、具有深沉体验的感情反应，如自尊心、责任感、热情、亲人之间的爱等。通常所说的感情包括情感和情绪（emotion）两方面。情绪常指短暂而强烈的具有情景性的感情反应，如愤怒、恐惧、狂喜等。

情感和情绪是综合性的心理过程，具有特殊的主观体验、显著的生理变化和外部表情，包括生理、认知和行为3种成分。它们在每种特定的情感和情绪中起着不同的作用，而又相互作用、互为因果。在情感和情绪—认知—行为的相互作用中，情感和情绪可以是认知发展的契机，激发人去认识、去行动；也可以强烈影响认知过程发展和行为表现，如痛苦、愤怒或紧张情绪，使认知活动变得刻板和狭窄，限制知觉和思维。

2. 意志

意志（volition）是人有意识、有目的、有计划地调节和支配自己行为的心理过程。人的行为由动机决定，动机在需要的基础上产生。当一个人在动机驱动下有意识地拟定计划、采取行动时，这种行动是自觉的、指向目标并与努力克服障碍相联系，它所涉及的心理过程就是意志。意志行为属于受意识发动和调节的高级活动，不同于生来具有的本能活动和不随意行为。人的生活、学习和劳动都体现了人类所特有的意志行为。

意志过程包括决定阶段和执行阶段。①决定阶段，是意志行为的准备阶段。此阶段首先需解决动机冲突，然后是确定行动目标和选择方法。任何意志行为都与一定的动机相联系。对动机冲突做何种选择及进一步选定方法和途径等，往往反映出其认知成分（知识、价值观等）的作用，也与意志活动有关。②执行阶段，在将行动计划付诸实施的过程中，意志品质表现为坚定地朝目标前进，努力克服各种主客观困难，执行所定的行动计划并实现目标。例如，在执行计划时遇到障碍就退缩，是意志薄弱的表现。

主要的意志品质包括：①自觉性，表现为自觉地、有意识地确定行为目标和选择达到目标的方法，并积极主动地执行计划，它的反面是行为的盲目性。②果断性，表现为遇到问题时能经过周密考虑而采取果断决定，其对立面是优柔寡断、动摇不定。③坚持性，表现在为达到目标而长时间坚持不懈，不因困难而退缩，不因挫折而灰心。需注意的是，坚持性不同于固执，固执是对事物缺乏科学认识，无视客观情况的变化，其行为不能达到预定目标还一味坚持。④自制力，即克制个人情感，控制自己行为，使行为服从于目标的实现的能力。

人的心理是认知、情感、意志的统一体，三者相互促进、相互影响、相互渗透。意志以认识为基础并随认识的发展而发展。人只有认识客观事物的变化规律，才能有意识地确定行为目标和实施行为，所以意志只以正确认识客观现实为前提。此外，许多情况下意志过程与人的情感密切联系，高尚的情感可以成为意志的动力，而消极的情感往往成为意志的阻力。改善健康相关行为也涉及意志活动。例如，戒除吸烟行为，在确定目标、制订行动计划和实施戒烟的过程中可能会遇到动机冲突和实际困难，成功戒烟即需要一定的意志力。

二、家庭因素

家庭是以婚姻和血缘关系为基础的人类社会生活的基本单位，是人类社会的细胞。家庭有多方面的功能，这些功能与社会生活的各个方面，与每个家庭成员的成长爱好、生老病死息息相关。在人类生活的每个方面，家庭成员之间存在着最强的情感联系，并相互影响。家庭成员有大量时间共同生活，在家庭中，亲属间不论在质和量上都是最主要的健康行为的直接影响因素。

家庭是个体最早接受社会化的场所。父母是对儿童进行社会化的最先执行者，是最早、最直接、最受信赖的老师，他们的言行为儿童提供了最直观的行为典范。人们所有行为的社会影响几乎都可以在家庭环境内观察到，因此家庭与个体健康行为的形成和发展有极密切的联系，家庭是健康行为影响因素的汇聚之所，也是实施健康教育的重要场所，几乎任何健康教育活动都应考虑家庭影响。

子女会从家庭中获得有关的健康知识，形成一定的健康意识，养成早期的健康行为习惯，但家庭发展的各个阶段对子女健康行为的影响有所不同。

在家庭发展的早期阶段，孩子年龄尚小，在健康行为的形成上处在一个不稳定时期。亲代原有的多种生活方式会发生变化以适应新加入家庭成员的需要，这一阶段家庭的健康行为高度依赖于各种变量。父母几乎完全控制着孩子的饮食习惯和偏好的形成。

在家庭发展的中期阶段，孩子已到上学年龄，生活习惯已较为稳定。这一阶段中，父母与其他人以及学校等社会化机构共同影响孩子的行为习惯。

在家庭的后期发展阶段，孩子已有独立性或已离开父母生活，家庭影响逐渐减弱。在许多家庭中，孩子在吸烟、饮食和体育锻炼上的态度与行为会与父母发生分歧，父母对孩子的健康行为的影响有可能增加，故在学校健康教育中有"小手拉大手"之说。

了解家庭因素对人们形成和建立促进健康行为具有积极作用，有助于更好地设计以家庭为基础的健康教育规划。个体形成有益或者有害习惯的关键时期也正是其受家庭影响最大的时期。因此，以家庭为基础的健康教育规划的最重要的价值在于对个体的长期影响。在家庭环境中，在饮食习惯、体育锻炼习惯和吸烟等行为上，家庭成员间的影响可以持续数十年。以家庭为基础的健康教育规划特别适用于针对这些与慢性疾病有密切关系的行为问题，如心血管疾病等慢性疾病，因为这些疾病在获得临床诊断以前有长达数十年的发展期。

在家庭环境中对健康行为影响最为深刻的是家庭成员之间的相互影响，包括父母与子女间的相互影响、夫妻间的相互影响、子女之间的相互影响等，常会导致家庭成员之间健康行为的相似程度大于非家庭成员的现象，其原因类似于健康状况的"家庭聚集现象"。与健康问题密切联系的饮食习惯、体育运动习惯和吸烟等存在着明显的家庭聚集现象。饮食爱好和习惯有很强的家庭聚集性。幼年孩子的食谱由家庭决定，其饮食模式受家庭影响极大。母亲通常为家庭的"食物把关人"，她对所有家庭成员饮食行为的影响特别重要。在进行以家庭为主要场所的健康教育时，作为家长的家庭成员自然为干预的重点对象，因为对他们的干预，也是对其他家庭成员类似行为的干预。

三、教育与学习因素

教育指一切增进人们掌握社会科学知识、技能、机体健康以及形成和改变人们思想意识的活动，即人们社会化的过程和手段。教育的基本职能一是传授知识和技能，二是传播思想意识和社会行为规范。其目的都是把个人转变成社会中有用、合格的成员，即社会化。受教育程度较高者，由于获取信息的渠道更多，相比较而言获取健康知识的能力越强，更容易采取促进健康的行为。

在经济水平比较一致的情况下，受教育水平不同的人可能会采用不同的行为与生活方式，由此对健康产生的影响也是不一样的。通常，受教育程度越高，其行为的理性化程度也会越高，能采用比较健康合理的方式安排其生活，可能会更偏重生活、工作条件的改善及个人精神生活的丰富；也可能把闲暇时间作为增长知识或增进健康水平的机会。

学校教育是由社会提供的正式社会化活动。学校教育在塑造青少年社会行为中发挥着关键性作用，主要通过两方面影响学生的行为：一是教师示范作用。教师是知识传授者，是理想行为模式的"活样板"。教师的言谈、举止、人格、品德等无不感染和影响学生的行为，学生往往以教师的评价作为自己行为正确与否的准则。二是学校的特殊地位。学校根据社会的要求及办学经验，创立自己的校风、校训和教学风格。学生在学校接受系统知识教育及各种行为规范教育，形成具有真才实学、优良品质，并具有文明健康行为习惯的人才。

由于儿童及青少年时期是个体社会化的重要阶段，在这一阶段培养形成健康行为可以事半功倍，对未来产生长远影响，所以各级各类学校历来都是健康教育的重点场所，学校教育的一整套理论和方法对健康教育富有借鉴意义。

学校教育从以下方面影响健康行为：通过传授科学知识和技能，提高教育对象接受、理解和应用健康信息及保健设施的能力；通过传授科学知识直接为教育对象提供健康信息；通过传播社会行为规范，使教育对象了解掌握与健康行为有关的法规制度、道德规范等，系统地按社会需求培养出符合社会行为规范的健康行为习惯。

学习因素对学习者个体促进健康行为的形成和发展，以及不利于健康行为的改变起着非常重要的作用。

行为学习方式有3个层次，以模仿为主，包括无意模仿、有意模仿和强迫模仿等。无意模仿的大多是日常生活行为，如孩子通过观察父亲的动作而学会打开香烟盒。有意模仿带有主动性，被模仿的大多是自己崇拜或欣羡的行为，父母通常是孩子们最早、最可信的榜样。榜样自然能引起人们注意，并且其行为可为人们的自我行为指导提供可信的标准。由于孩子与父母、兄弟姐妹接触的频度和持续性，将家庭其他成员作为榜样而效仿其行为是孩子生活行为受影响的重要渠道。强迫模仿是指按照规定的行为模式进行学习的过程，如个人卫生习惯中的饭前便后洗手，读写姿势中的"一尺、一拳、一寸"等。

在行为发展的早期阶段，模仿是学习的重要方式，但在行为发展进入自主发展阶段后，尤其当学习一些复杂、专门的高级行为时，仅模仿就远远不够了，必须通过系统教育和强化教育，即第二、第三层次的学习方式来实现：先在教育者的启发下，全面理解和认识目标行为，从理性上感受到自身对它的需求，再去实现和学习该行为，并在各种促成和强化因素的作用下强化和巩固。通过健康教育改变不良行为和培养新的健康行为的过程大多使用这种模式。

四、文化因素

文化是人类所创造并获得人们共识的思想意识、社会道德、风俗习惯等能够传承的意识形态、人类价值规范、精神伦理的总和。文化以语言和文字为表象，对人类行为的形成和发展具有广泛的约束和规范作用。虽然其约束行为的强度、深度、广度及侧重等各不相同，但均对健康行为有很强的作用，属于人类社会环境因素中影响行为发生发展因素中的一大类。

（一）思想意识

思想意识是人们对客观世界认识的理性化产物，表现为观点、信念等，思想意识的核心是世界观。个体的观点、信念经常不断地影响着其需求和动机，从而影响其行为。个体思想意识的形成，一方面基于其生活经历和实践，另一方面受社会观念的影响，因此思想意识具有个别性和社会普遍性，某种思想意识引起的健康行为也表现出个别性和社会倾向性。

健康、积极的思想意识带来促进健康的行为。一个有着理想和明确生活目标、积极进取、充满乐观精神、敢于承担责任与义务、不怕困难与挫折、富于理性的人，必定倾向于选择促进健康的行为并身体力行。

社会思想意识与社会成员的健康行为有着密切的关系，其作用机制在于通过认知过程作用于个体的意识倾向，进而影响需求、动机和行为。健康教育不但要传播健康信息，而且应提倡进步、乐观的思想意识，促进良好的社会风尚的形成。这说明健康教育也是社会精神文明建设的重要组成部分。

（二）社会道德

道德是以善恶和荣辱观念来评价和调节人们社会行为的一种社会规范，由风俗习惯演化而来。作为一种行为规范，道德的社会作用主要是通过对人的行为提出善与恶、正义与非正义、诚实与虚伪的社会评价而对社会成员的行为产生导向和制约作用。

道德舆论将一定的社会行为准则推荐给社会成员，经过个体的认知过程在其内心树立起某种初步的道德信念，并逐步使其道德认识深化。通过舆论的褒扬、贬抑、谴责而产生作用力，控制和影响个人的需求、动机和行为。

道德对行为的调节范围比法律制度更广泛，作用程度比风俗习惯更强。关于健康行为的社会道德对人们的健康有极大的影响，如乱倒垃圾或乱排工业"三废"从而危害人群健康的行为将会因违背了有关社会道德标准而受到舆论的强烈谴责；在公共场合吸烟或随地吐痰，会受到他人的批评和厌恶。所以，在健康知识基础上的强有力的道德舆论是促使人们采取健康行为的巨大力量。

人们的行为受本能和满足自身需求的驱动奔向自我利益，道德却推动人们奔向他人和社会利益，因此道德的社会本质是利他，但并不一定排斥利己。在利他的同时利己或在不损人的情况下利己，这两种利己是道德肯定的内容，而损人利己是道德否定的对象。健康教育提倡健康行为利人又利己的道德标准，提倡人们的行为既有利于自身健康，又有利于他人和社会的健康。健康行为的形成和发展必须重视社会道德的力量，积极运用道德舆论来影响人们的健康认知，促使人们形成有利于健康的行为。

关于健康行为的道德规范，历来为各国所看重。道德规范是通过道德评价来实现的。道德评价有自我评价和公共评价两种形式。其中，公共评价表现为道德舆论，包括人们遵循过去经验与传统的道德规范而自发形成的道德舆论和自上而下有意识地发动的道德舆论。健康教育运用电视广播、报纸、杂志等大众传播媒体，有意地发动关于健康行为的道德舆论，比自发形成的社会舆论更集中、更系统，信息量更大，权威性更强，更能迅速影响人们的行为。

（三）风俗习惯

风俗（custom）是特定地域的特定人群在长期日常生产生活中自然形成的、世代沿袭与传承的习惯性行为模式，是一种最普遍、最广泛的行为规范。风俗习惯的形成是潜移默化的，但对行为的约束作用是很强大的。风俗体现于人的行为，影响人的思维，与环境相关。

风俗习惯与其他个体行为习惯具有明显的不同：①风俗具有广泛性。风俗与人们的生活广泛联系，包括衣食住行各个方面，表现在一举一动之中，是与健康行为联系最为密切的行为规范。②风俗具有明显的地域性，属于地区性亚文化范畴。不同的地区和民族具有明显不同的习俗，健康教育工作者需要"入乡随俗"。"入乡随俗"可以得到周围人的接纳，获得一定程度的社会认同，否则将会受到该地人群的排斥。③风俗具有较强的约束性。风俗为每个准备成为社会成员的人提供了最基本的行为模式。④风俗对人们的日常行为有强大约束力。⑤风俗具有明显的稳定性。风俗依靠世代传承，这种传承必定与人们的某种社会生产活动或某种心理需要相适应，即使社会发生了变化，这一风俗也会长期存在。风俗有顽强的生命力，一旦形成，便成为人们行为的"老规矩"和牢固的思想。

风俗对健康行为有正反两方面的影响。风俗是人们在千百年的生活实践中逐渐形成的，其中包括大量有利于健康的成分，如黎明即起、洒扫庭除、内外整洁、端午赛龙舟、重阳登高、春节前清扫房屋等。但由于时代的局限，风俗中也有不利于身心健康的部分，如烟酒不分家，宴请宾客时强制性敬酒，不醉不归等，严重危害自己和他人的身体健康。

五、大众传媒与新媒体

（一）大众传媒

大众传媒是指专业机构通过报纸、杂志、广播、电视等媒体向为数众多、范围广泛的不特定人群传播信息的过程。大众传媒对民众的社会化过程有着巨大作用，对健康行为的形成具有不可估量的影响。

现代社会大众传媒高度发达，信息量大，传播速度快、覆盖面广，在社会成员周围形成强有力的信息环境，对其健康行为的形成具有较大的作用，包括直接提供大量健康信息；传播与健康行为有关的社会行为规范；对人群的健康行为造成社会舆论压力，对行为后果提供舆论监督。同样，大众传媒一旦传播错误信息，也可对健康行为的形成产生不利的影响。大众传媒在迅速提供各种健康信息的同时也为人们提供了行为的模仿对象，通过赞扬有利于健康的行为和批评不利于健康的行为，提供正确的健康观念、价值标准和健康行为规范，对人们的健康行为具有直接干预和引导作用。

由于大众传媒的特点和商业性，各种危害健康的行为模式和生活方式也可借其迅速扩散，对健康行为产生不利影响，这些危害可以造成较严重的后果。现代社会中的一些疾病，如心脑血管疾病和癌症等被认为与大众传媒下的生活方式密切相关，因此也被称为"生活方式病"或"可由媒体传播的疾病"。

大众传播是健康教育有力的工具之一，健康教育工作者应有效利用大众传媒来普及健康知识，增进人们的健康意识，促进人们采取有利于健康的行为。

（二）新媒体

新媒体是指相对于报纸、杂志、广播、电视等传统媒体的采用新技术创建的各种新兴传播媒体。它是伴随卫星通信数字化迅速崛起的网络媒体，特别是随智能手机媒体等技术发展出现的新型传媒。

网络媒体的信息传播不同于其他媒体，在信息内容、表现形式和传播方式等诸多方面具有鲜明的特征。

（1）信息海量、形式多样：网络媒体的信息量具有无限丰富性，网络媒体储存和发布的信息量几乎可以达到无限；网络的链接和多媒体功能集文字、图像、音频、视频、动画等多种信息表现形式于一体，为受众提供绚丽多彩、全面逼真的信息服务。

（2）及时便捷、便于检索：网络媒体可以做到信息的实时发布，在突发事件信息传播中，网络媒体常为公众及时获取信息的首选渠道；网络媒体的链接方式使用户可以很方便地通过输入关键词进行资料检索，为信息的再利用带来了极大便利。

（3）去中心化与互动：网络传播突破了大众传播"一对多""点对面"的传播形式，使传播主体多元化，形成"一对一""一对多""多对多"等多种形式兼容的传播特点。其最突出的特点是互动性，人们可以利用网络来寻求、利用、交换和存储信息，也可以利用网络来建立联系和关系。

新媒体的出现和普及对人们健康行为和健康状况的影响受到众多学者的关注。青少年是利用网络最活跃的群体，也是健康行为形成的关键群体。网络为青少年提供了求知和学习的广阔空间，为青少年获得健康信息提供了新的渠道，有助于青少年开阔视野，建立新的健康观念，不断提高健康保健技能水平。同时应注意，网络的内容并非都是正确的，网络中的不良健康信息和网络犯罪对青少年的身心健康和安全也构成了危害和威胁；网络的过度使用会导致心理障碍，形成网瘾。

当今社会，大众传播是强有力的健康传播，人际传播和群体传播是人们常用和灵活的传播方式。新媒体的出现又为健康传播提供了新的信息平台。在以促进群体健康行为建立为目标的健康干预活动中，多种干预手段并用是最有效的策略，以网络为基础的互动性健康传播（interactive health communication，IHC）干预已成为健康教育富有生命力的新领域。

六、社会因素

社会是人类生活的共同体，是处于特定区域和时期、以物质生产活动为基础的人类生活共同体,其本质是生产关系的总和。社会因素范围很广,如前述文化因素就是社会因素的一部分,对个体行为的影响无所不在。本部分主要讨论社会经济发展、人口、法律法规、社会制度等社会因素对行为的影响。

(一) 社会经济发展

经济发展是人类生存和保持健康的决定力量。经济发展水平与社会居民健康水平呈正相关关系。经济发展创造出越来越丰富的物质财富,为人们采取维护和增进健康的行为提供了最重要的基础。中华人民共和国成立前,我国经济落后,人民生活资料贫乏,健康状况不良;中华人民共和国成立后,特别是改革开放后,随着经济的发展,人民物质生活水平不断提高,健康水平也不断提高,到20世纪末,人均期望寿命由20世纪50年代以前的不足39岁提高到了70岁。

从根本上讲,经济建设的目的是让社会成员生活得更好,有更高的生活质量。经济发达的国家和地区能为其居民提供更丰富的食品、安全的饮水、清洁的居室和劳动场所、良好的教育和卫生服务等。经济发展能通过给居民提供更多的受教育机会和预防保健设施等,为人们提高健康认知水平、采取健康行为创造条件;但经济发展带来的丰富的物质生活也会导致一些不利于健康的行为的发生;同时,经济发展所导致的具体经济活动和生活方式变化也会引发一些新的健康行为问题。今天,劳动条件和生活条件的改善使人们体力劳动时间减少、强度减轻;电视、电脑和智能手机的普及使越来越多的人久坐不动,导致了人类生理机能的退化和心脑血管疾病发病率的增加。

健康教育工作者在工作实践中应清醒地分析经济的迅速发展对人们健康行为形成和发展的影响,对居民医疗保健制度的影响,以及对健康教育工作本身的影响、对健康教育提出的新的挑战。例如,生活水平的提高往往伴随着人们进食过多精制食品、高热、高脂、高胆固醇,使营养素失去平衡,人群中肥胖者比重增加,心脑血管疾病和某些肿瘤发病率上升;经济发展、社会生活节奏加快、生活紧张会使不良适应行为等非健康行为增多。健康教育工作者应仔细研究社会经济活动中这些因素的变化并积极采取相应对策,使社会经济发展促进社会环境的改善必须以为人们采取健康行为提供方便、必要的资源和条件为前提。

(二) 人口

人口是指一定区域内的全体居民,这些居民整体所呈现的状态与特征,如人口分布、人口构成和人口变动等称为人口现象。人口构成不同,如年龄、性别、文化、职业等不同,人们的健康行为情况也会有所不同。当社区人口的平均文化水平较高时,人们的健康认知和健康行为水平有可能也较高。

多数情况下,单位土地面积上的人口数量越大,则居住、交通、消费品供应、文化教育和医疗保健等活动的压力也相应地越大,对人们健康行为的产生和发展都可能有一定的影响。

人口密度过大会使人均教育投资相对不足,造成人群教育水平、文化素质低下,不利于健康行为的形成和发展;人口密度过大会导致人们生活资源的相对缺乏,平均消费水平下降,以致健康行为不能或不便被采取。例如,医疗服务供应相对不足,适当就医行为选择或实施时可能会出现困难,医务人员会因工作负荷过大、时间紧张而使医疗服务质量下降;人口密度过大,因住房拥挤,适当的居住面积不能得到保证,人们难以选择有利于健康的居所或采取改善居住条件的健康行为。同时,因人口过剩带来的失业等问题会造成地域内人们的心理紧张、焦虑,生活信心下降,不满情绪上升,使人群中不利于健康的行为大量出现,如酗酒、吸毒、犯罪等行为的发生发展。

在人口密度较大的地域,人们的主动与竞争精神较强,常具有社会组织程度较高、传播媒体效率较高等条件,因而方便健康教育工作的开展。

(三) 法律法规

法律法规是国家制定认可,并由国家强制力保证实施的社会行为规范。法律法规包含行为模式和行为后果。前者是规定在一定条件下人们可以做什么事情、不可以做什么事;后者是规定人们的行为在符合行为模式时的肯定性行为后果(保护等),以及违反行为模式时的否定性行为后果(处罚等)。

世界各国与居民健康有关的法律法规涉及众多问题,我国相继制定了《中华人民共和国食品安全法》《中华人民共和国传染病防治管理法》《中华人民共和国母婴保健法》《中华人民共和国职业病防治法》《中华人民共和国国境卫生检疫法》,以及《公共场所卫生管理条例》《学校卫生工作条例》等。这些法律法规对于我国人民采取健康行为、维护和提高健康水平发挥了积极而重要的作用。

法律法规有三方面的基本作用:一是教育作用,依靠教育提高居民的认知水平,自觉遵守行为规范;二是威慑作用,有犯罪动机的人,实施犯罪行为前也不能不考虑以身试法将给自身带来的严重后果,通过威慑使其将行为约束在法律容许的范围内;三是惩罚作用,违法行为发生后,要追究其法律责任,惩罚其违法行为,强迫其服从行为规范。法律法规的这些作用是调节和控制人们行为的最强有力的手段。

虽然健康教育强调促使人们自愿采取有利于健康的行为,但对于严重危害人群健康的行为,也必须适时利用法律法规手段,通过教育、威慑和惩罚来明确禁止严重危害人群健康的行为,对于触犯法律法规的行为者,必须依法给予制裁,以防止该危害人群健康行为的再次发生。健康教育工作者应积极推动卫生立法工作,以法律的强制约束力来避免危害人群健康的行为的发生,使广大居民知法、懂法、守法,自觉维护和促进自身与他人的健康。尤其是针对团体健康行为问题,更要注重法律武器的运用。

(四) 社会制度

社会制度是一定历史条件下,一定组织在某活动领域中各种基本行为规范的综合系统;是为保证群体的共同利益,调节、制约人们社会行为的重要手段。

社会制度可分为三个层次:一是包括覆盖整个社会形态的国家社会制度,如封建制度、资本主义制度、社会主义制度等。这一社会制度制约着社会行为的一切方面,是决定不同社会经济形态性质的各种具体的社会制度的总和，对人们健康观念和健康行为的形成有着根本的方向性影响。二是某一社会活动领域制度，如社会的经济制度、教育制度、人事制度等，对人们健康行为的形成和发展也有深刻的影响。例如，教育制度决定了社会成员受教育的权利和机会，也决定了社会成员系统地接受健康信息的可能性，对社会成员健康观念和健康行为的发展有着深刻的持续影响。三是某一特定社会活动制度，如作息制度、学习制度、卫生制度、安全制度和交通规则等，对人们健康行为的形成有具体的直接影响。例如，作息制度、卫生制度等直接约束着人们的健康行为，工厂企业安全制度直接约束着劳动者的操作行为等。

在各种社会制度中，医疗保健制度与人们的健康行为最密切。医疗保健制度主要是指医疗保健费用的负担方式。不同社会条件、不同历史时期，医疗保健制度的方式和内容也不相同，主要有三种类型：自费医疗、集资医疗和免费医疗。

自费医疗即谁看病谁出钱，人们是否求医受经济收入水平影响较大，但能保持较高的遵医率；服务提供者常重医疗轻预防，有可能给予求医者不必要的服务以增加收入；服务对象有可能注意个人预防保健以节省医疗支出，但因预防保健服务的缺乏而难以有效地实现，导致人群健康水平下降、社会医疗经济负担增加。集资医疗即共同筹集资金支付医疗保健费用。例如，健康保险制度，医患双方健康行为、医疗保健服务资源利用情况表现复杂，结局相差较大。免费医疗即医疗服务不以营利为目的，有助于提高求医率，提供较高质量的预防保健服务，提高人群健康水平；但易导致医疗服务质量下降、效率降低、资源浪费。

健康教育工作要善于利用组织、团体的力量，采取制度的方式来促进人们改善健康行为，这是一条有效的、带有制度保障性的促使人们健康行为提高的重要途径。健康教育工作要善于制定完善制度，把一些社会公认的有利于保障健康的行为，以制度的形式固定下来，从根本上保障人们获取健康信息、采取促进健康行为的权利，同时限制人群中危害健康行为的发生，促使人们必须更积极、主动地采取有利于健康的行为。

七、物质环境

物质环境是指与人类生活行为相关联的自然环境和建成环境的总和，包括人类生活周围的自然条件、人工设施、建筑物等物质系统。

（一）自然环境

自然环境（natural environment）是指与人类生活行为相互关联、相互影响的自然条件的总和，包括地理、生物以及地下资源等环境。生活于不同自然环境的人们，在适应自然环境的过程中形成了不同的生活方式和健康行为。

自然环境不同，居民的饮食生活习惯、性格特点、经济活动内容也不同。自然环境对生活在其中的居民健康行为的影响首先会体现在相应的风俗习惯上，如我国的南北方、东西部、山区与平原、沿海和内陆，由于自然环境、生物种类等不同，形成了诸如以面食、大米为主的不同饮食特点等。

同一自然环境对居民健康行为的形成常常既存在有利因素，也存在不利因素。健康教育工作者在对某一地区服务对象的健康行为进行分析时也应注意自然环境因素的影响。

（二）建成环境

建成环境（built environment）是指人类为了更好地生活和适应社会发展而建立的人工设施，如住房、学校、社区、企业单位、休闲旅游建设等物质系统。

建成环境对居民健康行为的形成也存在有利因素和不利因素。方便的卫生设施、清洁舒适的社区条件等有利于社区居民健康行为的形成。例如，学校养成教育中的"饭前便后洗手"等卫生习惯的培养，若学校以及社会生活环境中没有设立相应方便的洗手设施，"饭前便后洗手"这一行为则无法实现。

健康教育工作者在进行健康行为影响因素分析时，也应注意教育对象生活环境中建成环境条件因素的影响，它在很大程度上制约着健康行为的实现，同时能通过相应人工设施的建设促进居民健康行为的形成。例如，近十年来我国城市社区体育运动设施的建设，很大程度上促进了城市居民参与体育锻炼的积极性，丰富了居民的日常生活，促进了社会积极健康生活方式的形成和普及。

第四章 健康饮食

健康饮食是构筑健康的物质基础，其核心是均衡或合理饮食，包括合理的饮食结构、合理的饮食制度和合理的食物加工方式。本章在阐述营养学基本知识的基础上重点围绕饮食结构和食物搭配来说明健康饮食的基本原则和一般方法。

第一节 健康饮食的概念

一、营养与饮食营养

营养指人体从外界摄取食物，经过消化、吸收和代谢，利用食物中身体所需要的物质以维持生命活动的整个过程。人体的营养过程一般始于饮食，因此从营养学的角度看，通常将通过饮食获取营养的过程称为饮食营养或膳食营养。

二、营养与健康

营养是维持生命和健康的最重要因素。营养对健康的作用主要表现为以下几个方面。

1. 促进生长发育

生长是指细胞的繁殖、增大和细胞间质的增加，表现为全身组织、器官和系统的大小、长短及质量的增加。发育是指身体各组织、器官和系统功能的完善过程。营养是影响生长发育的主要因素。蛋白质是构成人体细胞的主要成分，细胞的繁殖和增长都离不开蛋白质。蛋白质是少年儿童生长发育的重要物质。此外，碳水化合物、脂类、维生素、矿物质和水等营养素也在少年儿童的生长发育中扮演着重要的角色。

2. 提高智力

婴幼儿和儿童时期是大脑发育最快的时期，需要足够的营养物质，如蛋白质、二十二碳六烯酸、卵磷脂等。特别是二十二碳六烯酸，如摄入不足，就会影响大脑发育，阻碍大脑智力的开发。联合国粮农组织（FAO）曾报告，由于饥荒，非洲许多地方的孕妇营养不良，其子女的学习能力明显地受到不利的影响。

3. 促进优生

在影响优生的因素中，营养是一个重要的因素。孕妇的营养不但影响胎儿的生长发育，而且影响到孩子一生的健康。据WHO统计，在新生儿死亡率较高的地区，孕妇营养不良的现象一般较普遍，某些先天性畸形胎儿与孕妇的营养状况密切相关。如果孕妇膳食营养不良，可能造成胎儿畸形、流产或早产。如果孕妇膳食中长期缺乏锌可能会引起胎儿中枢神经系统出现畸形；膳食中长期缺乏维生素B12，可能会导致胎儿的骨骼先天畸形。

4. 提高机体的免疫能力

免疫是机体的一种保护性机制。如果免疫力低下，机体将易受到各种病菌的侵害。如果营养不良，机体免疫系统的反应能力将降低。许多营养素如维生素C、维生素E、维生素A等都可以提高机体的免疫力。

5. 延缓衰老

人体的衰老是一种必然的自然现象，但如果营养合理，则可以达到延缓衰老、健康长寿的目的。例如，根据人体衰老时的生理特点，有针对性地补充营养，多吃蔬菜、水果和清淡食物，避免高盐、高脂肪饮食，可防止心血管疾病、糖尿病的发生或复发。

6. 预防疾病

营养不良包括营养不足和营养过剩，两者都可能引起疾病，如营养不足可引起缺铁性贫血、佝偻病、夜盲症等；营养过剩可引起糖尿病、心脑血管疾病等。通过合理营养可以达到预防疾病、促进健康的目的。

三、饮食、健康饮食与健康

营养始于饮食，营养通过饮食营养来实现。WHO近年对影响人类健康的众多因素进行评估。结果表明，遗传因素对人类健康的影响居于首位（15%），而饮食营养因素的影响仅次于遗传因素（13%），远远高于医疗因素（8%）。遗传是相对稳定的因素，因此，对人的健康起决定作用的往往是膳食营养因素。

饮食营养不良或营养不良主要表现为饮食营养不足，营养缺乏和营养过剩或不平衡同时存在。饮食营养摄入不足或利用不良所致的营养缺乏主要是微量营养素的缺乏，由此引起微量营养素缺乏病。微量营养素的缺乏没有饥饿感，被称为"潜在饥饿"，常常不易被人们及时发现，因此对人体健康的危害更大。目前，全世界约有1/3的人处于这种潜在饥饿状态。营养过剩或不平衡与各种慢性非传染病有关。国际权威专家认为，1/3的癌症发生与膳食有关，如心脑血管病和糖尿病等慢性疾病，与膳食营养的关系更加密切。此外，青少年时期过量饱食还是大脑早衰的主要原因之一。日本营养学家的调查表明，30%～40%的老年痴呆病人，年轻时食量都偏大。目前，营养过剩的问题比营养不良更严重。2001年WHO宣布，全世界因营养过剩而死亡的人数首次超过了因营养不良而死亡的人数。通过改变饮食营养结构和饮食习惯，可改变人体的健康状况。

综上所述，饮食营养对健康的影响是一把双刃剑，科学合理的饮食营养将维持、改善和促进健康，而不良的饮食营养将损害健康，甚至导致死亡。合理的膳食营养对人一生的健康都起着重要作用。我们把有利于健康的、科学合理的饮食营养和饮食习惯称为健康饮食。

第二节　饮食的营养学基础

一、人体需要的营养素

营养素是人体从食物中摄取的用于维持正常生长发育、新陈代谢所必需的物质。目前已知的人体所必需的营养素有40多种，按其化学组成和生理作用可分为蛋白质、碳水化合物、膳食纤维、脂类、维生素、矿物质和水七大类。这些营养素在人体内既有各自独特的生理功能，又在人体的生理活动中密切联系，共同参与和调节生命活动的过程。

营养素在体内的功能可以概括为以下3个方面。

（1）供应能量和维持体温。

（2）构成机体组织和修补机体组织。

（3）调节生理功能，维持机体正常的生命活动。

（一）蛋白质

1. 必需氨基酸

蛋白质由20余种氨基酸组成。从营养学的角度而言，人体对蛋白质的需要实际上是对氨基酸的需要。人体所需的20余种氨基酸大多数可以在体内合成并满足自身的需要，但有8种人体不能合成或合成能力不能满足自身的需要，必须通过饮食从食物中摄取。如果饮食中长期缺乏这些氨基酸将直接影响机体生长发育和新陈代谢，并导致人体出现蛋白质缺乏疾病。这些必须从食物中摄取的氨基酸称为必需氨基酸，包括赖氨酸、蛋氨酸、亮氨酸、异亮氨酸、苏氨酸、缬氨酸、色氨酸和苯丙氨酸等。对于婴儿来说，组氨酸也是必需氨基酸。

2. 食物蛋白质的营养价值

食物的营养价值是指食物中所含营养素和热能满足人体营养需要的程度。蛋白质的营养价值主要由其所含的氨基酸的种类、数量和比例决定。食物蛋白质的营养价值首先取决于其含量与人体对食物蛋白质的消化吸收率，然后才取决于食物蛋白质的质量。一般地说，植物性食物中蛋白质被膳食纤维包围，不易与消化酶接触，其蛋白质的消化吸收率低于动物性食物。但是通过合理的烹调加工，则可明显提高其中蛋白质的消化吸收率。如大豆整粒加工后的蛋白质消化率只有60%，加工成豆腐或豆浆后消化吸收率可超过90%。在一般烹调的情况下，动物性食物（如奶、蛋、肉类）的蛋白质消化吸收率可超过90%，植物性食物（如米、面类）的蛋白质消化吸收率只有80%左右。一般温度的加热，可使食物中蛋白质的结构发生改变，有利于消化吸收，但温度过高或加热时间过长，不但会使蛋白质的消化吸收率下降，而且会使一部分氨基酸被破坏。食物蛋白质的质量取决于其中所含的必需氨基酸的种类和比例。食物蛋白质中所含的必需氨基酸种类越齐全，比例越接近于人体的需要，人体对其利用率越高，其生理价值越高。通常把食物蛋白质被消化吸收后在体内的利用率称为蛋白质的生物价。蛋白质的生物价越高，其营养价值越高。

3. 蛋白质的互补作用

如果把几种蛋白质营养价值较低的食物按一定的比例混合食用，可以使它们取长补短，从而提高混合食物中蛋白质的营养价值，这种现象称蛋白质的互补作用。蛋白质互补作用的原理是调整混合性食物中的必需氨基酸种类和比例，从而使其更接近人体的需要。蛋白质的互补作用在人类的膳食调配中具有重要意义。食物蛋白质中，按人体需要其比例相对不足的必需氨基酸称为限制性氨基酸。各种营养价值较低的食物所含的限制性氨基酸是不相同的。例如，谷类食物中，含色氨酸较多而赖氨酸较少，而大豆中则含赖氨酸较多，色氨酸较少，如将谷类和大豆按一定比例混合食用，可使蛋白质的利用率提高10%~32%。

4. 蛋白质的食物来源

蛋白质广泛存在于动物性食物和植物性食物的豆类、谷类及坚果类中。鸡蛋是所有食物中蛋白质最好的来源，生物价高达94%。动物性食物的蛋白质营养价值比较高，但色氨酸的含量普遍偏低。

植物性食物蛋白质的营养价值虽然低于动物性食物，但是由于食用量大，仍然是我国居民膳食蛋白质的主要来源。在膳食中应注意应用蛋白质互补作用的原理进行合理的膳食调配，提高植物性食物蛋白质的营养价值。

5. 蛋白质的推荐摄入量

（1）膳食营养素推荐摄入量：膳食营养素推荐摄入量是在原"每日膳食营养供应量（RDA）"基础上提出的，可更准确地指导各类人群取得最佳均衡营养指导性标准。长期按照膳食营养素推荐摄入量摄入营养，可以满足身体对某营养素或能量的需要，保持健康和维持组织中有适当的储备。膳食营养素推荐摄入量的主要用途是作为个体每日摄入某营养素或能量的目标值。

（2）蛋白质的推荐摄入量：蛋白质的饮食摄入量与饮食蛋白质的营养价值有关，也与人的年龄、性别、工作性质和工作条件、健康状况和活动水平有关。如果蛋白质主要来源于蛋、奶、肉类等食品，成人蛋白质的推荐摄入量为每日每千克体重0.8g。我国居民以植物性食物为主，蛋白质质量较差，因此蛋白质的推荐摄入量为每日每千克体重1.0~1.2g。正在生长发育阶段的婴幼儿及儿童，其蛋白质需要量远较成人高，WHO建议的摄入量为每日每千克体重2~3g。青春期的蛋白质的推荐摄入量为每日每千克体重1.5~2.0g。

（二）碳水化合物

碳水化合物又称糖类，是由碳、氢、氧三种元素组合而成的一大类化合物，包括单糖、双糖和多糖。食物中的糖类，除一些不能被消化吸收的，如低聚糖、膳食纤维等以外，都在消化道中分解为单糖，主要是葡萄糖，被吸收后进入血液成为血糖。血糖随血液循环被转运到组织中供细胞利用。血糖是人体内最主要也是最佳的能源物质。人体的有些组织如大脑基本上完全靠血糖供应能量。

糖类在体内主要以糖原的形式储存，其中绝大多数储存在肌肉中，其次储存在肝脏中。人体储存糖类的能力有限，体内糖原和血糖的总量不到体重的1%。人体内血糖的浓度通常保持在一定的范围内。当进入体内的糖过多时，多余的血糖会转化为脂肪储备起来。当血糖降低时，体内的脂肪和蛋白质可转化为血糖。如果血糖不能保持在一定的范围内，长期过高，肾脏就无法将葡萄糖阻留在血液中，葡萄糖进入尿液，形成糖尿，最终可能患上糖尿病；血糖降低时，大脑将出现供能不足，表现为头晕、心悸、出冷汗及饥饿感等；当血糖过低时，可能出现低血糖休克。

1. 乳糖和乳糖不耐症

乳糖主要存在于乳汁中。婴幼儿体内有充足的乳糖酶来分解乳汁中的乳糖。但一部儿童长大后，肠内乳糖酶减少，导致乳糖不能被消化吸收。不能被消化吸收的乳糖在大肠内可被细菌发酵，产生一些化合物，刺激消化道，引起腹胀、腹泻等肠道功能紊乱，称为乳糖不耐症。有乳糖不耐症的人通常被告知不要喝牛奶，但实际上，牛奶中只含有少量的乳糖，如果采用少量多次的方法喝牛奶，大多数有乳糖不耐症的人不会出现消化道功能紊乱。如果采用少量多次的方法不能避免消化道功能紊乱，有乳糖不耐症的人可改成食用已将乳糖分解的酸奶或其他奶制品。

2. 食物的血糖指数

人体进食后，体内血糖将升高。进食后的血糖升高程度不仅取决于食物中糖类的含量，而且受许多因素的影响。许多食物，其糖类含量相同，但进食后的血糖反应却完全不同。了解食物的血糖指数对糖尿病的预防和治疗有重要的意义。我国目前的糖尿病患者，绝大多数是非胰岛素依赖型病人，他们饮食中的一个重要问题，就是如何选择低血糖指数的碳水化合物食物。

3. 活性低聚糖

低聚糖是由2~10个单糖聚合而成的多糖，包括普通低聚糖和功能性低聚糖。功能性低聚糖具有生理活性，被称为活性低聚糖，如低聚果糖、大豆低聚糖等。活性低聚糖不能被消化吸收，是大肠内双歧杆菌生长所必需的营养物质。活性低聚糖目前已确认的功能主要有以下3个方面。

（1）很难或不被人体消化吸收，可用于低能量食品中，供糖尿病人、肥胖病人食用。

（2）促进肠道内双歧杆菌的生长繁殖。

（3）属水溶性膳食纤维，具有膳食纤维的部分生理作用，如降低血清胆固醇和预防肠癌等。

(三) 膳食纤维

膳食纤维也叫食物纤维，是一类不能被人类消化吸收的多糖类物质，如纤维素、半纤维素、木质素和果胶、藻类多糖等。

1. 膳食纤维的生理作用

以往认为膳食纤维只是食物中没有营养价值的成分，除了预防便秘外就没有其他的价值。近十多年来，人们发现膳食纤维具有重要的营养作用，因此许多营养学家主张把它们从糖类中单列出来，称为第七营养素。从目前的资料来看，膳食纤维的生理作用主要表现在以下几个方面。

（1）降低血浆中的胆固醇。

（2）降低餐后血糖升高的幅度。

（3）改善大肠的功能，预防便秘，加快有毒物质的排出。

（4）改善大肠中的代谢，减少毒素和致癌物质的产生。

过多地摄入膳食纤维也会引起一些副作用，如引起腹部不适，影响人体对蛋白质、矿物质、维生素的吸收等。

2. 膳食纤维的适宜摄入量和食物来源

目前，膳食纤维的适宜摄入量还没有一个统一的确定标准。一般认为膳食纤维应由天然膳食，如谷类、水果、蔬菜和豆类等提供，而不是补充纯的膳食纤维。7~10岁儿童以每天摄入10~15g膳食纤维为宜，13岁以上以20~25g为宜，成年人以25~30g为宜。

(四) 脂类

脂类又称脂质，包括中性脂肪和类脂。中性脂肪通常是由甘油和脂肪酸结合形成的三酰甘油。三酯类脂是一类性质类似于油脂的物质，包括磷脂、糖脂、脂蛋白、固醇等。固醇主要包括胆固醇、维生素D、雄激素、雌激素和孕激素等。日常膳食中的脂类通常统称为脂肪，主要是中性脂肪，类脂仅占少数。

人体中的脂类，按生理功能不同可分为两大类：一类是作为身体基本组织的，如磷脂、胆固醇、脑苷脂等，在体内含量相对稳定；另一类称为动脂，是体内能量储存的主要形式，含量变动较大。如果人体的能量摄入长期过多，多余的能量以脂肪的形式储存起来，即可导致肥胖，长期饥饿则会使人消瘦。

1. 必需脂肪酸

脂肪酸是中性脂肪的组成成分，也是一些类脂，如磷脂和糖脂的主要组成成分。食物脂肪中的脂肪酸多为长链脂肪酸，碳链的长度都在12个碳原子以上。自然界的脂肪酸可分为3类。如果脂肪酸碳链中只有单键，称为饱和脂肪酸；如果碳链中含有双键，则称为不饱和脂肪酸（包括只含有一个双键的单不饱和脂肪酸和含有多个双键的多不饱和脂肪酸）。食物脂肪都含有这3种脂肪酸，一般植物脂肪中不饱和脂肪酸含量较高，动物性脂肪中饱和脂肪酸含量较高。

在多不饱和脂肪酸中，亚油酸、亚麻酸不能由人体自身合成，必须从食物中摄取，被称为必需脂肪酸。其中亚油酸可在一定程度上代替或节约亚麻酸,因此是最重要的必需脂肪酸。必需脂肪酸在体内可转化成多种生物活性物质,如前列腺素、抗血小板凝集素等。如果必需脂肪酸缺乏,可能导致生长发育受阻、生殖机能障碍和皮肤病变。此外,必需脂肪酸还有降低血脂的作用。

2. 胆固醇

胆固醇是构成人体组织的基本成分,人体的一切组织器官中都有胆固醇的存在,尤其是神经系统中。胆固醇还被用来合成胆汁酸和一些重要的激素,如雌激素、雄激素和皮质醇等。因此,胆固醇是人体必不可少的营养物质。

胆固醇与心血管疾病密切相关。胆固醇沉积在动脉血管的内壁上,形成动脉粥样硬化,能引起心脏病和高血压。因此,许多人不敢吃胆固醇含量高的食物,如鸡蛋、猪油等。实际上,在人体内存在一系列降低或清除胆固醇的机制,可以预防胆固醇过高,如胆固醇与蛋白质的结合物——高密度脂蛋白可以清除血管壁上的胆固醇。食用含高胆固醇食物时,常常可导致血液中高密度脂蛋白同步升高,起到一定的预防疾病的作用。胆固醇还能增强血管的强度,防止血管破裂。胆固醇不足,血管不够坚固,是脑出血的原因之一。此外,胆固醇不足,红细胞容易被破坏,从而导致贫血。在一项由中国和美国科学家共同完成的研究中,60~85岁的老人,其中包括动脉硬化、高血压和冠心病患者,每天吃2个鸡蛋,连续3个月,没有发现血液中胆固醇和血脂升高。这说明鸡蛋中的胆固醇对人体并不会造成危害。鸡蛋是营养价值较高的食物之一,我们每天的膳食中都应该有适量的鸡蛋。当然,中老年人对胆固醇的清除能力有所降低,应该注意不要过量,以每天不超过1个鸡蛋为宜。

3. 脂肪营养价值的评价

食物脂肪的营养价值可以从脂肪中必需脂肪酸、胆固醇和脂溶性维生素的含量及脂肪的消化率等几个方面来评价。

(1) 必需脂肪酸和胆固醇含量:植物油含有较丰富的必需脂肪酸,不含胆固醇。相反,动物脂肪中必需脂肪酸含量少,胆固醇含量高。因此,从预防动脉粥样硬化和心脑血管疾病的角度来看,植物油较好。但是,从另一个角度来看,多不饱和脂肪酸在体内不稳定,易氧化而产生大量脂质过氧化物。这种脂质过氧化物是衰老因子,在体内蓄积时,有促进衰老和诱发肿瘤的危险。

(2) 脂肪的消化率:植物油比动物脂肪更容易消化。植物油在体内的消化率接近100%,而动物脂肪只有90%左右。

(3) 脂溶性维生素含量:脂溶性维生素含量高的食物脂肪营养价值高。动物脂肪中,来自的部位不同,脂溶性维生素的含量不同。动物皮下脂肪几乎不含脂溶性维生素,而组织器官中脂溶性维生素含量较丰富,如肝脏中维生素 A、维生素 D 很丰富。奶和蛋类中维生素 A、维生素 D 亦较丰富。植物油中不含维生素 A、维生素 D,但维生素 E 较丰富。

不同食物脂肪的营养各有特点,因此最好根据具体情况搭配食用,以取长补短,充分发挥它们的营养和保健作用。

(4) 脂肪的食物来源与推荐摄入量:目前脂肪的摄入量还没有统一的标准,不同的国家和民族由于经济发展水平和饮食习惯的不同，以及随着季节和气候的变化，脂肪的实际摄入量差异很大。总的趋势是，随着生活水平的提高，脂肪摄入量提高。由于高脂肪摄入与心脑血管疾病的发病率关系密切，各国的营养和医疗卫生机构建议膳食中脂肪提供的能量不能超过一定的比例，而且应该注意其中饱和脂肪酸、单不饱和脂肪酸和多不饱和脂肪酸的比例。一般来说，脂肪供给的能量占总能量的百分比在婴幼儿中以30%~45%为宜，儿童、青少年以25%~30%为宜，成年人以20%~25%为宜；必需脂肪酸供能比例以达到总能量的1%~2%为宜。饮食中饱和脂肪酸和不饱和脂肪酸的比例以1:2为宜。膳食中脂肪的主要来源是烹调油以及各种食物中所含的脂肪。目前，我们食用的一些烹调油是按1:1:1的比例对脂肪酸进行过调配的调和油。

（五）维生素

维生素是维持人体正常生理功能所必需的一类有机化合物，它们具有以下特点：在天然食物中存在（或存在其前体，即维生素元中），但没有一种天然食物含有人体所需的全部维生素；在体内不能合成（维生素D除外），必须由食物不断供给；参与维持机体正常的生理功能，需要量极少，但是必不可少；在体内既不参加构成细胞和组织，也不提供能量。

目前，已知的维生素主要有14种，通常分成脂溶性维生素和水溶性维生素两大类。脂溶性维生素包括维生素A、维生素D、维生素E和维生素K，其他的为水溶性维生素。脂溶性维生素随脂肪一起被吸收，可大量滞留在体内，过量时将导致中毒。水溶性维生素随水一起被吸收，体内多余的则随尿液一起排出。因此在体内储备量很小，必须每天补充。每种维生素都具有特殊的生理功能。

（六）矿物质

矿物质又称无机盐。人体中所含的元素，除碳、氢、氧、氮主要以有机化合物的形式存在外，其余各种元素多以无机盐的形式存在。根据体内含量的多少，矿物质被分成两大类：含量较高的元素，如钙、镁、钾、钠、磷、硫和氯7种称为常量元素。其他元素含量极少，目前技术水平可检出的有70余种，其中铁、铜、锌、锰、钴、铬、钼、钒、氟、镍、硒、碘、锡和硅等14种元素已被确认为对健康有益，是人体所必需的微量元素。

矿物质在人体内不能合成，只能通过食物来补充。矿物质在体内代谢过程中也不会消失，只能排出体外。大多数矿物质在食物中分布很广，人体一般通过正常饮食即可得到满足。人体比较容易缺乏的矿物质是铁、钙、碘、锌和硒，其中中国居民普遍缺乏或摄入不足的是铁和钙，而易摄入过多的是钠。以下主要对人体容易缺乏的矿物质——钙、铁、碘、锌和硒进行介绍。

1. 钙

钙是人体内含量最多的一种矿物质，约占矿物质总量的40%。成人体内含钙量为850~1200g，其中99%的钙以磷酸钙和碳酸钙等形式构成骨骼和牙齿，其余1%以离子的形式广泛分布在血液和组织中，发挥重要的生理功能。例如，保证神经、肌肉正常的兴奋性，调节肌肉的收缩和舒张，参与凝血过程和作为许多酶的激活剂等。

食物中的钙以钙盐的形式存在，在胃中被胃酸溶解，最后在肠道内有20%~30%以钙离子的形式被吸收，其余的70%~80%随粪便排出。钙的吸收受多种因素的影响。谷类中的植酸、某些蔬菜（如菠菜、苋菜、竹笋）中的草酸都可与钙在肠道中结合成不溶性的钙盐，脂肪消化吸收不良时留在肠道中的脂肪酸可与钙结合成不溶性的钙皂。膳食纤维过多可加快食物通过肠道的速度而影响钙的吸收。膳食中的维生素D，蔬菜、水果中的维生素C，牛奶中的乳糖均可促进钙的吸收。此外，加强体育锻炼也可促进钙的吸收和储备。

中国居民钙的推荐摄入量为每天800mg，孕妇和哺乳期妇女应适当增加摄入量。但是，根据2002年中国居民营养调查，全国城乡居民平均钙摄入量仅为每天391mg，只相当于推荐摄入量的41%。许多专家认为，这是由于我国传统膳食结构以植物性食物为主，影响了钙在肠道内的吸收，以及乳制品摄入量较少。

许多食物含有较丰富的钙，其中奶和奶制品中钙含量最丰富，且吸收率高。水产品中小虾皮含钙量最多，其次是海带。大豆及其制品也含有丰富的钙。此外，绿叶蔬菜中，油菜、芹菜叶、雪里蕻含钙量也较多。

2. 铁

成人体内含铁量为4~5g，其中70%以血红蛋白、肌红蛋白和一些含铁酶的形式存在，发挥着重要的生理功能。其余的为储备铁，主要储备在肝、脾和骨髓中。

铁是血红蛋白、肌红蛋白、过氧化氢酶和过氧化物酶等多种酶的重要组成成分，在氧的运输和细胞内呼吸过程中起着重要的作用。食物中的铁有两种形式：血红素铁和非血红素铁。血红素铁的吸收率一般可超过20%，且不受膳食中其他成分的影响。非血红素铁，吸收率只有1%~5%，且其吸收受多种因素影响。谷类和蔬菜中的植酸、草酸，过多的膳食纤维都会影响非血红素铁的吸收。而维生素C，一些动物性食物，如禽肉、鱼肉可促进铁的吸收。

中国成年男子铁的推荐摄入量为每日每千克体重1.21mg，成年女性为每日每千克体重1.69mg。动物的内脏（特别是肝脏）、动物的全血、肉类和鱼类等动物性食物含有较丰富的铁，且吸收率较高，是铁的主要食物来源。谷类、绿色蔬菜，如小白菜、菠菜、油菜等也含有一定的非血红素铁，由于食用量大，也是铁的重要食物来源。此外，黑木耳、芝麻酱、蛋黄、许多干果也是良好的铁的食物来源。

3. 碘

人体内含碘量为20~50mg，其中20%~30%位于甲状腺中，其余的位于肌肉等组织中。碘是甲状腺素的重要组成成分。甲状腺素在人体内具有调节能量代谢及蛋白质、脂肪与糖类的分解与合成，促进大脑的生长发育等作用。人体内碘的缺乏将导致碘缺乏病，其表现取决于缺乏的程度、缺碘时机体所处的发育时期，以及机体对缺碘的反应和代偿能力，最典型的特征是地方性甲状腺肿（大脖子病）。

中国成人碘的推荐摄入量为每日每千克体重150ug。大多数海产品含丰富的碘，是良好的碘的食物来源。

4. 锌

成人体内含锌量约为2.5g，分布在全身组织中。锌与体内80多种酶的活性有关，这些酶在蛋白质、脂肪、糖和核酸等物质的代谢中发挥着重要的作用。锌的生理作用主要表现在促进生长发育，增进食欲，维护皮肤、骨骼和牙齿的正常功能，维持正常的免疫功能等方面。

不同食物中锌的吸收率差别很大（20%~30%）。谷类和蔬菜中的植酸和草酸及过量的膳食纤维都可降低锌的吸收率。因此，动物性食物中锌的吸收率远远高于植物性食物。

中国成人锌的推荐摄入量：成年男性每日每千克体重供给量为15.5mg，成年女性为11.5mg。动物性食物是锌的主要食物来源，其中以鲜牡蛎最高，其次是畜禽肉、肝脏及蛋类、鱼及其他海产品。谷类和豆类也含有较多的锌。

5. 硒

人体内含硒量为6~12mg，分布在脂肪之外的所有组织中。硒有抗氧化作用，有利于循环系统以正常状态工作。硒还有提高机体免疫力、抗癌和抗重金属毒性的作用。我国从东北到西南有一条很宽的低硒地带，这一区域是硒缺乏相关病症（如克山病和大骨节病）的高发区。

中国成人硒的推荐摄入量为每日每千克体重50ug。食物中硒含量明显受产地土壤中硒含量的影响。海产品、动物肝脏、瘦肉、谷类是良好的硒的食物来源。

（七）水

水是生命的起源。它不仅仅是我们赖以生存的战略资源，也是生命体组成的主要成分。水作为人体营养素，对于机体具有以下作用。

1. 细胞和体液的组成

一个成年男性体内的含水量占总体重的60%，成年女性体内的水含量占总体重的50%~55%，幼童体内的水含量高达80%，随着年龄的不断增长，体内的水含量不断下降。水主要分布在组织细胞的内外液，其中血浆的水含量高达83%，脂肪含水量为10%~30%，肌肉含水量为25%~80%。

2. 调节体温

因为水的流动性大，遍布人体全身，在血液的带动下身体里的物质代谢产生的热量会快速分散，所以人体通过汗液的蒸发会带走大量的热量，维持体温的稳定，保证产热和散热的平衡。

3. 参与体内物质的代谢

体内的生化反应以水为载体，身体代谢的产物以水为溶剂，将细胞代谢的废物如二氧化碳、尿素等带到肾脏化成尿液排出，或变成汗水通过皮肤排出。

4. 润滑作用

人体内的关节、器官和组织之间都需要水的润滑作用，眼球可以保持流畅地转动、食物可以通过唾液而进入体内都是水的润滑作用。

二、人体能量需要

人的一生，每时每刻都需要从食物中获取能量，以满足生长、发育、维持正常生理功能和从事日常生活及工作的需要。在膳食营养安排中，能量是首先需要考虑的因素。机体如果得不到足够的能量，体内各种营养素也很难发挥它们应有的作用。

（一）能量单位

能量的国际单位是焦或焦耳（J）。营养学上由于能量值大，常以千焦（kJ）或兆焦（MJ）作为单位。由于以往营养学上习惯用千卡（kilocalorie，kcal）作为能量单位，因此，我们看到的许多营养学文献和资料既有以千卡为单位的，也有以千焦为单位的，还有同时以千卡和千焦为单位的。千焦与千卡之间的换算关系如下。

$$1 \text{ kcal} = 4.185\ 5 \text{ kJ}$$

（二）人体的能量消耗

成年人消耗的能量主要用于维持基础代谢、体力活动和食物的特殊动力。除此之外，孕妇子宫、乳房、胎盘、胎儿的生长及体脂储备需要消耗能量，哺乳期妇女合成乳汁需要消耗能量，婴幼儿、儿童、青少年生长发育需要消耗能量，创伤病人康复期间也需要消耗能量。

1. **基础代谢的能量消耗**

基础代谢指人体在空腹、清醒、安静不动时的能量消耗。这时的能量消耗主要用于维持体温、心跳、呼吸、各器官组织和细胞的基本功能活动等基本生命活动。基础代谢受许多因素影响，其中主要是年龄、性别、体型和环境温度。

基础代谢所消耗能量的高低用基础代谢率表示。基础代谢率是指单位时间内人体所消耗的能量。

2. **体力活动的能量消耗**

体力活动所消耗的能量是人体能量消耗中变动最大的部分，它决定了人体能量消耗的差异。人体每天体力活动所消耗的能量，主要取决于体力活动的强度和持续时间。

为了便于估计体力活动时的能量消耗，中国营养学会曾将体力活动的强度分为极轻、轻、中等、重、极重5级。进入21世纪后，由于工作条件和工作环境改善，机械化程度提高，原来定义的极重体力劳动者的体力活动水平已向重体力劳动者转移。另外，随着工作节奏加快，健康保健意识增强，以往被定义为极轻体力劳动者（如办公室人员），参加体育活动和休闲娱乐活动的时间增多，已经向轻体力劳动者转移。

3. **食物的特殊动力作用**

在摄入食物时也需要消耗能量，这种现象被称为食物的特殊动力作用或食物的生热效应。3种可产生能量的营养素——蛋白质、碳水化合物和脂肪的食物特殊动力作用各不相同，蛋白质最强，碳水化合物其次，脂肪最弱。一般混合性食物的特殊动力作用所消耗的能量约相当于基础代谢的10%。

4. **生长发育的能量消耗**

处于生长发育期的婴幼儿、儿童、青少年需要能量来构建新的组织。一般每增加1g新组织，约需消耗4.78kcal能量。能量摄入必须和生长速度相适应，能量不足，生长便会减慢甚至停止。

（三）人体能量的需要量和食物来源

WHO 对人体能量需要量的定义是能长期保持良好的健康状态，具有良好的体型、机体构成和活动水平的个体达到能量平衡，并能胜任必要的经济和社会活动所需要的能量摄入量。儿童、孕妇和哺乳期妇女的能量需要量还应包括满足组织生长和分泌乳汁的能量储备的需要。人体能量需要量是指维持机体正常生理功能所需的、低于这个数量将对机体产生不利影响的能量值。正常情况下，人体的能量消耗即其需要量。

人体能量来源于食物中的碳水化合物、脂肪和蛋白质三大供能营养素。每克供能营养素体内氧化产生的能量值称为能量系数。碳水化合物、脂肪和蛋白质的能量系数分别为16.7J、37.6J 和 16.7J。三大供能营养素在各种食物中广泛存在，其中谷类和薯类食物中含碳水化合物较多，是膳食能量的最经济来源；油料作物含有丰富的脂肪；动物性食物一般比植物性食物含有更多的脂肪和蛋白质，但大豆和坚果类例外，它们的脂肪和蛋白质含量甚至超过动物性食物；蔬菜和水果一般能量含量较少。

在体内，三大供能营养素在能量供应中的作用和地位各不相同，而且互相影响。碳水化合物是主要的供能物质，脂肪是主要的储能物质，供能是蛋白质的次要生理功能，碳水化合物与脂肪可以互相转化并对蛋白质有节约作用。三大供能营养素除供应能量外，还各有其特殊的生理功能。蛋白质和脂肪的代谢过程十分复杂，最终产物中有许多含氮化合物与酮体，如果供能比例过高将导致一系列代谢紊乱而损害健康。因此，三大供能营养素在人体能量供应中应有一个恰当的比例。根据中国居民的饮食习惯，成人饮食中碳水化合物、脂肪和蛋白质的供能比例以 55%~65%、20%~25% 和 10%~15% 为宜，成人脂肪的摄入量一般不宜超过总能量的 30%。年龄越小，蛋白质与脂肪供能的比例应适当增加，通常，建议成人蛋白质供能比例取 10%~12%，儿童少年蛋白质供能比例取 12%~15%。

随着劳动强度或劳动量的增加，饮食中能量供应量应随之增加，饮食中蛋白质的供应量也随之增加。但总的来说，这种情况下所增加的能量消耗应主要由饮食中的碳水化合物来供应，这时，蛋白质的供能比例相对较少，约为 10%。至于劳动强度增加是否会影响人体对蛋白质的需要量目前尚无定论。

第三节　健康饮食

健康饮食是全面平衡的膳食。健康饮食包括两个前提：第一，人体所需要的营养必须主要通过饮食来摄入；第二，必须在不超过所需热量的前提下保证充足的营养，即饮食中所含的营养素必须种类齐全、数量充足、比例适当，在满足人体生理状况、劳动条件和生活环境需要的同时，又不会导致热量的过多摄入。满足以上两个条件的饮食称为健康饮食、平衡膳食、均衡膳食或合理膳食。

一、健康饮食的内容

健康饮食包括4个方面的内容：健康饮食结构、健康饮食制度、健康食物加工方式和食品安全。

（一）健康饮食结构

饮食结构是一日各餐中各种食物种类和数量的组成关系。健康的饮食结构应该既有其科学基础，又与人群所在环境的食物特点、经济收入、人类学特点及饮食文化相协调。但是，随着社会的发展、科学的进步和经济条件的改善，饮食文化成为饮食合理化的制约因素时，必须对饮食文化进行改造，使之适应健康饮食的要求。例如，随着我国国民经济的发展，物资供应丰富，城乡居民生活发生了明显的变化，人们开始注重饮食营养。但是，受传统的"吃美食求口福"的饮食观影响，社会的进步、经济的发展反而给"富贵病"提供了物质基础。

健康的饮食结构具有以下特点。

1. 适当控制能量的摄入，并通过适当的体育锻炼保证能量供应的平衡

热量摄入过多是目前普遍存在的饮食营养问题。大量的研究发现，热量摄入过多和身体活动不足与许多慢性非传染性疾病密切相关。因此，健康饮食首先应当控制能量的摄入，并通过适当的体育锻炼保证能量摄入与消耗的平衡。

2. 在保证摄入适当能量的前提下，控制三大供能营养素的供能比例

一般在考虑饮食结构时，最常见的问题是片面地强调三大供能营养素的供能比例，而忽视人体所需的热量摄入是否得到满足或是否过量。例如，在考虑蛋白质供应量时，机体所需热量必须被充分满足。如果热量摄入不足，则饮食中的蛋白质不能有效利用，甚至不能维持平衡状态，机体中原有的蛋白质将分解供能，弥补能量来源的不足。同样地，在热量摄入过量时，控制三大供能营养素的比例也是没有意义的。

3. 饮食营养供应与人体的需要相平衡

对人体而言，饮食营养提供的营养不足，可能导致营养缺乏性疾病；提供的营养过多，既浪费又会给身体带来不必要的负担，甚至导致营养过剩性疾病。平衡包括能量供应的平衡、各营养素供应的平衡、蛋白质供给及氨基酸间的平衡、酸碱平衡、各营养素间比例的平衡、饮食营养与人的体质特征和生理状况的平衡、饮食营养与气候和季节的平衡等。例如，人体内的生理生化过程都是在内环境中进行的。内环境保持酸碱平衡是这些生理生化过程正常进行的前提。水果和蔬菜一般是可在体内产生碱的食物，而肉类食物一般是产生酸的食物。日常生活中，人体容易出现体内酸性物质产生过多的问题，因此保证水果和蔬菜的摄入对保持人体的酸碱平衡有重要意义。

4. 全面多样

饮食营养必须含有人体所需要的所有营养素，也就是饮食要全面。每一种食物都含有一定的营养素，但是，没有任何一种自然食物能全面满足人体营养的需要。只有通过多种食物的合理搭配才能使饮食营养全面满足人体的需要。

（二）健康饮食制度

饮食制度是按营养学的原则，将人每天所需要的饮食营养进行定质、定量、定时分配安排的一种制度。人体对食物的消化吸收和利用有一定的生理规律，每天的不同时刻，人的营养需要不完全相同；每个人因为工作的性质或生活方式不同，作息规律也不相同。因此，必须有针对性地制定适合个体的生理特点和生理需要的饮食制度才能维持身体健康、保持工作效率。在制定饮食制度时应重点考虑以下问题。

1. **消化系统的生理特点**

人体消化系统对每餐混合性食物完成消化吸收的时间为 4～5h。每餐的进餐时间间隔过长，可引起饥饿感、血糖降低，从而影响工作效率；间隔时间过短，则没有食欲，容易导致消化不良。

2. **安排好早餐**

白天工作的人，主要的工作一般在上午，特别是学生，主要的课程通常安排在上午，因此应特别注意安排好早餐。早餐安排不好不但会影响学习和工作效率，而且会损害身体健康。

3. **各餐食物的分配比例**

各餐食物的分配通常按能量供给量来安排。早餐的能量应占全天总能量的25%～30%，午餐占40%，晚餐占30%～35%。

4. **根据个人的生活和工作规律调整饮食制度**

很多人或因为生活习惯的改变，或因为学习和工作的需要常常工作到深夜，这种情况下应该根据人体生理活动的特点，在夜间适当的时间安排一次进餐。但应注意，这种进餐不要安排在夜间临睡前。

饮食制度制定后，如果没有生活和工作作息规律的改变，就应该认真执行。得到认真执行的饮食制度本身也是一种条件刺激因素，饮食规律一旦形成，只要到了用膳时间，人就会出现食欲，消化系统就会预先动员起来，保证摄入的食物能被充分消化吸收和利用。

（三）健康食物加工方式

受传统饮食文化的影响，人们在烹调过程中往往过分注重食物的"色、香、味、形"，而忽略了食物在加工过程中的营养素损失，甚至非常喜欢使用一些可能产生有害健康的物质的加工方法。例如，马铃薯、面粉这些含大量碳水化合物的食物，经高温加热后可产生丙烯酰胺。丙烯酰胺可损害神经系统，并可能导致基因突变，诱发良性或恶性肿瘤。

健康的食物加工方式是：对食物进行消毒，提高人体对食物的消化吸收率和食欲，尽量减少食物中营养素的损失和避免有害物质的形成。

1. **低温烹调**

低温烹调是针对高温电烤和油炸而言的，如炒、烙和清蒸等。低温烹调可在满足消毒杀菌、促进食物消化吸收的条件下，减少食物营养成分的损失、避免有害物质的产生。同时低温烹调也可以烹制出许多美味的菜式。

2. 重视食物的清理过程，减少营养的损失

不正确的食物清理过程常常导致食物中营养素的大量损失。例如，米的淘洗，淘洗时间长，淘洗时用力搓洗，或淘洗前用水浸泡，特别是用热水浸泡都会导致米中维生素、矿物质的大量损失。蔬菜先切后洗、加工前放置时间过长、加热、浸泡或切碎都会导致维生素和矿物质的大量损失。

3. 重视蔬菜的加工方法

蔬菜加工前、加工过程中和加工后营养素特别容易损失。蔬菜加工时应注意：先洗后切，切块宜大，急火快炒；少加水，勿弃汤；现做现吃，勿久置，切忌反复加热。

（四）食品安全

最主要的食品安全问题是由微生物引起的食源性疾病。要做到食品安全，基本的饮食要求是：准备食物时应该先洗手，水果和蔬菜清洗干净；生熟食品、即食食品应分类放置；保证食物加热时内部达到安全温度；正确地冷藏易变质的食品，正确地解冻食品。

二、中国居民膳食指南

膳食指南是营养学家根据人们的饮食习惯及膳食中普遍存在的问题而制定的有关健康饮食的指导性原则。其目的在于指导人们按照自己的经济能力和市场食品供应情况，调配一日三餐，做到健康饮食。我国于1989年发布了第一个中国居民膳食指南。自第一个膳食指南发布以来，由于经济的发展、物质条件的改善及西方饮食文化的影响，我国居民的膳食结构已发生了明显变化，出现了许多新的膳食营养问题。一方面，因食物单调或营养不足所致的营养缺乏症，如儿童发育迟缓、缺铁性贫血、佝偻病虽然有所减少，但仍需进一步控制。另一方面，与膳食结构不合理有关的慢性病（如心脑血管疾病、恶性肿瘤等患病率）与日俱增。我国居民维生素A、维生素B2和钙的摄入普遍不足。部分居民膳食中谷类、薯类、蔬菜的比例明显下降，而油脂和动物性食物摄入过高。能量过剩、体重超重的问题在城市中日益突出。食品卫生状况也有待改善。针对这些问题，中国营养学会组织专家对膳食指南进行了修改，详见《中国居民膳食指南（2022）》。

三、中国居民平衡膳食宝塔

中国居民平衡膳食宝塔是中国营养学会根据中国居民膳食指南，结合中国居民的饮食习惯设计的一种比较理想的膳食模式。它将平衡膳食的原则转化成各类食物每日的摄入量，以直观的宝塔形式来表现，便于人们理解和在日常生活中执行。

平衡膳食宝塔共分5层，包含了我们每天应吃的主要食物种类。宝塔各层位置和面积不同，反映出各类食物在膳食中的地位和应占的比重。宝塔建议的各类食物的摄入量一般是指食物的生重或鲜重。

宝塔建议的每日各种类食物的摄入量适用于一般健康人。应用时应根据个体的年龄、性别、体型、体力活动强度及季节在宝塔建议的范围内决定具体的摄入量，特别是供能营养素的摄入量。

第五章 社区健康教育

健康是一个永恒不变的话题,是人类最宝贵的财富,"人人享有卫生保健"是全球的共同理想和奋斗目标。随着社会经济的不断发展,工业化、城市化、人口老龄化速度的加快,医学模式和疾病谱发生了很大变化,日益广泛的健康需求与不断高涨的医疗费用之间的对立,对世界范围内的卫生保健工作提出了新的、更高的要求,大力发展社区卫生服务已被国家卫生行政部门认识和重视。社区卫生服务不再局限于疾病的治疗,而是已经发展成为整合治疗、预防、保健、康复、健康教育与计划生育"六位一体"的综合性、连续性服务。社区健康教育是社区卫生服务的主要功能之一,是健康教育工作的一个重要领域。

第一节 社区健康教育与卫生服务

社区是相对独立的地域性社会,是社会的"细胞"单位,是宏观社会的缩影。加强社区行动,开发社区资源,动员人人参与,是健康教育和健康促进发展的重要策略。社区健康教育是健康教育工作的一个重要领域,开展社区健康教育,为社区健康目标服务,是我国卫生保健事业的重要组成部分。随着对人类健康与社会发展的双向作用的认识不断深化,社区健康教育已向社区健康促进发展。目前,无论发达国家还是发展中国家都在积极开展社区健康教育与健康促进活动。

一、社区及社区健康教育

(一) 社区的概述

1. 社区的含义

早在1881年,有德国学者就曾提出:"社区是以家庭为基础的历史性共同体,是血缘共同体和地缘共同体的结合。"1978年,WHO在关于初级卫生保健国际会议的报告中指出:"所谓社区,它是以某种经济的、文化的、种族的或某种社会的凝聚力,使人们生活在一起的一种社会组织。"我国著名社会学家费孝通教授认为,社区(community)是若干社会群体或社会组织聚集在某个地域里所形成的一个生活上相互关联的大集体。一个有代表性的社区,要具备五个要素:有聚居的一群人,有一定的地域,有一定的生活服务设施,特有的文化背景、生活方式和认同意识,有一定的生活制度和管理机构。

2. 社区的类型

按照经济结构、人口状况和生活方式多元标准分类,我国现阶段存在着城市社区、农村社区和城镇社区三大社区类型。城市社区经济与文化优势明显,人口密集,人群结构复杂,生活方式多样化,各种社会活动频繁,参与教育的机会较多,信息流动迅速。农村社区以农业经济为主导,人口聚集规模小、密度低,生活方式较为单一,信息流动慢,社区文化富有地方色彩,人际关系相对简单,血缘关系浓厚,家庭在农村生活中发挥着重要作用。城镇社区是农村城市化进程中的产物,具有城市、农村两种社区的双重属性。社区规模的划分要因地制宜,切实符合社区形态和自身条件。在我国的社区卫生服务中,城市社区是指街道、居委会,农村社区则指乡镇、村。社区卫生服务中心一般以街道办事处(乡、镇)所辖范围设置,服务人口为3万~10万。

3. 社区的社会作用

社会中的各种现象和特征均可通过社区反映出来,并通过社区产生社会作用。

(1) 社区是人们从事生产和日常生活的基本环境:人群的社会生活多在所属的社区范围内进行,社区内的学校、机关、商店、医院等社会机构有着特定的社会功能,为社区居民的基本生活需求提供服务,并促进社区的协调发展和稳定。

(2) 社区具有管理和制约的作用:社区内的行政管理体系、管理制度、文化习俗、社区群体意识与行为规范在不同方面制约和干预社区人群的生活和行为,发挥着教育和督促人们遵守社会规范、维护社会秩序、提高社会公德及惩罚违反社会准则行为的功能。

(3) 社区具有凝聚作用,促进社区成员间的协作和支持:通过社区组织动员,激发社区群众的归属感和责任感,实现个人、家庭、社会团体的自助与互助。

(4) 社区健康是社区发展的重要目标之一:社区是有组织的社会实体,众多疾病和社会卫生问题通过社区卫生状况反映出来,并且这些问题需要通过具体有效的社区行动才能解决。社区领导不仅是社会经济生活的组织者,也是城乡卫生保健事业的组织者和管理者。

(二) 社区健康教育与健康促进概念

纵观各国社区健康教育与健康促进的发展历程,无论发达国家还是发展中国家,社区健康教育与健康促进均越来越显示出在卫生工作中的重要地位。早在20世纪20—30年代,中国"乡村教育"与"乡村建设运动"的倡导者们就曾在河北定县(现河北定州)等地开创农村健康教育工作,留下了宝贵的历史经验。20世纪70年代以来,芬兰北卡略利亚,美国斯坦福三社区,我国天津、北京等地的经验已充分证实社区健康教育是预防疾病、促进健康行之有效的策略。1986年,首届国际健康促进大会发表的《渥太华宣言》中将加强社区行动列为健康促进五个主要活动领域之一。20世纪80年代以来,随着医学模式的转变和大卫生观的确立,社区健康教育在世界范围内已进入健康促进新阶段。跨入新世纪,随着我国城市化进程及卫生服务改革与发展的步伐不断加快,作为社区建设的组成部分,社区健康教育与健康促进面临着新的挑战和机遇。

1. 社区健康教育

社区健康教育(community health education)是指以社区为单位,以社区人群为教育对象,以促进社区居民健康为目标,有组织、有计划、有评价的健康教育活动。其目的是发动和引导社区居民树立健康意识,关心自身、家庭和社区的健康问题,积极参与社区健康教育与健康促进规划的制定和实施,养成良好的卫生行为和生活方式,以提高自我保健能力和群体健康水平。

社区健康教育是全科医生进行社区动员的主要手段,也是与社区居民建立密切联系、对社区居民的健康进行分类管理的基本方法。有效的社区健康教育既可以取得良好的社会效益,也可以通过引导社区居民采取正确的健康消费观念,取得良好的经济效益,是一个投入小而收益大的卫生服务项目。

2. 社区健康促进

社区健康促进(community health promotion)是指通过健康教育和社会支持,改变个体和群体行为、生活方式和环境影响,降低社区的发病率和死亡率,提高社区居民的健康水平和生活质量。社区健康促进的两大构成要素是健康教育及其他能促使行为和环境有益于健康改变的一切社会支持系统。这就要求各级政府采取行政措施,从组织、政策、制度、立法、经济等多方面为健康教育提供支持,不断完善社区卫生服务,并建立各有关部门参加的社会大联盟,通力合作,为群众创造健康的生活条件、工作条件。

3. 社区发展

社区发展(community development)是由联合国倡导的一项世界性运动,其宗旨是加强国家政府同社区的联系,充分发挥社区成员的积极性,利用社区自身的力量,提高社区社会经济发展水平,改善社区居民生活,解决社区存在的社会问题。社区健康教育不仅是社区发展的重要内容,而且与社区发展相互促进,社区发展又是社区健康教育的重要策略。

(三)开展社区健康教育与健康促进的目的

1. 宣传社区卫生服务,提高社区卫生服务机构的知名度

开展社区健康教育与健康促进能够让居民了解社区卫生服务的有关政策、目的、方式、优越性、对居民的作用等。

2. 转变社区居民的健康观念

社区居民往往存在不正确的健康观念,如有病先忍,忍不住了买点药吃,吃不好又忍不了再看病,看病要上大医院、找名专家,预防没用,保健只是有钱人和有权人的享受,等等。如果不彻底改变社区居民的不正确健康观念,社区卫生服务的发展就会因缺乏群众

基础而难以生存。

3. 普及自我保健知识

社区应该通过各种途径宣传普及自我保健知识，使居民了解一些基本的保健知识，提高自我保健能力。

4. 激励社区居民为自己的健康负责，改变不良行为和生活习惯

社区通过身心激励，使社区居民深刻认识到不良行为和生活习惯的危害，并自觉改变不良行为和生活习惯，在社区内提倡健康的生活方式，促进社区居民的健康发展。

5. 构建和谐健康社区

在社区内开展丰富多彩的健康教育和健康促进活动，丰富社区居民的生活，营造有利于健康的社区环境，激发社区居民对卫生服务的需求，鼓励社区居民积极参与健康教育和健康促进活动，构建一个和谐健康的社区。

二、社区卫生服务概述

（一）社区卫生服务定义

《中共中央、国务院关于卫生改革与发展的决定》指出：改革城市卫生服务体系，积极发展社区卫生服务，逐步形成功能合理、方便群众的卫生服务网络，实现预防、保健、临床、康复、健康教育、计划生育技术一体化服务，这为医疗改革指明了方向。我国卫计委等十部委在1999年7月发表的《关于发展城市社区卫生服务的若干意见》中对社区卫生服务的定义是："社区卫生服务（community health service，CHS）是社区建设的重要组成部分，是在政府领导、社会参与、上级卫生机构指导下，以基层卫生机构为主体、全科医师为骨干，合理使用社区资源和适宜技术，以人的健康为中心、家庭为单位、社区为范围、需求为导向，以妇女、儿童、老年人、慢性病人、残疾人等为重点，以解决社区主要卫生问题、满足基本医疗卫生服务需求为目的，融预防、医疗、保健、康复、健康教育、计划生育技术服务等为一体的，有效的、经济的、方便的、综合的、连续的基层卫生服务。"积极发展社区卫生服务，有利于调整城市卫生服务体系的结构、功能、布局，提高效率，降低成本，建立适应社会主义初级阶段国情和社会主义市场经济体制的城市卫生服务体系；有利于将预防、保健等公共卫生服务落实到社区、家庭和个人，提高人群健康水平；有利于满足群众日益增长的多样化卫生服务需求。

（二）社区卫生服务的内容

1. 预防服务

预防服务包括两大部分，传染病和非传染病的预防、卫生监督与管理。

2. 医疗服务

医疗服务是除在医院开展门诊服务外，根据社区居民的需要，开展家庭病床、临终关怀等医疗服务。

3. 保健服务

保健服务是对社区居民进行保健合同制管理，提供儿童保健、围生期保健等服务。

4. 康复服务

康复服务是对社区慢性病人进行医院、社区、家庭的康复工作。

5. 健康教育服务

健康教育服务是社区卫生服务其他各项内容的基础和先导，贯穿预防、医疗、保健、康复等各项服务。

6. 计划生育技术指导

计划生育技术指导是对社区育龄人群进行生殖健康、计划生育和优生优育指导。

（三）开展社区卫生服务的意义

WHO早已指出，社区居民80%以上的健康问题可以在社区中得到解决，大力发展社区卫生服务具有重要的现实意义和深远的社会影响。

1. 社区卫生服务是我国卫生改革的重点之一

1996年以前，我国已有部分地区开展了社区卫生服务的试点工作。1997年，《中共中央、国务院关于卫生改革与发展的决定》明确要求："改革城市卫生服务体系，积极发展社区卫生服务。逐步形成功能合理，方便群众的卫生服务网络。"其后，全国各省市积极开展了城市社区卫生服务试点工作。1999年7月卫计委等十部委联合下发了《关于发展城市社区卫生服务的若干意见》，明确了社区卫生服务的基本概念、总体目标、基本组织体系框架和基本政策，提出"到2005年各地基本建成社区卫生服务体系框架，部分城市建成较为完善的社区卫生服务体系的工作目标"。2000年2月，国务院体改办八部委联合下发的《关于城镇医药卫生体制改革的指导意见》明确要求：建立健全以社区卫生服务和大中型医药卫生机构分工合理、相互协作的二级卫生服务体系。2002年，卫计委等十一部委下发的《关于加快发展城市社区卫生服务的若干意见》明确提出了加大政府支持力度和深化社区卫生服务内涵建设的发展战略。到2006年初，全国95%的地级以上城市、86%的市辖区和一批县级市开展了城市社区卫生服务，全国已设置社区卫生服务中心3400多个，社区卫生服务站将近12000个，创建了108个全国社区卫生服务示范区。以社区卫生服务中心为主，社区卫生服务站为辅，医疗诊所、医务室为补充的社区卫生服务体系框架正在大中型城市逐步形成。同时，国家还建立了全科医师任职资格制度，广泛开展全科医师和社区护士的岗位培训。社区卫生服务机构为居民提供方便、快捷的医疗护理服务，计划免疫、妇幼保健、慢性非传染性疾病管理等预防保健工作有所加强。由于社区卫生服务机构贴近百姓、主动服务、上门服务，深受社区居民，尤其是老年人、残疾人、慢性病人的欢迎。2006年2月8日，国务院常务会议专题研究社区卫生发展问题，审议并原则通过了《国务院关于发展城市社区卫生服务的指导意见》，明确了发展社区卫生服务的指导思想、基本原则和工作目标，提出了完善发展社区卫生服务的政策措施，决定成立国务院城市社区卫生工作领导小组，指导协调全国城市社区卫生服务工作，并且要求地方各级政府和有关部门建立相应的领导协调机制，层层明确责任，密切配合，推动社区卫生服务健康持续发展。卫计委按照国务院下发的《国务院关于发展城市社区卫生服务的指导意见》的精神，积极配合有关部门，不断完善配套政策，大力推进社区卫生服务体系的建设。

2. 社区卫生服务是卫生服务体系的重要组成部分，是解决广大群众"看病难，看病贵"问题的有效途径

社区卫生服务是融预防、医疗、保健、康复、健康教育、计划生育技术服务等为一体的卫生服务。发展社区卫生服务可以深化卫生改革，优化卫生资源配置，是建立与社会主义市场经济相适应的卫生服务体系的可靠保证。社区卫生服务实行一定的社会福利政策，具有一定的社会公益性，对于构建和谐社区有举足轻重的作用。通过社区卫生人员与广大居民建立起新型的医患关系，有利于加强社会主义精神文明建设，是密切党群关系、维护社会稳定的重要途径。我国政府关于开展社区卫生服务的规划目标是，到2000年基本完成社区卫生服务试点和扩大试点，2005年基本建设成社区卫生服务体系框架，2010年全国建成较为完善的社区卫生服务体系，成为卫生体系的重要组成部分。社区卫生服务的最终目的是保护居民健康和提高居民生活质量。

3. 社区卫生服务是实现"人人享有卫生保健"的重要基础

社区通过提供基本的卫生服务，强调预防为主，防治结合的六位一体的服务功能，满足人民群众日益增长的卫生服务需求，将广大居民的多数基本健康问题解决在基层，让广大居民在社区卫生服务机构就近诊治一般常见病、多发病、慢性病。这样既保证基本医疗，又降低了医疗成本，符合"低水平，广覆盖"的原则，对职工、居民基本医疗保险制度长久稳定的运行具有重要的支撑作用。

三、社区卫生服务中的健康教育内容

随着医学模式的转变和医院服务功能的扩大，特别是社区卫生服务的开展，社区已成为推行健康教育与健康促进的重要场所。结合社区卫生服务机构的中心任务，对社区居民、病人及其家属开展健康教育与健康促进，是提高人民群众健康意识和自我保健能力、防治疾病、提高医疗质量的重要手段，也是现代医学发展的必然趋势。

社区卫生服务是以居民健康为中心，以社区为范围，以家庭为单位，以妇女、儿童、老年人和残疾人为重点人群，适应居民保健需求的综合性的基本卫生服务体系，实行预防、医疗、保健、康复、健康教育与计划生育技术指导"六位一体"，为社区居民提供从"生"到"死"的全程医疗保健。社区卫生服务中的健康教育内容非常广泛，贯穿社区卫生服务的所有内容。

（一）以疾病或问题为中心的健康教育

针对各类疾病，如高血压、高脂血症、糖尿病、冠心病、癌症、性病、艾滋病、传染性非典型性肺炎、精神卫生问题等开展社区健康教育。在慢性病社区防治中，健康教育的主要内容有：①提倡健康的生活方式，控制行为危险因素；②普及慢性病基本防治知识，提高自我保健能力；③增强患者依从性，坚持规范化治疗，提高对社区卫生服务的利用

等，做好慢性病社区三级预防的积极参与者和接受者的工作。

（二）以人为中心的健康教育

针对儿童、孕产妇、老年人等特殊人群开展社区健康教育。通过举办新婚学校，向适龄青年普及计划生育、正常性生理、预防生殖系统感染等知识；举办孕妇学校，向孕妇宣传孕期营养、孕期注意事项、母乳喂养知识等；举办家长学校，向家长传授科学育儿知识，如婴幼儿的喂养、护理方法，母乳喂养的好处，婴幼儿的常见病、多发病防治知识，儿童卫生习惯的早期训练和培养等。

（三）以社区卫生问题为中心的健康教育

针对环境卫生、食品卫生、饮用水安全、职业卫生、家庭健康等社区卫生问题开展社区健康教育。

（四）以健康促进为目的的健康教育

社区健康促进的重要责任在于促使群众对健康进行关注，能明智有效地预防和解决个人和集体的健康问题。社区健康促进的目的是使群众能更有效地维护自身的健康和他们生存的环境，并做出有利于健康的选择；促成群众终身学习，了解人生各个阶段和处理慢性疾病与伤害是极为重要的；创建良好健康行动始于家庭，个人、家庭和社区对于健康的知情权承诺是改善健康得以实现和维持的最佳保证。可见，通过开展社区健康促进，动员群众积极参与影响他们生活、卫生和健康的决策，促进群众对健康行为与生活方式的培养，对维护社区居民健康至关重要。

第二节 城市社区健康教育

城市是一个地区的政治、经济、文化中心，社区则是城市最基本的社会结构。随着我国现代化建设的加快，城市不断增多，城市规模不断扩大，城市人口不断增加，由此导致了人口密度过高、交通拥挤、住房紧张、环境污染加重等状况，并引发了一系列的社会卫生问题。

城市社区（city community）是指一定的地域范围大多数从事工商业或其他非农产业的一定规模的人口组成的人类生活共同体。城市社区的卫生状况、居民的健康状况及健康意识和行为是反映一个地区的文化水平和文明程度的重要组成部分，创建健康城市和健康社区已成为新时期卫生体制改革的主题之一。WHO指出，健康城市是一个不断创造和改善自然环境和社会环境，并不断扩大社区资源，使人们在享受生活和充分发挥潜能方面能够互相支持的城市。

一、城市社区的类型和特点

（一）城市社区的类型

目前城市社区主要有以下三种类型。

1. 法定社区

法定社区主要是指具有法定地位，其界限可明确标示在地图上的社区，尤其是指街道办事处、居民委员会两级辖区。

2. 自然社区

自然社区是指人们长期共同生产生活或按照自己的意愿选择而形成的聚集区，如各种住宅小区、居民小区和新村以及城市化了的村落等。

3. 功能社区

功能社区是指由于人们从事某些专门的活动而在一定地域上形成的聚集区。一所大学、一座军营、一个单位大院等都可以是一种功能社区。这种社区成员职业结构简单，对社区具有明显的归属感和认同感。

（二）城市社区的特点

（1）城市社区人口聚居规模大，密度高。

（2）城市居民以工商业和其他非农产业为主要职业和谋生方式。

（3）城市社区成员的异质性高。人口的迁移、职业的多样化，使城市居民在生活、行为方式上都具有明显的差异性。

（4）生活方式多样化。由于城市居民来源、职业、所受教育等不同，其生活方式也不相同。

（5）人际交往中情感色彩淡薄。城市居民在人际交往中以事论事的方式占主要地位，邻里之间交往甚少。

（6）城市居民的组织程度高，组织结构复杂。职业、组织结构的多样化，导致城市居民组织复杂。

二、城市社区健康教育的对象及其特点

（一）城市社区健康教育的对象

城市社区健康教育的对象是辖区内常住居民和社区所辖企事业单位、学校、商业及其他服务行业的职业人群。城市社区健康教育的重点人群是妇女、儿童、青少年、老年人、残疾人和服务行业从业人员。

（二）城市社区健康教育的特点

城市社区健康教育就其对象、任务而言，具有以下几个方面的特点。

1. 教育对象相对集中

城市社区健康教育的对象相对比较集中，尤其是新建的居民小区，居住条件较好，居民的文化水平较高，有利于健康教育的开展。

2. 共同参与

城市社区的居民大多是企事业单位或机关的职工，而且社区范围内也有学校、医院、工厂、机关等单位，他们既是健康教育的对象，又是开展社区健康教育的重要力量，必须加强与他们的联系与合作，共同落实健康教育任务。

3. 人口老龄化

城市社区人口老龄化程度较高，离退休职工较多，他们对老年保健和慢性非传染性疾病防治知识的需求更为迫切。

4. 可作为创建卫生城市工作的重要内容

创建卫生城市工作对城市社区健康教育提出了明确的要求，把社区健康教育列入创建工作检查考核的重要内容，有利于城市社区健康教育工作的深入开展。

三、城市社区健康教育的内容与方法

（一）城市社区健康教育的基本内容

健康城市强调政府的承诺，强调社区行动和多部门、多学科的合作以及群众的参与。我国从1989年开始创建国家卫生城市活动，对改善城市卫生面貌、促进城市居民健康产生了积极的影响。

1. 社区健康观念教育

健康观念主要是指个人和群体对健康的认知态度和价值观。健康观念教育的内容主要包括现代健康理念，健康对人类生存和发展的重要性，政府、社区、家庭和个人对维护健康承担的责任，等等。健康观念教育是帮助个人和群体树立科学的健康理念，使其自愿采纳有益于健康的行为和生活方式的教育活动过程。因此，健康观念教育应作为社区健康教育的重要内容之一。

2. 卫生法规普及教育

自中华人民共和国成立以来，我国颁布了一系列卫生法律、法规，各级政府也颁布了大量地方性卫生法规。大力宣传普及《中华人民共和国环境保护法》《中华人民共和国食品卫生法》《公共场所卫生管理条例》，各级政府颁布的地方性城市卫生管理条例、办法、规定等，使广大居民能了解并据此调整自己的观念和行为；大力提倡良好的卫生道德观念，提倡有益于健康的生活方式，使社区居民自觉地维护社区形象。普及有关的城市卫生管理法规，也有助于社区卫生管理，提高城市居民的法治意识。

3. 社区防病保健知识教育

（1）社区疾病防治知识教育：主要包括社区常见急、慢性传染病，如结核病、病毒性肝炎、艾滋病等的临床表现、传染源、传播途径、易感人群和防治方法的宣传教育；慢性非传染性疾病，如高血压、心脑血管病、癌症、糖尿病、骨质疏松的预防和保健；触电、溺水、煤气中毒的急救，心脏按压和人工呼吸操作方法，烧伤、烫伤、跌打损伤等意外事故的简单处理，等等。

（2）环境保护知识教育：主要包括环境与健康的基本关系，生活"三废"（垃圾、粪便和生活污水）的处理，噪声、空气、水、土壤和食品污染对人体健康的危害及预防方法，等等。

4. 社区居民健康行为的培养

随着医学模式的转变，当前影响健康的最主要因素是行为与生活方式。人类的行为是维护自身生存过程中，在适应复杂的、不断变化的周围环境时所做出的反应。当今，人们已经深刻地意识到，提高全民族健康水平的主要责任在于群众而不是医生。正如美国前总统尼克松于1971年给国会的咨文中提到，提高美国人民健康水平关键在于美国人民，可是我们的人民还没有这种意识，这是政府的责任。因此，美国在他的倡导之下建立了健康教育总统委员会，推动了美国健康教育事业的发展。

为践行党的群众路线，落实深化医改健康促进工作任务，切实提高群众的健康水平，国家卫计委决定在全国范围内开展"健康中国行——全民健康素养促进活动"。活动第一周期为2013年9月至2016年8月。每年选择一个严重威胁群众健康的公共卫生问题作为主题，围绕活动主题开展健康促进和科普宣传活动。

2013年"健康中国行"的主题是"合理用药"。此次活动旨在通过一系列健康教育活动，营造关爱生命、合理用药、人人参与的良好氛围，保障人民群众用药安全。

2014年"健康中国行"的主题是"科学就医"。大众就医知识匮乏、能力不足且存在较多误区，是导致医疗系统负担过重、医患矛盾突出等诸多问题的重要因素之一。加强科学就医宣传教育，引导公众科学就医，是推进深化医药卫生体制改革的重要内容，也是维护人民群众健康、构建和谐社会的重要举措。

2015年"健康中国行"的主题是"无烟生活"。倡导各地按照国家的统一部署，充分发挥各部门、各机构和媒体的积极性，实现全国联动一盘棋，做出声势和效果，营造全社会支持控烟的良好氛围，倡导公众养成"无烟生活"方式，为实现"健康中国"目标共同努力奋斗。

（二）城市社区健康教育的方法

在开展城市社区健康教育过程中，要特别树立多部门协作的大卫生观，采用多层次干预和多种干预方法并用的综合性策略和方法。即在一项健康教育中，要令尽可能多的部门和单位参与；要在促使目标人群知识、信念、行为改变的同时，促使相关的环境和卫生服务状况的改变；要根据目标人群、工作内容等特点，综合采用行之有效的教育干预方法，从而最有效地发挥健康教育的作用，取得最佳效果。

1. 利用各种传播渠道普及健康知识

（1）积极争取当地报社、电台、电视台等新闻媒体的支持与配合：充分利用报纸、广播、电视及闭路电视、互联网等开辟健康教育专栏和刊发、播放公益广告，普及医学科普知识。其特点是覆盖广泛，知识准确系统，居民学习不受时间限制。

（2）建立固定的宣传栏：利用街道、单位的卫生宣传橱窗、黑板报等，结合社区卫生服务中心卫生工作和季节性疾病防治开办卫生宣传栏，并定期更换宣传内容。编写时注意标题鲜明，内容新颖，文字通俗，字迹清晰，版面灵活。其特点是经济实惠，简便易行，群众喜闻乐见，便于经常更换。

（3）组织文化教育部门开展全民健康教育：组织中小学生开展周末街头宣传活动，利用文化娱乐场所放映卫生科普电影或录像片，举行小型卫生科普展览；组织文艺团体编排卫生宣传节目，组织居民积极参加各种文体和健身活动等，把卫生知识通过通俗化、形象化、艺术化的手段表现出来。

（4）利用老年活动室、文化活动站等社区活动场所开展健康教育活动：针对社区群众关心的、与群众健康密切相关的健康问题，如心脑血管疾病防治、糖尿病防治知识等通过讲座的形式进行普及教育。其特点是主题明确，可就一个问题详细阐述，授课人与听众可以进行双向交流；也可举办小型的健康教育展览，如采用标本、照片、模型、录像等媒介使展览主题明确、内容集中，最好能配备讲解人员。

（5）开展"创建卫生科普一条街"活动：在本社区范围内选择一条繁华街道，组织沿街单位设置卫生宣传栏、宣传牌，各服务性商店、单位结合自身特点，结合商品介绍宣传卫生保健知识，制作公益性灯箱广告和大屏幕电子显示屏，创建无烟商场等，向群众开展有针对性、形式多样的卫生科普宣传活动。这是城市社区健康教育的一种简便有效的形式，有利于长期坚持，也能解决一些经费问题。

2. 大力发展社区卫生服务中的健康教育

社区卫生服务机构是进行城市社区居民健康教育的重要基地，全科医生既是社区卫生服务的提供者，也是社区健康教育最直接的实施者，社区要充分认识到健康教育的重要性，调动一切积极因素开展健康教育，给居民提供健康信息，增强居民的防病意识，改变不良的习惯和行为，建立健康新观念，使个体对自身健康负责。

3. 结合爱国卫生运动和创建国家卫生城市开展健康教育

开展爱国卫生运动和创建国家卫生城市活动，通过政府行为和行政干预来推动全民健康教育，提高健康教育效果，是我国现代城市管理和城市文明建设的重要内容。创建国家卫生城市活动，为城市社区健康教育的发展明确了任务，创建了很好的社会环境。而城市居民健康知识知晓率、健康行为形成率、自我保健水平和公共卫生道德水平，又是衡量城市爱国卫生工作和创建国家卫生城市的重要指标。在部署、检查、总结、评比城市爱国卫生工作时，应根据城市爱国卫生工作的主要任务和重点，调整、充实健康教育的内容，提高健康教育水平，使二者有机地结合在一起，相互促进，以充分发挥其在推动城市卫生文明建设、增进社区居民健康方面的协同作用。

4. 结合职业卫生和劳动保护开展企业健康促进

随着城市工业化的不断发展，职业卫生和劳动保护方面暴露出来的问题日益增多，职业危害因素可引起接触者不同程度的病损，主要是工伤、职业病及与职业有关的疾病等。对职业人群进行健康促进活动，是职业卫生服务的一项重要内容。社区应通过健康教育，大力普及相关健康知识，积极开展企业健康促进，改变职工不良的行为和生产、生活方式，提高职工的个人自我防范意识，减少职业危害和伤残的发生，保护职工健康。

5. 建立健康教育示范区

抓典型，以点带面，充分发挥先进典型的示范作用，是深入开展城市社区健康教育的成功经验。开展创建示范小区、示范楼、示范院、示范户活动，对营造社区健康教育氛围、促进其水平和效果的提高都会起到积极的作用。

选择示范小区要注意具有代表性。试点的目的是以"点"带"面"，全面推动工作，因此试点应该具有一定区域或范围的代表性，其经验才能够被推广和运用。

健康教育示范小区须具备以下条件。

（1）社区领导高度重视社区健康教育，把健康教育纳入社区工作重要日程，实现管理目标。

（2）有完善的社区健康教育领导协调组织，有专人负责健康教育工作。有社区卫生政策、健康教育工作制度、各种档案健全，并有一定的工作经费。

（3）社区内的医院、学校、工厂、商店、居（村）委会等单位的健康教育组织网络健全。

（4）有一支热心健康教育工作、掌握健康教育基本知识与技能的健康教育骨干队伍。

（5）有固定的社区健康教育阵地，开展经常性的健康教育活动，并取得成效。

（6）在基线调查的基础上，找出社区主要健康问题及其影响因素，制订健康教育计划，组织实施并做出评价。

（7）解决影响社区群众健康的主要环境问题和社会卫生问题，创建文明卫生的社区环境。

（8）社区居民健康知识知晓率、健康行为形成率明显提高，初步形成健康的生活方式，传染病、慢性病患病率下降。

第三节　农村社区健康教育

农村社区也称乡村社区，是相对于传统建制村和现代城市社区而言的，是指聚居在一定地域范围内的农村居民在农业生产方式的基础上所组成的社会生活共同体。农村社区是一个比自然村落、社队村组体制更具有弹性的制度平台。它围绕如何形成新型社会生活共同体而构建，注重通过整合资源、完善服务来提升人们的生活质量和凝聚力、认同感。随着社会经济的发展变化，农村社会建设相对滞后，公共服务资源匮乏的问题凸显，农民在解决温饱、基本实现小康之后，对居住条件和生产生活环境、健康服务等方面也提出新的、更高的要求。新型农村社区建设，就是要不断满足农村居民的这些要求，逐步打破城乡二元结构,让农村居民共享经济发展、社会进步所带来的物质和精神文明成果。

一、农村社区的类型和特点

（一）农村社区的类型

当前,农村社区主要有以下几种类型。

1. 村庄社区模式

村庄社区模式即一个村庄就是一个基层农村社区,它是最初形成的或因特殊地理环境而形成的零散的小村落,也称散村社区。这类社区的特点是:发展程度低,聚居程度不高,三五家、七八家在一起,非亲即故;居民大多从事种植、养殖业,经济形式单一;居民往来频繁,相知甚深,守望相助,关系密切。这类社区一般与外界交流较少,信息不灵,交通不便,居民传统观念强,比较保守,社区变迁缓慢,社会流动较少。随着社会经济的发展,散村社区一般逐渐向集村社区过渡。

2. 村庄联合社区模式

它是人数较多、规模较大、居住较集中的村庄,一般是几十户甚至几百户聚居在一起,多以平原、沿海、交通沿线、三角洲等地为聚居点,也称集村社区。集村社区的人际关系不如散村密切,血缘氏族关系开始淡化,常以一个或数个大姓宗族杂以外来的居民共同聚居;社会组织、社会制度则较散村多。集村社会多有服务中心,有的集村社区已有"期集"或集市。

3. 集镇社区模式

这是一种范围较大、结构较为复杂的农村社区模式,是我国很有发展前途的农村基层社区模式。它以集镇为中心,由周围若干村庄及散居的农户构成,也有单独由一个镇构成的,多分布于经济发达地区的农村和城市郊区。集镇社区中,经济结构和居民成分比集村社区更为复杂,人际关系比集村社区的更为疏远,居民间的血缘关系和地缘关系逐步向业缘关系过渡,居民的传统观念也逐步向现代观念转变,社会组织和社会制度则更为健全。随着农村商品化、社会化、现代化的发展,集镇社区的社会功能日益多样化。

4. 以某一地处农村的较大企业或事业单位为中心的农村社区模式

例如,江苏省江阴市的一个村和山东省泰安市郊区的一个村,它们都是有几亿元产值的企业,企业又办了从幼儿园到成人中专班的学校,很自然地就形成了以企业为中心的农村社区。

（二）农村社区的特点

1. 地域大,人口密度低

农村社区地域较大,交通不便,特别是边远山村。一个人口几万的乡镇社区范围一般可达几十公里,有的更大。就是一个只有几百人口的建制村社区,可能也由几个自然村组成,范围也有几十公里。所以,农村社区人口密度一般较城市低。人口密度的高低也是长期以来划分农村社区和城市社区的一个重要标志。

2. 经济活动比较简单，商品交换水平较低，经济较落后

农村社区社会经济一般较城市落后，农民收入较低，我国农村社区居民的平均收入是城市居民的1/3~1/2，生活消费水平也是城市居民的1/3~1/2。随着农业生产技术的进步和市场经济的发展，农村社区工商业活动大大增加，农业商品化程度大为提高。但是，不同地区农村的经济发展非常不平衡，有的地方的农村还处于很落后的状态。

3. 社会结构较简单，居民的阶层分化程度较低

农业生产活动的单位一般是家庭，在一定土地面积的范围内，农业生产的基本过程都可由个体家庭独立完成。因此，农村的社会结构中，家庭便是最重要的社会单位，它不仅仅是血缘单位，而且是生产单位、消费单位和保障单位。人们的社会关系比较简单，血缘关系占据着重要地位。农村社会结构简单的另一个重要表现是农村居民的社会阶层分化和职业分化程度较低，社会的阶级和阶层结构较城市简单。由于农业生产劳动的社会分工程度低，农村社区又以农业劳动者为主，农村居民的社会分工、职业分工较低，直接影响着社会阶层分化的程度。

4. 农村社区设施和文化生活较简单

农业生产过程主要是与自然界进行直接的物质与能量交换，土地是它最主要的生产资料，它所需的生产设施也较为简单。与农业生产力相应的农村居民生活设施、社区服务设施和文化设施等也比较简单。农村社区很多公共设施不健全，教育、医疗卫生服务设施较差，社区资源较少。农村社区远离社会的政治、经济、文化中心，加上交通设施较差，农村社区居民接受教育的机会和积极性都较低，农民的文化素质一般低于城市居民，所以农村社区的精神文化生活一般都较城市简单。

5. 居民的传统观念较浓厚，社会文化的变迁速度较慢

由于自然经济的封闭性，农业生产技术的进步缓慢，加上交通不便，社区居民多数只在本自然村范围活动，对外面世界了解甚少。因此，农村居民的血缘家庭观念浓厚，社会交往面狭窄。社区的社会文化和社会心理形成后，它的变迁频率较低，变化的速度较慢，且往往带有很强的地方色彩和某种保守性，不易受到外来文化观念的影响。随着农村经济的发展，较发达地区的农村生活居住环境有了显著的改善，交通设施明显改观，农村社区居民之间及与外界的交往有所密切，传统观念也在不断发展。

二、农村社区健康教育的对象及其特点

农村社区健康教育的重点人群是农村中小学生、老年人、病人、家庭主妇、乡镇村企业就业人群和外出务工的流动人口。

（一）中小学生

中小学生组织性好，接受能力强，可塑性大，青少年时期也是各种行为习惯逐步形成的关键时期，重点抓好学校健康教育不仅是国家培养儿童、青少年在意志品德、智力和体

质等方面全面发展的需要，也是农村健康知识普及的突破口。中小学生能够迅速把健康知识带入千家万户；现代医学研究亦证明，有些中老年慢性疾病如心脑血管病、慢性支气管炎、风湿病等是由于在儿童、青少年时期患病后未得到及时、正确的治疗，或者治疗不彻底，或与从小养成的不良生活方式有关。因此，对农村中小学生实施制度化、规范化的健康教育，有利于造就大批全面发展的新世纪高素质人才。

（二）老年人

随着我国逐步进入人口老龄化阶段，老年保健愈来愈成为全社会和每一个家庭突出的卫生问题。老年人是许多疾病，特别是多种慢性病的好发人群。渴望健康长寿，愉快、健康地度过人生的最后阶段是老年人的最大愿望。掌握有关的健康知识和保健技能，纠正不良行为和生活方式，减少或消除各种危害健康的因素，有利于不断地提高老年人的生活质量和生命质量。

（三）病人

病人最容易接受健康教育。他们比健康人更渴求健康知识，他们的家属和亲人也比一般居民更加关注和渴望寻求健康知识，因此，他们是健康教育效果最佳的受众。所以，抓住一切有利时机，对病人及其家属进行有针对性的疾病预防和康复健康教育，不仅可取得事半功倍之效，还能通过他们现身说法，教育他人，使相关健康知识更加深入人心。

（四）家庭主妇

家庭主妇是家庭的重要角色，也是健康教育的重点对象。首先，她们承担着家庭生活诸多方面的重担，要受孕、分娩、哺乳、抚养孩子，还要照顾家庭生活、农副业生产等。如果缺乏自我保健常识和科学的身心调节能力，她们的健康就得不到保障，从而危及家庭的安定和幸福。其次，家庭主妇的健康知识水平，对家庭具有举足轻重的影响。没有她们的认同，许多家庭保健措施难以落实，势必直接影响儿童、青少年的健康成长。因此，加强家庭主妇的健康教育，也是全社会普及、提高健康教育效果和健康促进的重要举措。

（五）乡镇村企业就业人群

乡镇村企业职工是离土不离乡或半工半农，在乡村从事工业生产的人群。他们既受农村和家庭的健康危险因素影响，又受到工厂车间有毒有害物质的侵害。有相当一部分乡、镇、村办企业，因多种原因使其劳动保护条件较差，职业危害的防治尚未引起大多数管理者和职工的重视，有的甚至已直接危及职工的身心健康。随着乡、镇、村办工业的快速发展，特别是大批城市劳动密集型工业和有碍城市环保的工业向乡村转移，乡、镇、村办工业就业者的劳动保护和健康问题更加突出。因此，有针对性地开展乡、镇、村办企业职工的健康教育，是农村健康教育的重要组成部分，也是促进乡、镇、村办工业可持续性发展的必要措施。

（六）流动人口

流动人口是农村健康教育的又一个重点人群。随着改革开放和社会主义市场经济的发展，农村不断有劳动力流入城镇和外省市，也有部分人出国务工。这些离乡离土的外流人口，由于机体免疫水平和生活环境、劳动节奏的差异，成为许多身心疾病的好发人群，有的甚至成为某些传染病远距离传播的传染源。因此，不论就其个人还是故乡或流入地区而言，加强他们的健康教育都是十分必要的。

三、农村社区健康教育的内容与方法

在我国，一般主张农村社区以县、乡（镇）、村为单位，特别是以建制村为基本干预单位，组织实施健康教育计划。在农村社区开展健康教育工作，必须根据当地实际情况，因地制宜，结合现有的卫生资源，确定健康教育内容。

（一）农村社区健康教育的基本内容

1. 针对常见疾病的健康教育

（1）传染病及寄生物健康教育：为预防这类疾病的发生和流行，必须采取消灭或控制传染源、切断传播途径、保护易感人群这3个环节的综合性防治措施。教育内容包括：免疫，法定传染病报告，隔离与消毒知识，除"四害"知识与技能，传染病人治疗与家庭护理知识与技能，社区疾病预防与卫生公德教育等，并指导农村社区居民积极参与爱国卫生运动。

（2）地方病防治知识：如碘缺乏病、地方性氟中毒、克山病和大骨节病等的防治知识。

（3）慢性非传染性疾病防治知识：这是当前和今后相当长时期内农村健康教育的突出主题。由于老年人口增加和生活方式变化等因素，农村心脑血管疾病、癌症、呼吸系统疾病等明显增加，各种慢性疾病的致病因素、预防知识、早期症状、及时就医与合理用药以及家庭护理常识也已成为农村健康教育的重要内容。

（4）农业劳动相关疾病及意外事故的防治知识：包括常用农药种类及保管方法，急性农药中毒的表现及自救、互救知识，预防农药中毒的措施，中暑、稻田性皮炎等的预防、早期症状及发病后治疗和家庭护理等。随着农村用电及机械化程度的提高，乡镇企业增多、交通事业发展，农村中发生的意外伤害增多，机动车事故呈上升趋势，健康教育应着重提高农村居民尤其是农村青年的安全防护意识和技能，普及有关农村常见意外伤害的原因、预防及救护方面的知识。

2. 针对危害健康的行为和生活方式的健康教育

这不仅是广大农民自我保健的需要，也是他们逐步融入现代社会文明的需要。随着农村经济发展和社会进步，农村居民的健康相关行为与生活方式也在发生变化。在已富裕起来，走上小康之路的农村地区，要大力普及卫生知识，树立健康观和大卫生观，消除"没病就是健康"的传统意识，树立自我和群体保健意识，积极参与农村初级卫生保健、参与新型农村合作医疗，坚持有益于健康的文体活动，逐步改变不良卫生习惯和生活习惯，建立文明、健康、科学的生活方式。在那些落后的农村社区，要用科学道理来解释生、老、病、死的发生，普及卫生科学知识，揭露封建迷信活动的欺骗性和危害性。健康教育应指导农民科学地安排衣、食、住、行，合理摄取营养，促进农村居民基本健康行为的养成。

3. 环境卫生与卫生法制的健康教育

随着农村、乡镇企业的发展，农村环境卫生和环境保护已成为社会普遍关心的问题。在创建卫生镇活动中，要按照全国爱国卫生运动委员会和省爱国卫生运动委员会制定的国家和省卫生镇标准，逐项对照达标。在卫生村建设中，要加强卫生要求和卫生技术指导，重点抓好饮水卫生、农村改厕、垃圾处理、消灭"四害"、住宅环境卫生、保护环境等方面的健康教育。安全用水不仅方便群众的生产和生活，又是预防和控制介水传染病、水源性地方病、恶性肿瘤等多种严重危害人民健康的疾病的治本措施。改厕有利于控制蚊、蝇滋生，预防粪口传播疾病。要大力宣传新时期的卫生工作方针政策，大力宣传《中华人民共和国食品卫生法》《中华人民共和国环境保护法》《中华人民共和国传染病防治法》《中华人民共和国职业病防治法》等，提高农民的卫生法治观念和遵法守法的自觉性。根据农村经济结构、生产特点、居民文化程度和健康知识水平、卫生条件和疾病流行情况等确定主要健康问题，制订健康教育计划并组织实施。

（二）农村社区健康教育的方法

1. 利用农村各种传播渠道开展健康教育

农村地域广阔，各地生活条件和文化习俗千差万别。健康教育工作应做到因地制宜，除了广播、电视、录像、卫生宣传栏、街头标语等广泛覆盖的传播媒体外，还应采用多种具有农村特色的健康教育方法与手段。20世纪80年代初期，福建省等地创造了以村为单位，实行"四个有"，即"天有一条线，村有一个栏，校有一堂课，村里有人管"的工作模式，曾被作为中国农村健康教育典型经验在全国推广。

目前，在农村开展健康教育较广泛使用的形式与方法有以下几种。

（1）有线广播：农村有线广播网或村内大喇叭是进行社区动员，宣传卫生知识的一种经济而简便易行的方法。

（2）利用农民喜闻乐见的民间传播渠道：编写三字经、顺口溜，编演地方戏曲、民歌，绘年画、壁画，等等，均是群众喜爱的教育形式。

（3）利用农民技术学校、文化活动站等场地设施：在这些场所里设置卫生宣传栏、卫生报刊栏；举办卫生科普讲座；播放卫生科普录像；设置供人们阅览的卫生读物等，使之"一室多用"，成为农村健康教育的活动中心。

（4）利用农村集市：农村集市是开展健康教育的极好场所。在农村集市可通过有线广播、图片展览、现场咨询、小型文艺演出等多种形式开展健康教育活动，还可组织商业部门向群众宣传与商品和药品有关的卫生知识。

（5）利用传统的民族节日和文化体育活动：在农村一些传统节日和农闲期间，可结合当地的风俗习惯，适当地把宣传普及卫生科学知识融入文体活动，也能收到良好效果。

(6) 培训家庭保健员：农村家庭主妇是家庭卫生和保健活动的主角，是妇幼工作的直接对象，也是农村社会活动的积极参与者。通过农村妇联、计划生育管理网络，把农村家庭主妇组织起来，进行必要的卫生知识培训和行为指导，使其成为家庭中的保健员。

(7) 开展"卫生科普入户"活动：我国各地农村健康教育工作中还广泛采用了"卫生科普入户"这一形式，将健康教育材料，如小册子、卫生报刊、卫生传单、张贴画等发到每一户，促进农村卫生状况逐步实现由个人、家庭、邻里到社区的改变。

(8) 利用教育、卫生、科技三下乡活动，给农民送医送药送知识；结合送医送药，将卫生保健知识和卫生科普材料送到农民手中。

2. 结合开展创建卫生镇活动开展健康教育

介于农村社区和城市社区的过渡型居民区——城镇社区具有农村和城市的双重特征。作为一种独立社区形态，城镇社区的社会作用日益突出。1997年至2005年年底，全国爱国卫生运动委员会已命名188个国家卫生县城（镇）。目前，农村创建卫生镇的活动态势很好，各地要结合这一创建活动开展健康教育，大力宣传创建活动的重大意义、创建标准、申报条件和考核命名办法。以创建卫生镇为载体，带动农村环境卫生的整治。城镇社区还应加强生活、行为方式等健康教育。20世纪90年代以来，我国政府实施农村供水与环境卫生工程，强调通过政府组织，部门合作，社区参与，以改水、改厕、健康教育三位一体的策略，将农村供水、环境卫生和个人卫生结合起来，综合治理，改变不良卫生习惯，保障农村居民的健康。这是农村初级卫生保健的一项重要任务，也是建设文明小康村镇、造福于民的基础工程。实践证明，健康教育对农民参与改水改厕起着积极的引导和促进作用，而农村生活环境和卫生状况的改善又激发了农民寻求健康信息、加强自我保健的意识，积极参与健康教育与健康促进活动。

3. 积极推进"亿万农民健康促进行动"

农民健康教育行动（以下简称"行动"）是由全国爱国卫生运动委员会、卫计委、广播电视部和农业农村部于1994年6月联合发起的全国性农民教育活动，受到了党和国家的高度重视，针对农村当前存在的主要卫生问题，结合初级卫生保健各项任务，行动以大众传播为基本策略，面向广大农村居民普及卫生保健知识，以增强农民群众的自我保健意识和能力，达到防病、保健、提高健康水平的目的。这项行动的实施已经对我国农村卫生工作的开展产生了深远的影响。《中共中央、国务院关于卫生改革与发展的决定》将行动列为切实做好预防保健工作、深入开展爱国卫生运动的重要内容。1999年11月，全国9亿农民健康教育行动领导小组第五次会议在北京召开，领导小组成员单位由原四部委增加了全国妇联、中宣部、国务院扶贫办三个部门，标志着行动进入了一个新的发展阶段。根据行动规划（2001—2005年），新时期的行动将以健康促进为基本策略，以普及基本卫生知识为突破口，以倡导文明健康生活方式和促进健康生态环境的建设为目标，采用政策导向、部门协调、社区参与、点面结合、强化核心信息等，多种形式综合干预，加强科研与合作交流，实现可持续发展。

4. 依靠农村卫生机构开展健康教育

农村卫生机构中的健康教育可伴随着医疗保健活动来开展，不断扩展、完善农村卫生机构的职能，为农民提供预防、医疗、保健、康复、健康教育等综合服务。乡村医生应利用应诊、治疗、家庭访谈等机会对患者及其家属进行面对面的健康教育和必要的行为指导，普及卫生保健知识。医院可根据条件在诊室设置固定的标语、宣传栏、宣传窗，散发健康教育处方或卫生科普材料，还可以在门诊部、住院部、预防保健中心进行健康教育。

案例：

在某镇开展"中国农村社区健康教育模式研究"中，根据当地交通不便，管区、村与村之间距离远，条件简陋，经费有限，大部分村民文化水平较低、卫生意识较差等现状，因陋就简，因地制宜，充分挖掘、利用有限资源，成功地开展了该社区健康教育。在开始阶段，为达到宣传目的，召开了多场不同层次的、声势浩大的动员大会，由镇领导、健康教育专家分别做动员和健康教育专题报告；赶集日将大幅横额标语悬挂在大街口及镇政府大楼上，并在主要场所设置多个制作精美、内容简明、版面美观、极具艺术感染力的大型健康教育宣传专栏；同时在镇电视台、有线广播中反复播放《告村民书》，并印制成册发到各家各户，形成强大的宣传攻势，使有关信息家喻户晓、深入人心。在实施阶段，根据干预目标编印了内容简明、针对性强、图文并茂的《健康教育小报》，由学生带回家中，念给父母家人听，使学生与家长双方都接受了健康教育。同时，根据农忙时节，村民无闲暇以及妇女们普遍文化水平较低的情况，编写了内容浓缩、简单易记的"健康知识四字歌"及简明扼要的醒目标语，用鲜艳的色彩书写在村里显眼的墙壁上，村民上下工、学生上下学都可经常念诵学习。这些方法联系实际，所花经费不多，却取得了显著的效果。

第四节　社区健康教育的实施步骤及效果评价

深化社区健康教育，做好社区健康教育项目计划、实施与评价，是每一个社区健康教育工作者应掌握的一项基本技能。开展卫生宣传教育有一套传统的教育方法，但效益往往不大。因此，用传统的办法来指导社区健康教育的实施有困难。所以，必须用健康教育计划设计理论指导实际，指导编制健康教育设计方案，指导健康教育活动的实施。健康教育的基本要求有：①规划性——为了实现健康教育的目的，要克服盲目性；②决策性——把科学的理论与群众实际生活联系起来。

一、主要任务

依照健康教育工作规范要求，做好健康教育与健康促进各项工作任务。围绕甲型流感、艾滋病、结核病、肿瘤、肝炎等重大传染病和慢性病，结合各种卫生日主题开展宣传活动。特别是积极开展"世界结核病日""世界卫生日""全国预防接种日""防治碘缺乏病日""世界无烟日""世界艾滋病日"等各种卫生主题日宣传活动。继续做好针对农民工、外出打工和进城务工人员的艾滋病防治项目传播材料的播放工作。根据《突发性公共卫生事件应急预案》，开展群众性的健康安全和防范教育，提高群众应对突发公共卫生事件的能力。加强健康教育网络信息建设，促进健康教育网络信息规范化。加强健康教育档案规范化管理。

二、实施步骤

（一）制定社区健康教育工作规划

开展社区健康教育工作，必须进行科学的设计，以明确目标，合理科学地安排工作程序，做到有的放矢，有计划、有步骤、有效地进行健康教育，这是达到健康教育目的的关键环节。进行社区健康教育的计划设计，应根据当地的健康影响因素、需求、资源、卫生服务的利用、社区力量、群众参与的可能性等来分析，既要注意防止脱离社区实际情况照搬照套，也不能凭经验行事，不讲求科学性。

（二）社区组织与动员

健康促进的核心是把社会的健康目标转化为社会的行动。社区健康教育与健康促进是从整体上对社区群众的健康相关行为和生活方式进行干预。其范围和内容极其广泛，涉及个人、家庭、群体身心健康，贯穿社区医疗保健服务的各个方面。因此，其是一项多部门合作的综合体现。搞好社区健康教育的关键是取得社区决策者的重视和支持，争取社区卫生机构、社会团体及各单位的协作，动员社区每个家庭和群众积极参与。

1. 动员社会力量，建立健全网络社区

健康教育组织网络分两类：一是以健康教育专业机构为骨干，以社区医疗保健机构为主体的社区健康教育纵向网络；二是动员社区各单位协同参加，由社区领导牵头，教育、卫生、新闻、财政、环保、社区群众团体等共同组成的社区健康教育横向网络。网络实行双轨管理：一靠各级卫生行政部门的领导组织和业务指导；二靠各级政府部门的协调和干预。建立健康教育目标岗位责任制，纳入有关工作的考核内容。社区健康教育所是两轨的结合点，负责全区健康教育工作的总体规划、指导、监督与评价。

2. 发挥家庭作用，实施健康教育

家庭是构成社会的细胞，是社区生活中最普遍和最基本的群体。家庭环境和家庭成员之间相互影响。因此，家庭既是社区健康教育的基本对象，也是社区组织与动员的重要力量。培训家庭保健员、开展评选卫生文明家庭等活动，是家庭动员的较好形式。

3. 广泛动员群众，促使人人参与

人人参与是社区健康教育的基础，是健康教育成功的决定因素。社区人人参与，一方面是指社区领导和群众代表共同参与社区健康教育规划的设计、实施与评价，包括确定社区主要健康问题和危险因素，评估社区资源，研究活动策略及具体活动的实施与评价；另一方面是指社区的成员把参加健康教育活动作为维护自身和社区健康的行动，形成人人关心社区健康，个个参与健康教育的风气。

(三) 开发利用社区资源

社区资源是开展社区健康教育的能源和基础。只有充分开发利用社区资源，培养社区成员的自治精神和自助、互助能力，实现在相互合作和互惠互利基础上的资源共享，才能使社区健康教育与健康促进持续发展。有关的社区资源主要有以下几个方面。

1. 人力资源

人力资源包括社区健康教育专、兼职健康教育人员——居民中自愿无偿参与社区健康教育行动的志愿人员，或能够积极配合社区健康教育干预活动的社区居民；政府及有关部门支持并参与健康教育，对健康教育能提供援助的领导干部和职工。

2. 物力资源

物力资源包括社区现有的文化场所、设施，或开办健康教育学校所需的教学场地及教材等。

3. 信息资源

信息资源包括社区信息部门的有关信息情报，社区居民对社区健康教育计划的建议、决策及活动实施后的信息反馈。

三、效果评价

效果评价是针对健康教育规划的作用和效果进行评估。通常，一项健康教育规划实施之后，较早出现变化的是知识水平的提高和态度、信念的转变，然后才是行为的改变，而疾病和健康状况的变化则是远期效应。因此，健康教育的效果评价又可分为近期、中期和远期效果评价。近期和中期评价又称效应评价，共6项指标。远期评价又称结局评价，共2大方面指标。

1. 近、中期效果评价

（1）近期效果评价主要针对知识、信念、态度的变化进行评价。评价的主要指标有卫生知识知晓率、卫生知识合格率、卫生知识平均分数、健康信念形成率等。

（2）中期效果评价主要评价目标人群行为的改变，评价的主要指标有健康行为形成率（如单纯母乳喂养率）、行为改变率（如戒烟率）等。

2. 远期效果评价

远期效果评价是对健康教育项目计划实施后产生的远期效应进行的评价。远期效果包括目标人群的健康状况乃至生活质量的变化。评价的指标如下。

（1）反映健康状况的指标。

生理指标，如身高、体重、血压、血色素、血清胆固醇等。

心理指标，如人格测量指标、智力测验指标（智商）等。

疾病与死亡指标，如发病率、患病率、死亡率、病死率、婴儿死亡率、平均期望寿命等。

（2）反映生活质量的指标，如生活质量指数（PQLI指数）、ASHA指数等。

第六章 学校健康教育

学校健康教育是国民健康教育的重要组成部分，是当今公共卫生领域一项关键的预防策略。WHO 前总干事中岛宏博士在第十四届世界健康教育大会开幕式上指出："儿童青少年是一个非常重要而又最具可塑性的人群，他们形成了一个最大又最易影响的人群，为健康教育提供了一个创造健康未来的机会。"美国著名健康教育学者格林（Green）曾指出：学校健康教育的目的是发展学生从现在就开始处理、应对各种预期的健康挑战所必需的认知能力和行为技能。学校健康教育早已被认定是促进儿童青少年形成健康观念、增进健康的有效手段之一，学校是开展健康教育最理想、最富潜力的场所。

第一节 学校与儿童青少年成长

一、学校的功能与特点

学校是一种历史悠久的、广泛存在的社会组织，它始于人类知识及其传播的专门化要求，是有计划、有组织、有系统地进行教育教学活动的场所，是现代社会中普遍的组织形式。从根本上说，学校教育是一种培养人的社会活动，通过对个体传递社会生产和生活经验，促进个体身心发展，使个体社会化。这是学校区别于其他社会组织的本质特征。在现代社会中，学校的这种本质是通过两种不同取向的功能实现的：学校对个人发展的促进功能，是指学校根据社会对每一个人的基本素质要求和个人身心发展的基本规律以及不同的个性特征对受教育者所施加的影响；学校的选拔功能，是指学校根据一定的社会价值标准和判断、评价其成员的模式对受教育者所做的鉴别。在现代社会中，学校的这两种功能是缺一不可的。社会发展的不同时期对学校功能的发挥提出的要求不是要哪一个不要哪一个的问题，而是如何在两种功能之间取得一种适度平衡，使教育的作用得到最大限度的发挥。因此，学校的这两种功能是不能相互取代的。

对于一个成长中的个体来说，受教育是一个社会化的过程。个人起初只是一个具有生物性的个体，只有当这些自然属性在个体的社会发展中获得了社会的存在和发展的形式时，个体才转化为个人。在从个体转化为个人的过程中，为了获得社会生活所必需的种种社会特性，就必须掌握社会文化经验，确立一定的世界观、信念和生活态度，这就要接受教育。

一般来说，学校是儿童青少年接受教育、发展技能的场所。然而，教育和健康密不可分，相互支持。可以说，教育是健康的先决条件，而健康是个体实现能力发展的必要前提和基础。世界上受教育水平越高的人，享受的生活质量通常也越高；而一个人拥有的健康无疑也保障了实现教育目标的可能。因此，学校不仅应具有发展学生学习能力的职能，还应肩负促进学生健康的功能，即学校在完成教育目标的同时，还应成为学生获得健康的场所。

学校教育的特殊之处就在于它不仅是一种有益于学生成长的文化活动，而且是一种有意义的生活。它不仅能够使学生懂得天上、地下、人间、宇宙、生命中的许多知识，而且能够开启学生的心智，使他们明白事理，拥有开阔的胸怀、善良而美好的心灵、坚定而高尚的信念和境界。学生所经历的学习或受教育生活，不仅是他们年轻时重要的经历，而且是他们自豪一生、愉快一生的资本和宝贵财富。学校教育对于人成长的意义，在于它能够使人们脱离无知、野蛮和愚昧，能够使人们变得高尚、文明和通达。所以，学校教育的本质和核心价值不在于它有用，而在于它的真正意义。

案例：

2009年，国家健康教育机构将贵州省兴义市小学、初中与高中学生2832人作为培训对象，进行了3个月的麻风病健康教育培训：对学生免费发放麻风知识宣传单，在学校宣传橱窗中张贴有关麻风知识的宣传画，使儿童青少年行为状况及健康水平有了很大改善。评价结果显示：培训的学生对麻风病是由麻风杆菌引起的认识，从健康教育前的19.28%上升到健康教育后的92.09%；对麻风病是法定的传染病的认识，从健康教育前的5.83%上升到健康教育后的92.09%；对麻风病是可以治愈的认识，从健康教育前的10.10%上升到健康教育后的63.28%；对麻风病由国家免费治疗的认识，从健康教育前的2.4%上升到健康教育后的94.95%；对自己害怕麻风病者、麻风病人可以结婚生子及学校应开展麻风病健康教育等认识明显改善。从以上结果可见，贵州省兴义市中小学校所开展的学校健康教育取得了初步成效，学生健康知识、信念、行为出现明显变化，对麻风病的认知及防治得到有效促进。

二、儿童青少年成长的特点

儿童青少年正处在发育、求知、成长阶段，由幼稚逐渐发育为成熟，身体的外部形态、生理功能和心理社会行为都发生着巨大的变化。其成长经历相对于人类生命进程，可以说是一个波澜起伏、充满变化的过程。在这个过程中，青春期发育时间最长，其表现充分显示了儿童青少年的成长特征。儿童青少年期可分为幼儿期、童年期、青春期,具体介绍如下。

幼儿期,亦称学前期,4~6岁。这一时期生活环境扩大,个体开始展现个性、情绪和行为特征;保健重点逐步从"养教并举"向"以教为主"过渡,应提供有计划、有重点的早期教育,开展弱视、龋齿、五官疾病和寄生物病防治,做好意外事故预防工作。

童年期,亦称学龄期,6~12岁。这一时期个体进入小学阶段。学校、家庭成为主要的影响环境;教师取代家长,成为儿童最尊崇的行为榜样。儿童无忧无虑、积极向上,是正面进行健康教育的最佳时机。良好的师生、同学间的交流,对其学业表现、自尊的建立、创造性的发挥有很大影响。这一时期应施以心理辅导和健康教育相结合的方式,促进儿童从童年期向青春期的平稳过渡。

青春期,10~20岁,是个体从童年向成年逐渐过渡的时期。这一时期,个体经历了小学高年级、中学乃至大学,是生长发育成熟的关键阶段。在青春期,男女学生身体形态、生理机能及第二性征等方面均发生了巨大变化,是性成熟阶段。与此同时,他们的心理也在发生着巨大的变化。这一时期是充满独立性和依赖性、自觉性和幼稚性的错综复杂的矛盾时期。这种变化使儿童青少年身心得到了全面发展,也为他们在青春期历程中出现的一些健康问题提供了可能。儿童青少年的发育发展具体如下。

(一)形态功能发育

生长突增标志着青春期进程的开始,不仅表现为身高、体重的突增,身体宽度、围度等指标的快速增长;而且各内脏器官、系统的生理功能也发生相应的变化。一般女生生长突增开始的年龄比男生早1~2年。这种身体形态、功能的变化既能提高学生适应环境的能力,也能为他们增强自我意识、独立意识、探索意识等创造条件。

(二)性发育

在身体各个系统的发育顺序上,生殖系统发育最晚。从出生至青春期前,生殖系统发育处于相对静止状态;青春期开始,性腺及性器官才开始发育,第二性征出现,生殖能力达到成熟,同时身体形态、功能也发生了显著的变化,最后达到真正的两性分化,表现出男女学生各自特有的体型特征。

性发育的突出表现使青少年又兴奋又害羞,对此感到既神秘又好奇。青少年性意识开始觉醒,使男生格外逞强好胜,女生则更注重仪表容貌。男女学生间表面上相互不予理睬,而实际上都有相互交往的强烈愿望。青少年渴望了解性知识,通过多种渠道关注和涉猎性知识。然而由于许多家长和教师往往采取禁锢方式,不让他们涉及任何与性有关的内容,加深了青少年对于性的神秘感,容易使青少年将探究行动带入非正常渠道,性意识的觉醒又会导致性欲的产生而引发性冲动。还有些青少年对性过分敏感,表现为过分热衷于性诱惑,沉湎于性幻想,容易受淫秽书刊、录像制品的影响,出现早恋行为。甚至个别青少年不顾法律和道德约束,铤而走险,发生攻击性行为而陷入犯罪泥潭。

（三）心理发展

儿童青少年是一个相对幼稚、半成熟的时期，是独立性和依赖性、自觉性和幼稚性错综矛盾的时期。他们的抽象逻辑思维快速发展起来，学习的独立性、自觉性迅速增强，在集体活动和交往中表现出更大的独立性、主动性和积极性，并形成新的个性品质，如友谊感、义务感、纪律感等。儿童青少年的生长突增，使其成人意识增强；性成熟的发展，使其开始意识到两性关系等。此外，他们不仅关心和渴望认识客观世界，而且关心和渴望认识主观本身，渴望了解自己的内部世界，并且能够独立自觉地按一定目标和准则评价自己的品质和能力，对未来充满希望，积极地考虑和选择自己的生活道路，并初步形成了世界观。与此同时，一些消极的心理行为也在滋生，如厌学、烦恼、孤独、自卑、挫折、嫉妒及逆反心理，说谎、疯狂追星行为，等等。

（四）学习生活环境的变化

随着社会经济、科学技术的发展，社会观念的变化，儿童青少年成长环境也表现出一些新的特征。大多数家庭对儿童青少年给予更多关照和希望，他们的物质生活条件得到很大满足，但学习压力使他们的精神生活相对贫乏。少部分儿童青少年缺少家庭的温暖和关爱，生活条件较差，承受着较重的心理负担。儿童青少年主要成长过程是在学校度过的，学校为满足家长和社会的期望以及自身发展的需要，将学习成绩作为衡量儿童青少年成长的标准。新的社会价值以及飞速发展的信息时代伴随着儿童青少年度过他们早期的人生。

第二节　学校健康教育的意义及发展趋势

一、学校健康教育的意义

（一）学校健康教育是保证学生全面发展的重要条件

儿童青少年时期是学生接受教育、身心全面发展的良好时期。学校健康教育是贯彻中央关于推进素质教育精神，促进德、智、体、美、劳全面发展的组成部分。学校健康教育与素质教育倡导的"五育"关系密切，彼此构成我国独特的、完整的教育内容体系。

在德育教育方面，卫生道德是健康教育的重要内容。应使学生从小树立讲卫生的意识，自觉维护公共卫生，养成良好的个人卫生习惯和生活方式，遵守卫生法规和道德规范。

在智育教育方面，学校健康教育也是文化知识的一种。应对学生进行人类自我认识的认知教育，使他们懂得以科学的方法保护和增强自身的健康；通过心理健康教育，培养学生健全的人格，为他们聪明才智的充分发挥奠定良好的基础。

在学校中体育和劳动是促使儿童青少年身心健康发展的积极因素。结合体育和劳动课开展健康教育，不但能使学生从小形成热爱运动、主动参加劳动的意识，而且可以加强安全与自我保健教育，促进体育和劳动对学生身心健康的作用。

美育是培养学生审美、爱好美和创造美的能力教育，与生活方式关系很大。帮助青少年自觉用健康美的尺度衡量自己的生活和行为，使美和健康两者和谐一致是学校健康教育的任务之一。给健康造成损害的美是不可取的。例如，有的女学生为了追求"体型美"以饥饿方法减肥、勒腰，结果损害了机体的正常发育；有的男学生以吸烟行为为美，认为吸烟潇洒有风度等，这些都是影响健康的不良行为，急需健康教育给予帮助。

（二）学校健康教育是实现全民基础保健的有效途径

儿童青少年时期是人一生中接受能力最强、可塑性最大的时期，是形成"动力定型"的关键时期。在此阶段，人们较易形成良好的行为习惯和生活方式，并对其一生的行为及身心健康产生深远的影响。因此，做好学校健康教育是实现和促进全民基础保健、提高群体素质的有效途径。只有人人接受学校健康教育，才能从根本上提高整个国民的健康水平，促进人人健康。

（三）学校健康教育是影响家庭、社会和整个人群的治本措施

儿童青少年在家庭中占有一定地位。他们可以把在学校所接受的健康教育知识和技能以及建立的健康行为带到家庭、带到社会，促进家庭自我保健及卫生工作，有助于形成讲究卫生的社会风尚，从长远看，会起到移风易俗的作用。

（四）学校健康教育是学校初级卫生保健工作的根本措施

初级卫生保健的核心是使每一个个体都能得到基本的医疗保健服务，其首要内容是加强人们的卫生保健知识，提高对卫生保健服务的认同感。学校开展任何初级卫生保健工作都要有学生的自愿配合，都要依靠他们健康知识的提高、技术的掌握和行为的改变才能取得实效。例如，目前学生中普遍存在的假性近视和近年来不断增多的儿童肥胖问题，多是由于缺乏正确的用眼知识和营养知识，或者由此引起的不正确的行为方式所造成的。目前许多医学专家主张从童年期开始就要预防成年期常见的严重慢性疾病，如心脑血管疾病和某些癌症；从童年期就要知道吸烟、运动不足、不合理膳食等是以上这些疾病的危险因素而加以避免；从小就要学会选择健康文明的生活方式，这些都要依靠学校健康教育加以实现。学校健康教育为实现学校初级卫生保健奠定了基础。

二、我国学校健康教育的现状及发展

1991年，教育部和卫计委共同发布的《学校卫生工作条例》规定，学校卫生工作的目标是提高学生的健康水平。学校卫生工作的主要任务是：监测学生健康状况；对学生进

行健康教育，培养学生良好的卫生习惯；改善学校卫生环境和教学卫生条件；加强对传染病、学生常见病的预防和治疗，由此确立了学校健康教育在整个学校卫生工作中的地位。

为推动我国学校健康教育发展，促进学校健康教育的开展和规范，1992年国家颁布实施了《中小学生健康教育基本要求（试行）》，针对我国国情，明确规定了中小学健康教育的目标与基本内容。1993年我国又颁布了《大学生健康教育基本要求（试行）》，根据大学生现有实际情况和国家的要求，提出大学生健康教育的目标是增进大学生的卫生知识，使其进一步了解健康价值和意义，增强维护自身健康的责任感和自觉性，提高自我保健和预防疾病的能力；帮助大学生自觉选择健康的行为和生活方式，消除或减少危险因素的影响，从而促进身心健康，改善生活质量。

为适应我国社会的不断发展，国家技术质量监督检验检疫总局发布《中小学健康教育规范》，从国家技术规范管理角度进一步改进和发展了《中小学健康教育基本要求》的内容。可以说，这些文件是我国现有的对学校健康教育的国家级指导性纲领。

随着国家一系列法规、文件的出台和相应的支持，我国学校健康教育蓬勃发展，全国各省、自治区和直辖市的各级各种类学校纷纷开设健康教育课或者采用不同的形式向在校学生开展健康教育，编写完成了各类学校健康教育的教材。1997年，教育委员会在北京、天津等13个省市抽取52所中小学校进行学校健康教育检查考评，结果显示，被考评学校的健康教育开课率达100%，学生健康教育教材拥有率为100%，据初步估计，全国绝大多数省、自治区已在一定范围内开设了健康教育课，健康教育活动的覆盖率在大城市达到90%，农村为50%。

为适应时代进步的要求，2001年9月，全国第9次教育改革的《基础教育课程改革纲要（试行）》规定，健康教育在九年义务教育阶段不再作为一门课程单独设置，而是以学段划分整合到小学的思想品德与社会课、科学课、体育课，中学的历史与社会课、科学课、生物课、体育与健康课之中。2004年4月，按照新的高中课程标准，体育课将成为向高中学生开展健康教育的主题课程，在高中的3年期间，健康教育内容被列为体育课程规定的七大系列之一，要求作为必修课，体育课被定名为"体育与健康课"。可以说，这一改革是一项探索发展健康教育与其他相关课程相互结合与渗透的尝试，无疑反映了我国基础教育改革对"健康第一"原则的认同。

2008年教育部颁布的《中小学健康教育指导纲要》指出："学校健康教育是学校教育的一部分，学校管理者应以大健康观为指导，全面、统筹思考学校的健康教育工作，应将健康教育教学、健康环境创设、健康服务提供有机结合，为学生践行健康行为提供支持，以实现促进学生健康发展的目标。"随着《中小学健康教育指导纲要》（教体艺〔2008〕12号）和《国家中长期教育改革和发展规划纲要（2010—2020年）》的颁布，我国逐步明确了学校健康教育的发展方向，基本上确立了以"德智体全面发展"为指导思想，以WHO提出的"生理的、心理的、社会适应性以及道德的"四个元素健康理念为理论基础，以《中小学健康教育指导纲要》提出的"健康意识与公共卫生意识，掌握健康知识和技能，促进学生养成健康的行为和生活方式的培养目标"为目标，以"健康行为与生活方式、疾病预防、心理健康、生长发育与青春期保健、安全应急与避险"为内容结构4个领域构成的我国学校健康教育课程体系。

目前我国学校健康教育正走着一条多元化发展的道路。各种以学校为基础的综合健康教育、营养健康教育、艾滋病预防教育、控烟教育、禁毒教育、心理健康教育、青春期教育等，涉及健康教育的不同范畴和内容，多种有效的教育手段及模式的探索也不断涌现。

案例：

当前，全球艾滋病的形势十分严峻，已经引起全世界各国政府的高度重视。在我国，艾滋病感染者数量也已呈逐年上升的趋势，不仅危及我国政治、经济、社会的发展，而且对艾滋病在世界其他各国家的流行有着举足轻重的影响。2015年12月1日是第28个"世界艾滋病日"。国务院防治艾滋病工作委员会办公室（简称"国艾办"）提出"行动起来，向'零'艾滋迈进"（英文主题为 Getting to Zero），主要针对流动人口、青年学生、老年人、被监管人员等重点人群进行宣传教育活动；并指出年轻的大中学生不再是艾滋病防控人群中可"忽略"的群体。中国疾控中心性病艾滋病防治中心数据显示，近5年我国大中学生艾滋病病毒感染者年增35%。青年学生间，艾滋病病毒以性传播为主，主要为男同性传播。而相关报道指出，中学生对于艾滋病传播途径、预防方式和感染症状的知晓率为66.4%、56.6%和48.3%。综上，应针对当前中小学生对艾滋病的知识，尤其是如何正确预防艾滋病以及艾滋病的现状与危害了解较少的现状进行研究。

截至2015年，我国近50万人感染艾滋病，在我国所有艾滋病病毒感染者中约15%为15～24岁的年轻人，且年轻男性的感染率在上升；截至2015年10月底，我国报告现存15～24岁的青年学生艾滋病病毒感染者和病人9152例。在新形势下，我们要进一步增强预防艾滋病的紧迫感、责任感、使命感，大力宣传普及艾滋病的科学知识，增强全民预防艾滋病的意识，提高自我保护能力，纠正不正确的思想（如认为艾滋病无法治愈，查出来也没有用，因而不愿意进行艾滋病病毒检测等）。通过宣传教育可以使可能的感染者减少担忧、早期接受观察治疗、及早采取健康的生活方式，延缓向艾滋病的发展以及早采取措施保护家人，防止将病毒进一步传播给他人。

第三节　学校健康教育的内容与方法

一、学校健康教育概述

（一）学校健康教育的概念

学校健康教育是指通过学校、家长和学校所属社区的所有成员的共同奋斗，给学生提供完整的、积极的经验和知识结构，包括设置正式的和非正式的健康教育课程，创造安全健康的学校环境，提供合适的健康服务，让家庭和更广泛的社区参与，以促进学生健康。

学生健康知识的不断积累对树立和发展健康行为和认知能力至关重要。美国健康教育学家格林曾说过：学校健康教育是个人在学前、学校和学院中学到的学习经验的积累，以应对健康的挑战，为学生进一步学习所需的技能奠定基础。

学校健康教育学融合了医学、心理学、教育学、行为学、哲学、社会学、美学、文学等多种学科的理论和技术，通过课堂内外多种形式的教育活动，把卫生知识和行为改变的技能传授给广大学生，使他们建立起健康概念，促使其掌握并运用科学的技术、技能，提高自我保健能力。通过把科学知识转化为儿童青少年的健康行为，使学校人群中不健康的行为及不良的卫生习惯逐渐消失，达到促进学生健康的目的。

（二）学校健康教育与健康促进学校

随着健康教育的发展，人们逐渐认识到行为改变或建立并非孤立的现象，它在很大程度上取决于社会与自然环境的制约，于是健康促进成为健康教育深化和发展的必然趋势。

WHO第一届全球健康促进大会提出：健康促进是增进人们对自身健康的控制能力并逐步改善自身健康的过程。即健康促进要求的是充分调动所有的社会、政治、经济力量，改变人们的健康条件和物质环境，促使人们做出有利于健康的选择，维护和促进自身健康。

健康促进学校是近年来在全球兴起的健康促进活动的重要组成部分。WHO对健康促进学校的定义是：学校内所有成员为保护和促进学生健康而共同努力，为学生提供完整的、有益的经验和知识体系，包括设置正式的和非正式的健康教育课，创造安全、健康的学校环境，提供适当的卫生服务，动员家庭和更广泛的社区参与，以促进学生健康。

健康促进学校的含义较学校健康教育更为广泛，它要求家庭和社会共同参与到学校健康教育工作中来，要求倡导制定学校卫生政策，改善学校物质环境，加强学校与社区的联系，提供优良的卫生保健服务，从而为学校健康教育目标的实现奠定坚实的基础。健康促进学校必将成为学校健康教育工作深入开展的先导和指南。

（三）学校健康教育的原则

国内外学者提出的学校健康教育原则有多种，但结合我国的国情和青少年学生的特点，在学校健康教育工作中应重点遵循以下原则。

1. 明确目标

任何健康教育项目和健康教育活动都必须有明确的近期及远期目标，因为它是规划实施和效果评价的依据，如果缺乏明确的目标，整个规划将失去意义。目标一般包括教育目标、行为目标和健康目标。

2. 突出重点

尽管健康教育是一项投入少、收效高的措施，但用于健康教育方面的投资在整个卫生资源中的比重仍然较低，如何把有限的资源用于学生最迫切的需求方面，体现在健康教育规划设计中就是要突出重点，有所侧重，切忌包罗万象，面面俱到。

3. 切合实际

学校健康教育内容的选取需有科学依据。在吸收新的信息时，要认真分析，辨别真伪，教学中不能为了提高学生的警惕性而有意夸大事实。教学方法与教学内容除了应与受教育者的接受水平相一致，更重要的是要与儿童青少年迫切需要解决的健康问题相一致。

4. 生动活泼

学校健康教育的形式应生动活泼，能激发儿童青少年的兴趣。从心理学角度讲，兴趣是探求某种事物的主观倾向。兴趣有直接兴趣和间接兴趣之分，直接兴趣源于生动有趣的方法，而间接兴趣使人们有了学习的动机，可以说它是知识与行为的桥梁。对于儿童青少年来说，能引起直接兴趣的教学更能调动其学习的主动性。因此，学校健康教育要注意课内与课外结合、健康教育课程与其他课程结合、集体教育与个体辅导结合、理论与实践活动结合，发挥多渠道、多形式的综合作用，并采取儿童青少年喜闻乐见的教育方法，力争做到题材新颖，内容丰富，以及描述生动、比喻恰当、简单有趣。此外，教师的态度应当是积极的、鼓励的，避免消极地指责和处罚。

5. 多方参与

学校健康教育必须有家庭和社会各方面的配合才能更好地发挥作用。儿童青少年在学校获得的卫生知识、技能和正在形成的卫生习惯，需要在家庭中实践、保持和巩固。学校健康教育的任何一项举措和干预计划，若没有家庭的支持都很难收到明显效果。因此，学校应将有关健康教育培养计划、目的、要求及学生在校存在的不良行为和习惯及时告知家长，以赢得协同教育。此外，社会参与、政府支持、社区环境的改善，当地政策、规划的制定都会影响到学校健康教育的实践。学校健康教育不仅应纳入学校的整体教育规范，还应与社区的卫生和教育计划相呼应，让学生感受到学校健康教育活动是自己生活、学习的组成部分。

二、学校健康教育的目标人群及目标

（一）学校健康教育的目标人群

按学校健康教育目的和对象的不同，学校健康教育的目标人群可分为以下四级。

1. 一级目标人群

一级目标人群指中小学生群体，即通过健康教育要改变其行为的最直接目标人群。

2. 二级目标人群

二级目标人群包括授课教师和学生家长，他们是与学生有着直接的利益关系、能对学生行为产生重要影响的人群。

3. 三级目标人群

三级目标人群包括学校领导、有威望的长辈、崇拜的偶像等，他们是受学生尊重和信任，能对学生的健康知识、态度和行业产生重要影响的人群。

4. 四级目标人群

四级目标人群包括各级政府领导、广播电视媒体等可以帮助创造有利于学生成长的物质和社会环境的人群。

（二）学校健康教育的目标

学校健康教育的三大基本目标是提高学生健康知识水平，使学生树立健康的信念和态度，采纳并形成健康的行为和生活方式。在学校健康教育过程中，随着学生知识的增长、理解的加深、需求愿望的增大，健康教育的理念逐步渗透到学生心中，使学生的不良行为得以改正，健康行为逐渐建立以及周边环境逐步改善，最终达到促进学生健康全面发展的目标。

总之，学校健康教育的目标应包括以下方面。

1. 提高学生健康知识水平

在学校，以多种教育方式向学生较系统地传授健康知识是学校健康教育的主要形式，其目的是将学生的行为引向正确的方向，帮助学生破除无知和愚昧，抵制不良行为和习惯的影响，确立追求健康、珍惜生命、热爱生活的健康观念，并掌握各种卫生、保健、防病、体育锻炼等知识和手段，以正确的方法有效地维护自身健康。

2. 改善学生对待个人和公共卫生的态度

学生对待卫生保健的正确态度，是促使其将卫生科学知识转化为行为和习惯的动力，是健康教育取得预期目标的前提。学生对待卫生问题的正确态度是通过卫生知识的学习及受周围人的影响而逐步形成的。因此，必须抓紧生命早期这一有利时机，开展学校健康教育，使学生运用所掌握的健康知识，逐步形成正确的健康行为和生活方式。

3. 培养学生的自我保健意识和能力

当前，卫生保健观念正从依靠医疗机构的"依赖型"向依靠自己的"自助型"转变，自助型的核心就是培养个人良好的生活习惯和发展自我保健意识及能力。学校健康教育就是要启发学生理解自我保健是最佳的促进健康的方法，引导学生充分掌握个人身体特点和健康状况，树立正确的健康价值观念，激发学生主动学习健康知识和利用卫生保健服务的兴趣，指导学生掌握各项自我保健技能，使学生面对各种危险因素时能够做出正确选择。

4. 降低学生常见病的患病率及避免各种危险因素

儿童青少年正处在生长发育时期，往往由于不良的学习生活条件及某些不利的影响因素，易发生一些常见疾病，如近视、龋齿、沙眼、寄生物感染、脊柱弯曲异常、营养失调、运动外伤等，这些疾病的发生大多与学生不良的学习和生活方式有关。因此，学校可通过健康教育及时普及各类常见病的有关防治知识，重视学生学习生活卫生，使学生摒弃不良行为和生活方式，并结合学校定期体检，达到早发现、早矫治，降低常见病患病率的目的。

此外，一些引起成年期死亡的主要病因，如心脑血管疾病、恶性肿瘤、糖尿病、单纯性肥胖等在儿童青少年时期患病率虽低，但危险因素却普遍存在。学校健康教育的一个重要目标就是让学生懂得这些危险因素与疾病的关系，帮助他们从维护自身健康的角度出发，避免各种危险因素的侵袭。

5. 预防各种心理卫生问题，促进心理健康发展

心理卫生问题是当前儿童青少年较普遍存在的健康问题。儿童青少年的年龄不同，被

生理水平所制约的心理水平不一，因此学校健康教育应根据儿童青少年不同年龄阶段的心理发育水平，采用有针对性的教育及训练方法，有计划、有目的地将心理发展知识传授给儿童青少年、教师和家长，培养儿童青少年健康的心理状态、健全的性格和顽强的适应环境的能力与改善环境的能力。学校健康教育中的心理咨询和行为指导将对防治各种心理卫生问题和心理障碍、促进儿童青少年心理素质提高发挥重要作用。

6. 培养良好的生活习惯，建立健康的生活方式，提高生长发育水平

儿童青少年的发育和健康与生活环境有密切关系。由于儿童青少年本人及其家长缺乏卫生保健知识，尤其是有关合理营养、平衡膳食、有规律的生活作息制度等方面的知识，导致偏食、挑食、睡眠不足、缺乏运动等现象普遍存在，在一定程度上影响了儿童青少年的发育水平和健康状况。学校健康教育的任务之一就是针对这些问题，引导并培养儿童青少年形成良好的生活习惯，建立健康的生活方式，使他们的发育水平和健康状况随着经济和生活条件的改善逐年提高，为终身健康奠定良好的基础。

三、学校健康教育的内容

学校健康教育的内容通常要依据学校健康教育的目标以及受教育者的年龄特点、社会文化背景等多种因素确定。《中小学生健康教育指导纲要》（教体艺〔2008〕12号）提出中小学健康教育内容包括5个领域，即健康行为与生活方式、疾病预防、心理健康、生长发育与青春期保健、安全应急与避险。进行学校健康教育时，必须有合适的教材。目前我国学校健康教育教材较多，内容广泛，各有侧重。其主要根据儿童青少年生长发育的不同阶段，依照小学低年级、小学中年级、小学高年级、初中年级、高中年级5级水平，把5个领域的内容合理分配到这5级水平中，并互相衔接，完成中小学校健康教育的总体目标。

（一）水平一（小学1~2年级）

1. 目标

知道个人卫生习惯对健康的影响，初步掌握正确的个人卫生知识；了解保护眼睛和牙齿的知识；知道偏食、挑食对健康的影响，养成良好的饮水、饮食习惯；了解自己的身体，学会自我保护；学会加入同伴群体的技能，能够与人友好相处；了解道路交通和玩耍中的安全常识，掌握一些简单的紧急求助方法；了解环境卫生对个人健康的影响，初步树立维护环境卫生的意识；知道蚊子、苍蝇、老鼠、蟑螂等会传播疾病。

2. 基本内容

（1）健康行为与健康知识：不随地吐痰，不乱丢果皮纸屑等垃圾；咳嗽、打喷嚏时遮掩口鼻；勤洗澡、勤换衣、勤洗头（包含头虱的预防）、勤剪指甲；不共用毛巾和牙刷等洗漱用品（包含沙眼的预防）；不随地大小便，饭前便后要洗手；正确地洗手；正确的身体坐、立、行姿势，预防脊柱弯曲异常；正确的读写姿势；正确做眼保健操；每天早晚刷牙，饭后漱口；正确的刷牙方法以及选择适宜的牙刷和牙膏；预防龋齿（认识龋齿的成因、注意口腔卫生、定期检查）；适量饮水有益健康，每日饮水量适宜，提倡喝白开水；吃好早餐，一日三餐有规律；不偏食、挑食；经常喝牛奶、食用豆类及豆制品有益生长发育和健康；经常开窗通气；文明如厕、自觉维护厕所卫生。

（2）疾病预防：接种疫苗可以预防一些传染病。

（3）心理健康：日常生活中的礼貌用语，与同学友好相处的技能。

（4）生长发育与青春期保健：生命孕育、成长基本知识，知道"我从哪里来"。

（5）安全应急与避险：常见的交通安全标志；行人应遵守的基本交通规则；乘车安全知识；不玩危险游戏，注意游戏安全；燃放鞭炮要注意安全；不玩火，使用电源要注意安全；使用文具、玩具要注意卫生安全；远离野生动物，不与宠物打闹；家养犬要注射疫苗；发生紧急情况，会拨打求助电话（医疗求助电话：120，火警电话：119，匪警电话：110）。

（二）水平二（小学3~4年级）

1. 目标

进一步了解保护眼睛、预防近视眼的知识，学会合理用眼；了解食品卫生基本知识，初步树立食品卫生意识；了解体育锻炼对健康的作用，初步学会合理安排课外作息时间；初步了解烟草对健康的危害；了解肠道寄生物病、常见呼吸道传染病和营养不良等疾病的基本知识及预防方法；了解容易导致意外伤害的危险因素，熟悉常见的意外伤害的预防与简单处理方法；了解日常生活中的安全常识，掌握简单的避险与逃生技能；初步了解生命的意义和价值，树立保护生命的意识。

2. 基本内容

（1）健康行为与健康知识：读书写字、看电视、用电脑的卫生要求；预防近视（认识近视的成因、学会合理用眼、注意用眼卫生、定期检查）；预防眼外伤；不吃不洁、腐败变质、超过保质期的食品；生吃蔬菜水果要洗净；人体所需的主要营养素；体育锻炼有利于促进生长发育和预防疾病；睡眠卫生要求；生活垃圾应该分类放置；烟草中含有多种有害于健康的物质，避免被动吸烟。

（2）疾病预防：蛔虫、蛲虫等肠道寄生虫病对健康的危害与预防；营养不良、肥胖对健康的危害与预防；认识传染病（重点认识传播途径）；常见呼吸道传染病（流感、水痘、腮腺炎、麻疹、流脑等）的预防；冻疮的预防（可根据地方实际选择）；学生应接种的疫苗。

（3）生长发育与青春期保健：了解人的生命周期包括诞生、发育、成熟、衰老、死亡；初步了解儿童青少年身体主要器官的功能，学会保护自己。

（4）安全应急与避险：游泳和滑冰的安全知识；不乱服药物，不乱用化妆品；火灾发生时的逃生与求助；地震发生时的逃生与求助；动物咬伤或抓伤后应立即冲洗伤口，及时就医，及时注射狂犬疫苗；鼻出血的简单处理；简便止血方法（指压法、加压包扎法）。

（三）水平三（小学5~6年级）

1. 目标

了解健康的含义与健康的生活方式，初步形成健康意识；了解营养对促进儿童少年生长发育的意义，树立正确的营养观；了解食品卫生知识，养成良好的饮食卫生习惯；了解烟草对健康的危害，树立吸烟有害健康的意识；了解毒品危害的简单知识，远离毒品危害；掌握常见肠道传染病、虫媒传染病的基本知识和预防方法，树立卫生防病意识；了解常见地方病，如碘缺乏病、血吸虫病对健康的危害，掌握预防方法；了解青春期生理发育基本知识，初步掌握相关的卫生保健知识；了解日常生活中的安全常识，学会体育锻炼中的自我监护，提高自我保护的能力。

2. 基本内容

（1）健康行为与健康知识：健康不仅仅是没有疾病或不虚弱，而是身体、心理、社会适应的完好状态；健康的生活方式（主要包括合理膳食、适量运动、戒烟限酒、心理平衡）有利于健康；膳食应以谷类为主，多吃蔬菜水果和薯类，注意荤素搭配；日常生活饮食应适度，不暴饮暴食，不盲目节食，适当吃零食；购买包装食品应注意查看生产日期、保质期、包装有无涨包或破损，不购买无证摊贩食品；了解容易引起食物中毒的常见食品（发芽马铃薯、不熟扁豆和豆浆、毒蘑菇、新鲜黄花菜、河豚等）；不随意采摘、食用野果、野菜；体育锻炼时自我监护的主要内容（主观感觉和客观检查的指标）；发现视力异常，应到正规医院眼科进行视力检查、验光，注意佩戴眼镜的卫生要求；吸烟和被动吸烟会导致癌症、心血管疾病、呼吸系统疾病等多种疾病；不吸烟、不饮酒；知道常见毒品的名称，毒品对个人和家庭的危害，自我保护的常识和简单方法，远离毒品。

（2）疾病预防：贫血对健康的危害与预防，常见肠道传染病（细菌性痢疾、伤寒与副伤寒、甲型肝炎等）的预防，疟疾的预防，流行性出血性结膜炎（红眼病）的预防，碘缺乏病对人体健康的危害和预防，血吸虫病的预防（可根据地方实际选择）。

（3）心理健康：保持自信，自己的事情自己做。

（4）生长发育与青春期保健：青春期的生长发育特点；男女少年在青春发育期的差异（男性、女性第二性征的具体表现）；女生月经初潮及意义（月经形成以及周期计算）；男生首次遗精及意义；变声期的保健知识；青春期的个人卫生知识，体温、脉搏测量方法及测量的意义。

（5）安全应急与避险：骑自行车的安全常识；常见的危险（如高压、易燃、易爆、剧毒、放射性、生物安全）标志；煤气中毒的发生原因和预防；触电、雷击的预防；中暑的预防和处理；轻微烫烧伤和割、刺、擦、挫伤等的自我处理；提高网络安全防范意识。

（四）水平四（初中年级）

1. 目标

了解生活方式与健康的关系，建立文明、健康的生活方式，进一步了解平衡膳食、合理营养的意义，养成科学、营养的饮食习惯；了解充足的睡眠对儿童少年生长发育的重要意义；了解预防食物中毒的基本知识；进一步了解常见传染病预防知识，增强卫生防病能力；了解艾滋病基本知识和预防方法，熟悉毒品基本知识，增强抵御毒品和艾滋病的能力；了解青春期心理变化特点，学会保持愉快情绪和增进心理健康；进一步了解青春期发育的基本知识，掌握青春期卫生保健知识和青春期常见生理问题的预防与处理方法；了解什么是性侵害，掌握相关预防方法和技能；掌握简单的用药安全常识；学会自救互救的基本技能，提高应对突发事件的能力；了解网络使用的利弊，合理利用网络。

2. 基本内容

（1）健康行为与健康知识：不良生活方式有害健康，慢性非传染性疾病（恶性肿瘤、冠心病、糖尿病、脑卒中）的发生与不健康的生活方式有关；膳食平衡有利于促进健康；青春期充足的营养素能保证生长发育的需要；保证充足的睡眠有利于生长发育和健康（小学生每天睡眠时间10h，初中生每天睡眠时间9h，高中生每天睡眠时间8h）；食物中毒的常见原因（细菌性、化学性、有毒动植物等）；发现病死禽畜要报告，不吃病死禽畜肉；适宜保存食品，腐败变质食品会引起食物中毒；拒绝吸烟、知道饮酒的技巧；了解毒品对个人、家庭和社会的危害，拒绝毒品的方法；知道吸毒违法，拒绝毒品。

（2）疾病预防：乙型脑炎的预防；疥疮的预防；肺结核的预防；肝炎的预防［包括甲型肝炎、乙（丙）型肝炎等］；不歧视乙肝病人及感染者；艾滋病的基本知识；艾滋病的危害；艾滋病的预防方法；判断安全行为与不安全行为，学会拒绝不安全行为的技巧，学会寻求帮助的途径和方法；与预防艾滋病相关的青春期生理和心理知识；不歧视艾滋病病毒感染者与病人。

（3）心理健康：不良情绪对健康的影响；调控情绪的基本方法；建立自我认同，客观认识和对待自己；根据自己的学习能力和状况确定合理的学习目标；明确异性交往的原则。

（4）生长发育与青春期保健：热爱生活，珍爱生命；青春期心理发育的特点和变化规律，正确对待青春期心理变化；痤疮发生的原因、预防方法；月经期间的卫生保健常识，痛经的症状及处理；选择和佩戴适宜的胸罩的知识。

（5）安全应急与避险：有病应及时就医；服药要遵从医嘱，不乱服药物；不擅自服用、不滥用镇静催眠等成瘾性药物；不擅自服用止痛药物；知道保健品不能代替药品；毒物中毒的应急处理；溺水的应急处理；骨折简易应急处理知识（固定、搬运）；识别容易发生性侵害的危险因素，保护自己不受性侵害；预防网络成瘾。

（五）水平五（高中年级）

1. 目标

了解中国居民膳食指南，了解常见食物的选购知识，进一步了解预防艾滋病的基本知识，正确对待艾滋病病毒感染者和病人；学会正确处理人际关系，培养有效交流的能力，掌握缓解压力等基本的心理调适技能；进一步了解青春期保健知识，认识婚前性行为对身心健康的危害，树立健康文明的性观念和性道德。

2. 基本内容

（1）健康行为与健康知识：食品选购的基本知识，中国居民膳食指南的内容。

（2）疾病预防：艾滋病的预防知识和方法；艾滋病的流行趋势及对社会经济带来的危害；艾滋病病毒感染者与艾滋病病人的区别；艾滋病的窗口期和潜伏期；无偿献血知识；不歧视艾滋病病毒感染者与病人。

（3）心理健康：合理宣泄与倾诉的适宜途径，客观看待事物；人际交往中的原则和方法，做到主动、诚恳、公平、谦虚、宽厚地与人交往；缓解压力的基本方法；认识竞争的积极意义；正确应对失败和挫折；考试等特殊时期常见的心理问题与应对。

（4）生长发育与青春期保健：热爱生活，珍爱生命；青春期常见的发育异常，发现不正常要及时就医；婚前性行为严重影响青少年身心健康，应避免婚前性行为。

（5）安全应急与避险：网络交友的危险性。

四、学校健康教育的实施途径及保障机制

（1）学校要通过学科教学和班会、团会、校会、升旗仪式、专题讲座、墙报、板报等多种宣传教育形式开展健康教育。学科教学每学期应安排6～7课时，主要课程为"体育与健康"。健康教育教学课时安排可有一定灵活性，如遇下雨（雪）或高温（严寒）等不适宜户外体育教学的天气时可安排健康教育课。另外，小学阶段还应与"品德与生活""品德与社会"等学科的教学内容结合，中学阶段应与"生物"等学科教学有机结合。对无法在"体育与健康"等相关课程中渗透的健康教育内容，可以利用综合实践活动和地方课程的时间，采用多种形式，向学生传授健康知识和技能。

（2）各地教育行政部门和学校要重视健康教育师资建设，把健康教育师资培训列入在职教师继续教育的培训系列和教师校本培训计划，分层次开展培训工作，不断提高教师开展健康教育的水平。中小学健康教育师资以现有健康教育专兼职教师和体育教师为基础。要重视健康教育教学研究工作，各级教研部门要把健康教育教学研究纳入教研工作计划，针对不同学段学生特点，开展知识传播与技能培养相结合的教学研究工作。

（3）各地应加强教学资源建设，积极开发健康教育的教学课件、教学图文资料、音像制品等教学资源，增强健康教育实施效果。凡进入中小学校的自助读本或相关教育材料，必须按有关规定，经审定后方可使用；健康教育自助读本或者相关教育材料的购买由各地根据本地实际情况采取多种方式解决，不得向学生收费，以免增加学生负担。大力提倡学校使用公用图书经费统一购买，供学生循环使用。

（4）重视对健康教育的评价和督导。各地教育行政部门和学校应将健康教育实施过程与健康教育实施效果作为评价重点，具体包括学生健康意识的建立、基本知识和技能的掌握和卫生习惯、健康行为的形成，以及学校对健康教育课程（活动）的安排、必要的资源配置、实施情况以及实际效果。各地教育行政部门应将学校实施健康教育情况列为学校督导考核的重要指标。

（5）充分利用现有资源。健康是一个广泛的概念，涉及生活的方方面面，学校健康教育体现在教育过程的各个环节，各地在组织实施过程中，要注意健康教育与其他相关教育，如安全教育、心理健康教育有机结合，把课堂内教学与课堂外教学活动结合起来，发挥整体教育效应。

（6）学校健康教育是学校教育的一部分，学校管理者应以大健康观为指导，全面、统筹思考学校的健康教育工作，应将健康教育教学、健康环境创设、健康服务提供有机结

合，为学生践行健康行为提供支持，实现促进学生健康发展的目标。

五、学校健康教育的形式和方法

（一）学校健康教育的形式

利用信息传播开展学校健康教育工作是当前国内外健康教育发展的主要趋势。学校健康教育主要是针对学生群体的工作，以解决他们的健康问题和培养他们的健康行为为目的。健康信息的传播可以帮助学生获得在健康问题上做出决定所需要的知识、意见和态度。如果所传播的信息能够让他们理解、认可、相信并接受，那么通过信息传播的教育就取得了巨大的成功，这也决定了信息传播教育必须采取多种形式，才能实现预期的教育目标。

目前，学校健康信息传播教育有3种形式，即直接教育形式、间接教育形式和专题教育形式。

1. 直接教育形式

直接教育形式是学校健康教育基本和重要的途径，可针对受教育者的具体健康问题和特点，进行有针对性的知识、技能传授和强化教育，是促使受教育者改变信念、态度的有效教育形式。在学校健康教育中，常用的直接教育形式有以下几种。

（1）健康教育课：这是一种目前国内普遍采用的信息传播教育形式，以课堂讲述为主。课堂讲述以教师作为教学过程的主导者，依据教育学原则，以课本教材为主，或辅以一些实物、图片、幻灯等手段组成教学过程，是一种系统知识、技能传授方式。

（2）讲座：是一个人或多数人传播信息的行为，如学术报告会、专题讲座等，是我国学校健康教育广泛采用的一种形式。

（3）健康咨询：即健康教育人员或卫生工作者为学生解答生活中的各种健康问题，帮助学生避免或消除心理、生理、行为及社会各种非健康因素的影响，提高身心健康的水平。

（4）小组活动：以目标人群组成的小组为单位开展的健康教育活动。由于受教育者置身于群体中，受群体意识、群体规范、群体压力、群体支持的影响，更易摒弃旧观念，确立新的态度和行为。

（5）个别劝导：指健康教育工作者在健康教育活动中针对个别受教育者的具体情况，通过传播健康知识、传授有关的健康技能，说服其改变不健康状态及行为的过程，是健康教育工作的重要形式和主要手段。

（6）同伴教育：同伴教育就是利用青少年的团队倾向，首先对有影响力和号召力的青少年进行有目的的培训，使其掌握一定的知识和技巧，然后他们再向周围的青少年传播相应的知识和技能，甚至向更广泛的范围传播，以达到群体教育的目标。它的特点是教育者和被教育者之间没有代沟，教学形式打破了传统的以教师为中心的教育模式，取而代之的是平等交流的教学方式，加强了被教育者的参与热情，提升了教育效果。同伴教育的活动形式多种多样，可以是朋友间的聊天，也可以是有组织的小组讨论。同伴教育的内容多针对一些敏感问题，如性行为、性病、吸毒、吸烟等。

2. 间接教育形式

随着科学技术的进步和各种媒介技术的发展，间接教育形式在学校健康教育工作中应用得越来越广泛。间接教育形式常利用4种媒介技术：大众媒介、视听手段、系统学习和教学电视。信息通过电视、广播、图表、标语、书籍、手册和教学设备传播。学校健康教育中常采用的间接教育形式有以下几种。

（1）大众媒介：大众媒介是健康教育工作强有力的工具。在4种媒介中，大众媒介不同于其他3种媒介，它的目标人群数量相对较大，信息相对简单完整。学校健康教育可充分利用大众传播媒介的各种教育形式，如订阅各种卫生报纸、杂志、丛书和卫生宣传画，组织收听收看卫生广播节目、卫生科教电视片、电影，开展"卫生科普游园""卫生知识竞赛"等生动活泼的宣传教育活动，紧密围绕各个时期学校的卫生工作任务，通过各种大众媒介的广泛传播，促进学生、教职工、家长及广大社区成员在知、信、行上不断向更加健康的方面发展。

（2）视听手段：视听手段与大众媒介具有一定的相似性，但两者之间存在着范围和综合性的差别。视听手段接触的是一个有限的靶人群，如某班级或某年级的学生。视听手段对其他教育方法，如演讲、小组讨论、游戏或行为矫正等起到一种补充或加强作用。在学校健康教育中，影视材料是使用广泛的视听手段，对于不同主题、不同年龄人群，利用电影、录像传授有关健康知识是十分有效的。

（3）系统学习：指借助于教学仪器、实验和计算机而进行的学习方法，此方法能将有关材料安排到一个精心编制的连续过程中。系统学习可以提供一套完整的信息，如教学软件、模拟教具等，学生根据自己的不同情况掌握学习进度，除解答问题以外，一般不需要教师指导。系统学习的新发展是辅以计算机的辅助教学，学习者可以使用一个终端和计算机对话。当学习者的个体差异大，需要个别学习时，系统学习比较适合；当学习材料相对清楚或内容需要保密或不宜公开（如性病、生殖生理等）时，这也是比较适宜的方法。

（4）教学电视：教学电视能够像系统学习一样，提供独立的指导程序，不同的是教学电视常用于整个班级，而一些特制的教学节目可在全国或特定地区播放。许多专家认为教学电视在认知和心理思维活动技巧的研究中具有很多优点。

3. 专题教育形式

专题健康教育是指为预防某种健康或疾病问题，以及消除该病的致病因素或降低发病率而进行的健康教育形式，如青春期性健康教育、预防吸烟健康教育、艾滋病预防的健康教育均属专题健康教育范畴。专题健康教育是学校健康教育活动中经常使用的一种形式。

总之，在进行学校健康教育时，要根据学生的年龄特点、健康问题及健康行为的特点、影响健康行为各因素的特点来选择信息传播教育形式。而要使健康传播活动获得良好的效果，使健康教育达到预期的目标和要求，促使学生接受信息，转变态度和改变行为，就必须因人、因时、因地制宜，根据自身拥有的资源，选择和应用适宜的信息传播教育形式，而且必须综合运用各种教育形式。

（二）学校健康教育的方法

学校健康教育方法是为实现预期教育目标而采取的有系统、有组织的手段。然而，在校学习的中、小学生正值生长发育、体魄强健、精力旺盛时期，良好的自身状况往往使他们难以认识到在一个人健康时期建立良好卫生习惯和行为对其一生的重要意义，缺乏对健康教育学习的积极性和求知欲望。这些无疑给学校健康教育的开展带来一定的难度。

成功的学校健康教育就是要在这种特定的环境下，针对学生的特殊情况，通过有效的教学手段和方法，激发学生学习有关健康知识的兴趣和自觉意识，指导学生掌握具体实用的健康知识、技巧和才能，以实现规定的教育目标。

1. 学校在开展健康教育时应考虑的因素

（1）学习的认知过程：学习者在健康教育的学习过程中，都要经历获取信息、理解、分析并归纳综合的过程。因此，在进行健康教育时，要运用各种有助于学习者理解、应用、分析、综合及评价的方法，如采用游戏、角色扮演、小组活动、使用某些视听设备等方式，达到向学习者提供有关健康信息的目的。

（2）学习的情感因素：情感因素指学习者自身所具有的信念、态度和价值观，这些因素往往能够影响学习者对提供信息的认识及接受水平。因此，在健康教育学习中要注意引入积极的学习过程，使学习者的信念和态度受到影响，自觉反省原有的价值观念，转向更有益于健康的方面。

（3）学习的心理动力因素：在健康教育中，利用各种演示或实践的机会，向学习者分解、展示一些复杂的行为或技能，为学习者提供决策、协商、处理各种关系、解决问题等练习机会，调动学习者的内在动力，使他们能够较容易地理解、掌握有关技能。

（4）学习的环境因素：由于健康教育不仅与个体有关，还涉及学校和社区的健康兴趣。因此，个体、学校以及社区环境的健康需求也会渗透到整个健康教育中，并由此影响学校健康教育活动。所以，一些健康教育学的专家建议，在学校开展健康教育时，还应针对个体、学校和社区三者的交叉兴趣，采取相应的教育方法，由此建立一个统一、和谐的学习环境。

2. 学校健康教育的教学方法

目前，学校健康教育常用的教学方法有以下几个方面。

（1）讲述：这是一种较为传统的教学方法。教师是教学过程的主导者，依据教育学原则组织学生学习，安排学习时间、内容和时间分配，并进行定期考评以检查教学效果。目前我国学校健康教育多采用这种方法。

（2）讨论：讨论即让参与者围绕一个或数个问题发表见解的一种方法。这种方法的运用可以在全班进行，也可以在小组进行；可以穿插在课堂授课之中，也可以单独设立某个专题进行。该方法的目的在于激发各种观点的自由交换，允许每个参加者就某个主题公开坦诚地发表个人意见或倾听他人的观点。这种方法最大限度地调动了学习者的内在学习动力。

（3）头脑风暴：指邀请学生或其他参加者自愿就某些问题（问题由教师或组织者提

出）做出迅速的应答反应。这种方法的优点在于有利于创造参与气氛，引起学生的思考和兴趣，提高学习效率。

（4）角色扮演：这种方法是通过让学生扮演某一情节中的不同角色，再现现实生活中的一些情景，使扮演者及观众均感到身临其境，仿佛直接参与到一个事件中，从中受到启发。这种方法有利于引起学生的兴趣和发挥学生的能力，促进他们的态度、信念及价值观念的转变，并培养彼此间的交流及合作精神。

（5）示范：即通过某些具体示范演示，让学生亲自体会并深入了解一些健康教育的内容。示范法不仅可以在教室里进行，也可以在与教育内容有关的实际工作场所进行。这种方法的优点在于可以使教学形式更加生动活泼，增加学生的兴趣，并使学生学到相应的技能。

（6）案例分析：即向学生介绍一个真实的事件或案例，请学生参与分析讨论。案例分析是目前常用的一种参与式教学方法，它通过分析、讨论、评价具体的案例，促进学生的自我决策技能和解决问题能力的提高；在进行案例分析时，鼓励学生根据自己具有的知识、技能及经验参与思考，展开交流。

第四节　学校健康教育的实施步骤及效果评价

一、学校健康教育工作的计划

（一）制订学校健康教育计划

学校健康教育所面对的目标人群是处于生命准备时期的儿童青少年，为了确保学校健康教育能取得预期的社会效益，在开展工作之前，必须对所实施的健康教育规划进行周密合理的设计，既要保证计划的科学性，又要体现计划的可行性。

制订学校健康教育计划要目标明确，重点突出，切合实际，并具有预见性和灵活性。可根据教育部、卫生部门对学校健康教育与健康促进内容评估的规定，以及本地区儿童青少年实际健康需求和存在的健康问题，并考虑长远健康发展目标，制订出各校切实可行的行动计划。

学校健康教育计划设计是为计划的实施和评价服务的，在设计时应解决以下 8 个问题：①做什么，健康教育计划的内容和目标是什么；②为什么，开展健康教育的理由或原因及目的；③何时做，健康教育活动的日程计划与时间安排；④哪里做，健康教育活动开展的地点与范围；⑤何人做，实现计划的人力资源；⑥对谁做，健康教育计划的目标人群；⑦怎样做，计划实施的步骤、策略和技术；⑧预期结果，计划实施后取得的社会效益和经济效益。

学校健康教育计划设计的模式及程序可参考美国健康教育专家格林教授提出的格林模式。它是一个较为成功的理论模式，根据它可制订出全面的计划，常被健康教育工作者作为计划设计和评价的指南。

（二） 设立学校健康教育领导和组织管理机构

实施学校健康教育的单位，必须加强对决策层的开发，转变观念，提高对学校健康教育目的、意义的认识，树立信念，使决策者有决心把健康教育纳入学校的议事日程；必须成立由校长或其他主要负责人领导的健康教育工作领导小组，它由校德育处、教务处、少先队、共青团、学生会和学校医务室等部组成，还应吸收社区领导及家长代表参加；定期召开会议，检查督促学校健康教育各项规划的实施情况，并对规划实施中出现的各种问题进行研究，以保证学校健康教育目标的实现；各部门都应有明确的职责与分工，实行目标管理。

二、学校健康教育工作的实施

学校应该为开展健康教育工作创造必要的条件，使学校环境有利于健康教育计划的实施、目标的实现，具体应做好以下几方面工作。

（一） 制定学校健康教育政策

学校健康教育政策是顺利开展学校健康教育的保证，体现学校决策者的思维观念，并影响学校健康教育行动和资源利用。学校健康政策内容包括以下几个方面。

（1） 有关学生禁止吸烟、饮酒的政策。
（2） 进行健康筛查的政策。
（3） 发生紧急情况时所采取的应对措施的政策。
（4） 在保证男、女学生利用学校资源方面平等的政策。
（5） 有关食品安全的政策。
（6） 关于艾滋病病毒、艾滋病控制及其安全管理的政策。
（7） 适合本地区情况和控制蠕虫或其他寄生虫病的政策。
（8） 急救相应的政策和规划等。

假如学校已经颁布了某些方面的卫生政策，而这些现存政策没有全面地涉及健康问题，则应对其进行补充和完善。

（二） 创建学校健康环境

学校健康环境是激发和促进学生参与健康活动，主动培养健康意识的外部环境，它包括人际环境、事物环境和物质环境。

人际环境指学校内师生间、同学间以及和其他工作人员间的关系是否密切协调、互尊互敬，形成一种和谐的气氛。

事物环境指校内各种活动和措施以及师生员工的健康状态，如课程的安排、制度的制定、课外活动、学校的安全措施、考试等。

物质环境指学校的基础环境及自然环境，包括校址的选择，学校的建筑，操场的大小，教室采光照明、通风采暖、课桌椅，给水及排水设备，厕所，食堂，垃圾处理，运动设施等。

（三）提供学校卫生服务

学校卫生服务指学校或有关卫生服务机构向学生提供直接服务，并与学校建立合作关系，共同担负起学校卫生保健和教育的责任，是整个学校健康教育规划不可缺少的部分。它包括学生发育监测、健康检查、牙齿检查、视力、听力检查、免疫接种和传染病管理、常见病和身体缺陷的纠正、突发性疾病的紧急服务、意外事故的应急措施、心理咨询以及为伤残学生提供必要的服务等。

（四）协调学校与社区关系

学校与社区关系指学校与学生家庭之间的联系，以及学校与学校所在社区各组织、团体之间的联系。其内容包括：学校积极与当地社区建立联系，师生共同参与社区活动，向社区通报学校有关健康教育的规划、倡议等。在学校生活中，提倡家庭和社区的参与，如请家长参与学校食品政策的制定与实施、学校建设和体育活动等。此外，学校应积极争取社区大众的合作和社会舆论的支持。

三、学校健康教育评价

学校健康教育评价是学校健康教育总体计划的重要组成部分，它贯穿于整个计划的实施过程，是衡量学校健康教育计划的科学性、实用性、可行性等方面重要、客观的尺度。

（一）评价的原则

波勒克（Pollock）提出了学校健康教育评价的7条原则。
(1) 评价应是连续的，与整个计划同步。
(2) 评价应围绕学校卫生计划中所有重要的方面。
(3) 评价应关心结果、步骤和内容。
(4) 评价应是合作性的，即有关人员（包括学生、领导、教师、医务人员、专家和社区代表）都应参与。
(5) 评价重点应放在计划的目标和目的上。
(6) 评价应有一个长期计划。
(7) 评价应收集资料和保存记录。

（二）评价的内容及指标

学校健康教育评价的内容除了知识、信念与态度、行为外，更要结合青少年发育旺盛的生理特点，把生长发育水平及健康状况作为重要的评价内容。

1. 健康知识的评价

健康知识的评价即围绕所干预的内容及有关的知识进行书面测验，常用的方法是问卷法。对低年龄儿童，可采用个别谈话的方式进行测验。群体评价指标以得分的及格率或测验平均得分做比较，个体以自身的前后得分情况来衡量。

2. 卫生保健信念的评价

学生的卫生信念是指他们对卫生知识、卫生保健设施、卫生行为的认识、观点和态度的概括。卫生保健信念有各种表现形式，评价指标涉及面较广，如健康教育活动的自愿参与率，卫生报刊的阅读率，对某些正确及不正确卫生行为的肯定率或否定率等。

3. 健康行为的评价

健康教育的核心是对行为的干预，因此，健康行为变化的评价是学校健康教育评价的重要方面。可在日常学习生活中及家庭联系中了解学生健康行为和行为的变化。评价健康行为的指标可采用健康行为的形成率、不良行为的改正率等。

4. 生长发育水平及健康状况评价

通过定期的体格检查、身体素质的测验，与当地的生长发育标准、常见病患病水平进行比较，来衡量健康教育效果。

5. 公共卫生面貌的改善

公共卫生面貌的改善是对学生信念及行为改进的一种间接评价，包括学生精神面貌和道德风尚的改变，如保护环境卫生的自觉性增强，成为义务宣传员；主动抵制不良行为等。

评价指标依实际情况进行设计、选择。

（三）评价方法

目前采用的评价方法有多种，具体评价方法应根据评价目的进行选择。

1. 问卷调查

问卷调查（questionnaire survey）是根据事先设计好的表格、问卷、量表等进行调查的方法，是由被试者自行选择答案的一种方法，也是评价学生知识、态度和行为常用的一种方法。目前，问卷试题通常采用3种形式：是非、选择、等级排列。

2. 行为观察

行为观察（behavior observation）是用于观察行为的常用方法，通常采用自然观察法，即通过人的感官在没有人干预的情况下观察他人的行为，并把观察结果按时间顺序系统记录下来。在观察法中，应注意不能就某一孤立事件做出评判。

3. 自我评估

自我评估（self-evaluation）指学生自己向教师、保健教师或健康教育者报告个人与健康教育项目有关的认知、兴趣、态度、信念和行为，如报告吸烟、膳食、卫生习惯、锻炼等方面的情况。如有必要和可能时，辅以询问家长来核实自我报告的可靠性。

4. 个别交谈

个别交谈（personal interview）指健康教育项目开展前后，由教师、调查人员与接受教育的对象面对面地交谈，直接了解他人行为及心理状态的方法。这是评估学生健康知识、态度与实际行为改进的必要步骤之一，应用时要有周密的计划、有主题。

5. 家长访谈

家长访谈（teacher - parent interview）是指采用召开家长会、与家长进行座谈或家访的形式，了解学生健康知识掌握和提高的情况，以及已养成哪些卫生习惯，还有哪些薄弱环节等，并征求家长对健康教育实施的意见，以便正确做出有关学生健康行为的评估。

（四）评价中应注意的问题

学校健康教育评价是一项复杂而细致的工作，为使评价结果客观、准确，应注意以下两方面问题。

1. 评价中对照组的设置

在必须设立对照组的评价中，对照组的选择要合理，与实验组之间要有可比性。如果两组之间在未开展健康教育前就存在与评价内容有关因素的差异，这种评价研究就失去了意义。因此，在选择对照组时应慎重。

2. 评价时间

评价时间如果不当，往往会出现低估或高估效果，导致不同结论。如戒烟效果评价，年轻人起初受到教育激励、团体互动等影响，戒烟率可能较高，但随时间推延，戒烟率可能会逐步下降，如果只在教育刚结束后评价一次，往往高估效果。解决的最好办法是多次重复评价，这样即可消除因评价时间不当而得出的错误结论。

第七章 家庭健康教育

家庭是社会的细胞，是构成社会的基本单位，是个人生活的重要处所。家庭中每位成员的心理、行为和生活方式等，在很大程度上受家庭环境的影响。中国是世界上人口最多的国家，也是世界上家庭数量最多的国家。家庭规模、结构、类型等随着外部环境的变化也呈现出多样性和复杂性，且家庭类型和生活质量密切相关，因此，开展家庭健康教育与家庭健康评估工作十分重要。

第一节 家庭概述

一、家庭的定义、类型、特点及关系

（一）家庭的定义

家庭是指在同处居住的，靠血缘、婚姻或收养关系联系在一起的，两个或更多的人所组成的，由法律、习俗和伦理固定下来的、共同生活和彼此依赖的基本团体。现代意义的家庭除了强调婚姻关系和法定的收养关系外，也承认多个朋友组成的具有家庭功能的家庭，如同性恋家庭、同居家庭、群居家庭等。同时，有人提出家庭是通过生物学关系、情感关系或法律关系连接在一起的一个群体。总之，家庭是以血缘、婚姻、供养、情感和承诺的关系为基础而建立起来的、有共同生活活动的基本群体。

家庭是人类生活的主要处所。人们习惯于家庭生活，主要的人际关系和基本的生活经历都发生在家庭，日常生活饮食起居需要家庭，遇到事情更离不开家庭。家庭对健康的影响涉及家庭成员的生理、心理和行为的各个方面，是个人健康和疾病发生发展的重要的背景因素。家庭成员的疾病和健康状况与家庭的生活方式、生活环境、人际关系密切相关。

(二) 家庭的类型

家庭主要有3种基本类型：婚姻家庭、一方抚养子女家庭和非婚姻家庭。

1. 婚姻家庭

婚姻家庭是按照婚姻家庭关系基本准则、具有合法婚姻关系的夫妇及其未婚或已婚子女组成的家庭。婚姻家庭一般包括两类，第一类主要有核心家庭（由父母及其未婚子女组成）、主干家庭（由父母与已婚子女及其第三代组成）、联合家庭（由父母和几个已婚子女及孙子女组成）等；第二类包括夫妻分居家庭、丈夫或妻子或父亲或母亲离家家庭、丁克家庭、继父母家庭、领养或抚养家庭等。

2. 一方抚养子女家庭

一方抚养子女家庭包括自愿单身领养家庭、非自愿单身领养家庭、父母离异有孩子的家庭等单身、单亲家庭。随着改革开放的不断深入及城市化的发展，由于人口流动性增加、离婚率升高等原因，单身、单亲家庭数量也呈上升趋势。

3. 非婚姻家庭

非婚姻家庭包括同居家庭、同性恋家庭、享用同一居室的人组成的家庭、非亲属关系组成的家庭等不具备传统家庭形式但也行使着类似功能的家庭。非婚姻家庭数量在某些西方国家和我国一些城市、地区有明显上升趋势。

(三) 我国家庭的特点

由于我国实施了多年的计划生育政策以及城乡居民生活水平不断提高，《中国家庭发展报告（2015年）》调查的主要结果显示，当前，我国家庭发展呈现出以下几个特点。

（1）家庭规模小型化、家庭类型多样化。现在两人家庭、三人家庭是主体，由两代人组成的核心家庭占六成以上。同时，单人家庭、空巢家庭、丁克家庭也在不断地涌现。

（2）家庭收入差距明显。20%收入最多的家庭和20%收入最少的家庭，收入相差19倍左右。

（3）家庭养老需求和医养结合的需求比较强烈。现在家里的老人养老靠自己和家庭成员。老年人养老最强烈的需求是健康医疗，同时对社会化需求也比较强烈。

（4）父亲在照料和教育儿童的过程当中发挥的作用、扮演的角色比较有限。

（5）计划生育家庭的发展状况明显好于非计划生育家庭。总体比较而言，计划生育家庭比非计划生育家庭在经济发展、健康管理、代际互动等方面都有明显优势。

（6）流动家庭和留守家庭已经成为家庭的常规模式。据了解，当前的流动家庭接近20%，产生了一些留守儿童、留守妇女、留守老人。

（7）城乡针对家庭的社区公共服务差异明显。农村社区提供的各项公共服务比例明显低于城市社区，基础卫生设施亟待改进。

(四) 家庭关系

从家庭的发展历史来看，健全的家庭关系主要有8种。

1. 婚姻关系

传统的家庭都是由成年男女通过合法的婚姻而建立的,婚姻是联结家庭的中心纽带。

2. 血缘关系

血缘关系是最古老的家庭关系,原始社会的氏族家庭就是一种血缘家庭,其总是以血缘关系而延续、扩展着。

3. 亲缘关系

大家庭中的亲缘关系最为庞大和复杂,庞大的亲缘关系提供了丰富的家庭内部资源。养子、养女、继父、继母、岳父、岳母、公公、婆婆等都是以亲缘关系为纽带而联结的家庭关系。

4. 感情关系

婚姻、家庭以感情为基础,婚姻、家庭一旦失去了感情色彩,便失去了灵魂和其应有的作用。只有充满温馨和爱心的家庭才能成为避风港。

5. 伙伴关系(相伴相爱)

夫妻双方既是性生活配偶,又是生活中的伴侣。家庭中的伙伴关系是以感情、爱情为基础的,因此实际上是一种爱的伙伴关系。

6. 经济关系

家庭经济是社会经济积累与消费的重要形式,个人的经济发展与消费总是以家庭为单位的,家庭是社会最基本的经济消费团体。

7. 人口生产与再生产关系

人口生产是家庭独一无二的功能,任何其他的社会团体都不能承担这一功能。

8. 社会化关系

家庭是一个人社会化最重要的载体。家庭承担着培养合格的社会成员的责任,因此存在着榜样与模仿、教育与被教育、影响与被影响的关系。

二、家庭结构与功能

(一) 家庭结构

家庭的内在结构包括家庭权力结构、家庭角色与沟通和家庭价值观。

1. 家庭权力结构

家庭的权力中心即为一家之主,它可以是约定俗成的,如父亲为一家之主,也可以是继承的,如传统的大家庭有长子在父亲去世后掌握家政大权的规定。随着社会的变迁,家庭权力中心的形成越来越受感情和经济因素的影响,封建专制的家庭权力形式正逐渐向民主、自由的家庭权力形式转变。

2. 家庭角色与沟通

家庭角色健康的关键点在于家庭内有良好的沟通,幸福的家庭必定从良好的沟通开始。健康家庭能维持良好的交流关系,家庭成员能相互提供感情上的支持,并一起应对困难,对内有共同的"家庭认同感"。夫妻作为家庭角色的核心主体,任何一方的行为都会受对方的影响。一旦出现沟通不良等问题,就会导致各种婚姻家庭问题,引发各种婚姻家庭的矛盾冲突,甚至导致婚姻解体。

3. 家庭价值观

家庭价值观是指家庭成员对家庭活动的行为准则和生活目的的共同态度或基本观念,它是一种非常微妙的东西,常常不在人的意识范围之内,却深深地影响家庭成员的感觉、思维方式和行为。每个家庭成员都可以有自己的价值观,它们相互影响并形成家庭共有的价值观。价值观的形成受传统观念、社会伦理道德和法律规范等因素的影响,也与个人品质、受教育水平、社会地位、经济状况、个人信仰等因素有关。一个家庭的疾病观、价值观直接关系到家庭成员的就医行为、遵医行为、实施预防措施、改正不良行为习惯等方面,因此对维护家庭健康至关重要。由于家庭的价值观直接关系到家庭健康教育的成败,因此健康教育工作者在开展家庭健康教育之前必须了解一个家庭的价值观,确认健康问题在家庭中的地位,这样才能同家庭一起制订出切实可行的健康教育计划,从而解决家庭中的健康问题。

(二) 家庭功能

家庭作为将生物人转化为社会人的第一个社会基本单位,其功能是任何机构所不能替代的。家庭的功能有两个方面:对社会的作用和对家庭成员的作用。这两个方面有机地联系在一起。具体来说,现代家庭的主要功能有以下几个方面。

1. 情感功能

家庭是建立在感情基础之上的,并以血缘和婚姻为纽带相结合,家庭成员的感情交流最为直接、频繁,也最为深厚。家庭成员通过相互理解、相互关怀与支持,以及共同的娱乐活动调节心身、恢复体力,并增强家庭成员间的亲密程度。

2. 性爱与生殖功能

性爱功能体现在大多数人通过建立家庭满足性欲,家庭在保证夫妻正常性生活的同时,又借助法律、道德和习俗的力量来限制家庭之外的各种性行为。生儿育女是家庭自产生以来所特有的功能,包括生殖和抚育两个方面。家庭生育子女、传宗接代的功能使人类种族和社会延绵不断。

3. 抚养和赡养功能

抚养是指长辈对无行为能力人(主要是未成年人)的保护和教养,体现了上一代人对下一代人应尽的家庭责任和义务。赡养是指子女对家庭中长辈的供养和照顾,体现了下一代人对上一代人应尽的家庭责任和义务。

4. 经济、教育和社会化功能

家庭必须为其成员提供充足的物质资源,如金钱、生活用品、居住空间等。只有具备充足的经济资源,才能满足家庭成员的生理、接受教育、医疗保健、健康促进的需要。同时,家庭还具有把其成员培养成合格的社会成员的社会功能。童年期是人的关键时期,家庭中的亲子关系和家长的言传身教,对儿童的语言、情感、角色、经验、知识、技能与规范方面的习惯均起到潜移默化的作用。

5. 健康照顾功能

通过家庭成员间的相互支持，可以抚养子女、赡养老人、保护家庭成员的健康，家庭成员生病时，能提供多方面的照顾。家庭照顾主要包括：提供适当的饮食、居住条件等物质资源，能够维持适合与健康的居家环境，有足够的维持个人健康的资源，进行保健和病人的照顾，为病患、伤残者提供家庭支持。当家庭某一成员出现严重健康问题（身体上或精神上异常引起病患或残疾）时，家庭会调动所有资源提供人力、财力、物力以及精神、情感等方面的支持。

（三）健康家庭

健康家庭是指能持续地为每位家庭成员保持最佳的健康状况和发挥最大的健康潜能提供资源、指导和支持，能够满足和承担个体的成长的家庭。健康家庭中，每位成员都能感受到家庭的凝聚力，这种家庭的特点是家庭成员精神健全，相互间有承诺、有感情，并互相欣赏、积极交流、共享时光；同时，家庭有能力应对压力和处理危机。

1. 健康家庭模式

（1）临床模式，是指家庭系统在生理、心理、社会文化、发展及精神方面的一种完好的、动态变化的稳定状态，家庭没有功能失调或衰竭的表现。

（2）角色执行模式，认为家庭能有效地执行家庭功能和完成家庭发展任务。

（3）适应模式，认为家庭能有效地、灵活地与环境相互作用，完成家庭的发展，适应家庭的变化。

（4）健康幸福论模式，认为家庭能持续地为家庭成员保持最佳的健康状况和发挥最大的健康潜能提供资源、指导和支持。

这4个模式没有相互重叠，而是反映不同层次的健康家庭。

2. 健康家庭应具备的条件

（1）家庭给予各成员足够的自由空间和情感支持，家庭各成员对某一角色的期望趋于一致。

（2）家庭成员有自己的健康观、疾病观等家庭价值观，并能用共同信奉的价值观来促进家庭成员的发展，共同面对挑战和共享平等发展机会。

（3）家庭有良好的交流氛围，家庭成员间交换信息清晰、具体、有效。

（4）家庭成员在进行家庭决策时体现民主和集中。

（5）家庭有健康的居住环境和生活方式以及有支持和关心的温馨氛围，家庭内的安全、膳食营养、运动、闲暇等是成员健康发展的重要基础条件。

（6）家庭能充分参与邻里间的互动，参与自愿组织、民间组织的活动等，能充分运用社会网络和社区资源满足家庭成员的需要。

健康家庭受到家庭成员的知识、态度、价值、行为、任务、角色以及家庭结构类型、沟通、权力等因素的综合影响。家庭成员保健知识、健康行为等与其健康状况呈正相关，而家庭婚姻、沟通、权力结构与经济状况等也与健康家庭密切相关。

因此，理想的健康家庭不等于每个家庭成员健康的总和。在评估健康家庭时，不能仅通过对家庭成员健康的评估来评定健康家庭，也不能只局限于个体的行为、态度、信仰和价值，而是要扩展到整个家庭系统。

第二节 家庭与健康

WHO 在《2000 年人人健康全球策略》中提出，"健康首先从家庭、学校、工厂开始"。结构完整、功能良好、成员间和睦、感情融洽的健康家庭可以促进成员的身心健康。家庭不仅是引发疾病的因素之一，也是开展卫生保健教育的最基本单位，了解家庭与健康的关系是健康教育学的重要内容之一。

一、家庭对健康和疾病的影响

家庭可以通过遗传、环境、感情、支持、社会化等途径来影响个人的健康，个人的疾患也可以影响家庭的各方面功能。

（一）遗传和先天的影响

人类每一个体都是一定的基因型与环境相互作用的产物，许多疾病（如血友病、地中海贫血、G-6-PD 酶缺乏症、白化病等）是通过基因继承下来的。一些影响健康的生理或心理特性也受遗传因素的影响，家庭成员在这些方面经常有类似的遗传倾向。例如，研究表明，受孕期间严重焦虑的母亲所生的婴儿有神经活动不稳定的倾向。

（二）对儿童发育及社会化的影响

家庭是儿童生理、心理和社会化成熟的必要条件。个人心身发育的最重要阶段（0~14 岁）大多是处于家庭内的。儿童躯体和行为方面的异常与家庭病理有密切的关系。例如，3 种精神问题——自杀、抑郁和社会病理人格障碍与长期丧失父母照顾有关。3 个月至 4 岁这段时间是儿童身心发育的关键时期，因此，这一时期的父母亲情对儿童的影响也最深刻，健康教育人员应劝告家长尽可能避免在此期间与孩子长期分离，若不可避免，应采取一些必要的措施来减少儿童心灵上的创伤。离婚率的不断上升，单亲家庭的日益增多，会给儿童的成长造成很大的负面影响。

（三）对疾病传播的影响

家庭在疾病发生、发展、治疗、转归中均存在影响。容易在家庭中发生传播的疾病多为感染性疾病和神经性疾病。例如，Meyer 和 Haggerty（1962 年）的研究表明，链球菌感染与急、慢性家庭紧张有关。病毒感染在家庭中也有很强的传播倾向。Buck 和 Laughton

(1959年)的研究证实,有神经性疾患的人的配偶也有产生与他们自己相同的神经性疾病的倾向,尤其是在结婚第7年之后。患神经性疾病母亲的孩子也处于患类似神经性疾病的危险之中。

（四）对成年人发病率和死亡率的影响

研究证实,对于成年人的大部分疾病来说,丧偶、离婚和独居者的死亡率均比结婚者高得多,鳏夫尤其如此。丧偶后的第一年中,寡妇或鳏夫的疾病死亡率明显升高。有研究表明,年轻鳏夫(25~35岁)因多种疾病的死亡率都比对照的结婚组高10倍,而当他们再婚后,死亡率都低于普通对照组。可见,良好婚姻对家庭成员的健康有保护力,至少对男性如此。

（五）对疾病恢复的影响

家庭是治疗疾病的良好场所,家庭的支持对各种疾病尤其是慢性疾病和残疾的治疗和康复有很大的影响。研究表明,很多疾病发生前伴有生活压力事件的增多;家庭也常常影响慢性病患者对医嘱的依从性,如在糖尿病患者的饮食控制中,家人的合作与监督是最关键的因素;脑卒中、瘫痪病人的康复更与家人的支持密切相关。

（六）对求医行为、生活习惯和行为方式的影响

1. 对求医行为的影响

家庭成员的健康观念往往相互影响,一个成员的求医行为会受另一个成员或整个家庭的影响。家庭的支持也常影响家庭成员求医的频度,若某一家庭成员频繁就医或过分依赖医生和护士,往往表示该家庭有严重的功能障碍。

2. 对生活习惯和行为方式的影响

家庭成员往往具有相似的生活习惯和行为方式,由于受模仿和从众心理的影响,一些不良的生活习惯和行为方式也常成为家庭成员的"通病",明显影响家庭成员的健康。例如,父亲吸烟,儿子也容易吸烟等。

二、家庭生活周期

家庭生活周期通常是指家庭遵循社会与自然规律所经历的产生、发展与消亡的过程,通常经历恋爱、结婚、受孕、养育儿女、空巢、退休、丧偶独居等时期。家庭就如同人的一生一样,也需要经历幼年、青少年、成年、老年等发展阶段。每个阶段在生理、心理及社会等方面都会面临不同的问题。家庭生命周期的概念最早由乡村社会学家(Sorokin, Zimmermann and halpin, 1931; Loomis and hamilton, 1936)提出,用于描述家庭内所发生的一系列生命事件,其中最重要的就是婚姻、生育、子女离家与死亡。之后,此概念被大量引用修改,直至1997年,美国学者Duvall根据家庭的功能将家庭生活周期分为8个不同阶段:新婚期、第一个孩子出生、有学龄前儿童、有学龄儿童、有青少年、孩子离家创

业、父母独处（空巢期）和退休。实际上，家庭生活周期是与个体的发育时期交织在一起的。然而，在一些特殊的场合，家庭并不经历生活周期的所有阶段，可在任何一个阶段开始或结束，如离婚和再婚，这种家庭往往存在更多的问题。家庭生活周期一般可以根据家庭结构和每个家庭成员的客观资料来确定。

三、家庭健康教育和家庭生活周期健康教育

1. 家庭健康教育

家庭健康教育就是以家庭健康为目标，对家庭成员进行有计划、有组织、有系统的教育活动，促使家庭成员自觉地采取有利于健康的行为和生活方式，消除和减少影响健康的危险因素，以达到预防疾病、促进健康、提高生活质量的目的。

2. 家庭生活周期健康教育

家庭环境直接影响身心健康，家庭成员的性格、生活习惯、心理状态相互影响。性格孤僻、冷若冰霜的父母，很难培养出天真活泼的孩子。作为孩子首任老师的父母和长辈，必须加强自身修养，不断学习，掌握健康而正确的知识，在思想、道理、行为和生活方式等诸多方面成为子女的楷模，养成良好的习惯，如早晚要正确刷牙，食后漱口，饭前便后要洗手，不挑食、不暴饮暴食，不随地吐痰，不吸烟、不酗酒，每天坚持体育锻炼，生活有规律，等等。这些健康行为，在家庭成员的相互影响下，天长日久就会成为习惯。家庭能及早发现健康问题，如疾病的先兆和早期症状，并对各种应急事件做出反应，同时家庭又是卫生保健系统中不容忽视的一部分。国外学者把病人、家庭和卫生保健系统地描述为"治疗三角"，三者间相互影响、相互制约。当家庭成员支持医生的治疗方案时，就能促进病人的康复，反之就会阻碍疾病的治疗，可见积极开展家庭健康教育，使每个家庭成员都掌握必要的保健知识，不仅有助于对疾病进行早防早治，而且有助于发挥卫生保健系统的最大效能，使人人享有初级卫生保健得到更好的落实。

第三节　不同家庭生活周期的健康教育

目前家庭生活周期普遍分为 8 个阶段，每个阶段都有不同的家庭问题。家庭问题不同，健康教育的内容也不同。本教材重点讲述新婚期、围生期、婴幼儿期、学龄前期、学龄期、青春期、中年期及老年期的家庭健康教育问题。

一、新婚期及围生期

新婚期一般指从确定婚姻关系（结婚登记）到结婚后一年。WHO 规定，围生期一般是指自妊娠第 28 周（胎儿体重达到或超过 1000g，或身长达到 35cm）至出生后足 7 天之

内的一段时间。这一时期健康教育的内容主要包括婚前、孕前、孕期、产期、产后保健。

（一）婚前、孕前保健

1. 婚前家庭健康教育

婚前家庭健康教育包括：开展婚前卫生咨询与指导，有关性卫生的保健和婚检教育；新婚避孕知识及计划生育指导；受孕前的准备、环境和疾病对后代的影响等孕前保健知识；遗传病的基本知识；影响婚育的有关疾病的基本知识；其他生殖健康知识。进行婚前卫生咨询时，应当为未婚夫妇提供科学信息，对可能产生的后果进行指导，并提出适当的建议。

婚前检查和指导是家庭优生的第一步，父母的健康是子女健康的基础和保证，婚检的内容为全身检查、生殖器检查、遗传病和先天性疾病检查以及血型检查等。如果发现有痴呆、精神分裂症、遗传性疾病等均应禁止结婚。对健康的双方，还要做好遗传咨询、婚后避孕和家庭生育计划的指导。

2. 心理健康教育

热恋时，双方很容易沉溺于感情的旋涡之中，而婚后却是男女双方"互相发现"（特别是缺点）的暴露时期，这是许多新婚家庭普遍存在的问题，也是婚前心理健康教育不足的表现。夫妻双方本来是在两个不同家庭中成长起来的，长期养成的个性、处事习惯会有很大差异，谦让是处理矛盾的钥匙。如果没有谦让做纽带，就难以做到互相理解。因此，夫妻双方应该做到冷静的"心理反思"，对两人的性格差异、爱好上的差别、生活习惯上的不同等方面要有充分的认识和心理准备。

3. 生育时间的选择

有计划地生育是改善妇女和儿童健康状况的有效措施。受孕次数多和怀孕间隔太短、高龄生育或生育年龄太小等因素造成了全世界大约三分之一的婴儿死亡，避免18岁以前受孕，且受孕间隔最少应为2年，这样才能显著地改善妇女和儿童的健康状况。从健康角度考虑，女性在18岁以前是不能受孕的，因为18岁以前的女性在生理上还未成熟，这时生育很容易出现早产儿和低体重儿，这些孩子又极易在第一年内死亡；同时，这时生育对母亲本身的健康危害极大。因此，少女只有在发育成熟后，才能做母亲。而35岁以后，女性怀孕与分娩的危险性又一次增大。若女性大于35岁时受孕，并且是多次受孕，她本人和未出生的孩子都更加危险。

4. 孕前保健

孕前保健包括医疗、保健机构应当为育龄妇女提供有关避孕、节育、生育、不育和生殖健康的咨询和医疗保健服务。医疗、保健机构应当为孕产妇提供下列医疗保健服务：为孕产妇建立保健手册（卡），定期进行产前检查；为孕产妇提供卫生、营养、心理等方面的医学指导与咨询；对高危孕妇进行重点监护、随访和医疗保健服务；为孕产妇提供安全分娩技术服务；定期进行产后访视，指导产妇科学喂养婴儿；提供避孕咨询指导和技术服务；对产妇及其家属进行生殖健康教育和科学育儿知识教育；其他孕产期保健服务。

(二) 孕期、产期、产后保健

WHO 在 1998 年提出"母亲安全"的宣传主题，旨在使"儿童优先""母亲安全"成为举世公认的准则，让每个家庭以及全社会都来关心保护母亲；全面开展妇女生殖保健服务，加强对孕产妇孕期、产期和产后的保健服务。每个家庭都应充分认识各种危险的先兆，以此来减少怀孕和分娩的危险。母婴保健技术服务主要包括：有关母婴保健的科普宣传、教育和咨询；婚前医学检查；产前诊断和遗传病诊断；助产技术；实施医学上需要的节育手术，新生儿疾病筛查；有关生育、节育、不育的其他生殖保健服务。

案例：19 岁女生校内产子意外身亡

2016 年 3 月 27 日早晨 7 点左右，在山东某学院四号宿舍楼 4××6 房间，一名女生被人发现趴在阳台上死亡，被发现时身边还有一名刚出生的婴儿。

学院宣传统战部副部长向记者描述："当天晚上她光说肚子疼，谁也想不到有这样的事。"这名女生为什么没有向同宿舍的舍友求救呢？该副部长说，因为放假的原因，该女生宿舍只有她自己，但就在前一天晚上还有其他宿舍的同学去看过这名女生，两人一同上厕所时，这名女生还专门把同学支开了。"发生这样的事家庭也很沉重，毕竟自己的孩子，现在都是'二四'这种家庭，学校也不愿意看到这个情况。"该副部长说。

19 岁的花季少女，一个鲜活的生命，因为对自己缺乏保护意识，就这样离开了。学校、家庭还有她身边的同学，如果有一个人了解到情况并且做好相应的保护措施，哪怕是一句提醒，可能悲剧就不会发生。

1. 产前检查

初查于孕 12 周前进行，孕 20~36 周检查 3~5 次，凡可能生出有缺陷儿者应尽早终止妊娠以及每周（农村每月）检查一次，直到安全分娩。若发现有高危因素存在，应及时检查并果断处理，加强监护与特殊管理。

2. 高危妊娠筛查

通过产前检查及时筛出高危因素，并立即进行监护和特殊管理，掌握其对母婴健康的危害程度，对高危孕妇进行专册登记，卡、册要逐项填写并及早转到上级医疗保健单位。结合胎儿成熟度的预测和胎盘功能，选择对母婴有利的分娩方式适时分娩。凡属禁忌证者，尽早终止妊娠。

3. 产时保健

注意分娩先兆，认真执行接产常规，正确处理分娩并开展无痛分娩，提高接产质量，重点做好防滞产、防感染、防产伤、防出血、防窒息，加强对高危产妇的分娩监护。家庭健康教育应宣传围生期的生理和心理卫生知识，促进孕妇身体和精神尽早恢复。

4. 新生儿保健

及时掌握新生儿健康状况并进行重点监护，对出生 24h 内的新生儿注意保暖，严密观察，正常新生儿应争取 6~12h 喂奶，提倡并教育母亲母乳喂养。用母乳喂养的孩子较其他方式喂养的孩子患病少，营养不良的情况也较少发生。出生后头 4~6 个月，母乳是婴儿最好的食物和饮品；婴儿出生后，需要频繁吸吮刺激，尽可能早地用母乳喂养，为孩子产生足够的母乳；母乳喂养应持续到婴儿出生后的第二年。

二、婴幼儿期、学龄前期及学龄期

1992年，我国参照世界儿童问题首脑会议提出的全球目标和《儿童权利公约》，发布了《九十年代中国儿童发展规划纲要》。这是我国第一部以儿童为主体、促进儿童发展的国家行动计划。2001年，国务院颁布了《中国儿童发展纲要（2001—2010年）》，从儿童健康、教育、法律保护和环境4个领域提出了儿童发展的主要目标和策略措施。2011年7月，国务院发布《中国儿童发展纲要（2011—2020）年》（以下简称《纲要》），从儿童与健康、儿童与教育、儿童与福利、儿童与社会环境、儿童与法律保护5个领域提出了儿童发展的主要目标和策略措施。《纲要》坚持儿童优先原则，保障儿童生存、发展、受保护和参与的权利，缩小儿童发展的城乡区域差距，提升儿童福利水平，提高儿童整体素质，促进儿童健康、全面发展。儿童在其生长发育过程中要经历新生儿期、婴儿期、幼儿期、学龄前期和学龄期，这一阶段是人一生中体格、神经、精神等各方面生长发育最快的阶段，也是身心健康打基础的阶段。但这一时期，人体免疫系统发育不健全，又缺乏独立生活和自我保护能力，只有通过系统的儿童保健工作，才能保证其健康成长发育。

（一）3岁以下婴幼儿期保健

我国儿童保健是从出生到14周岁范围的系统保健。3岁以下儿童保健从易感儿童人群出发，重点是7岁以下的儿童，特别是新生儿和3岁以下的婴幼儿，这是降低儿童死亡率和提高期望寿命的关键。管理的重点应主要放在健康教育、营养指导、预防接种和传染病、常见病、多发病防治等方面。同时，应根据不同时期儿童的特点进行管理。3岁以下儿童保健基本要点包括以下内容。

（1）从出生到3岁的孩子应当每月测量体重，若体重两个月不增加，可能出了问题，应及时就医。

（2）孩子出生后的4~6个月内，母乳是最好的食物。

（3）从4~6个月龄开始，孩子需在母乳之外添加其他食物。

（4）3岁以下儿童每日需进餐5次或6次。

（5）3岁以下儿童的饮食需在家庭一般食物的基础上增加少量的植物油或动物油。

（6）所有的儿童均需要含丰富维生素A的食品。

（7）患病后，孩子需要补充额外的食物，以弥补其生病期间的生长损失。

（8）和孩子谈话、玩、表示爱抚，对孩子身体、智力及情感的发育必不可少。

（二）学龄前期健康教育

学龄前期健康教育的主要对象依然是孩子的父母，以及托幼机构的领导和工作人员。家庭健康教育工作任务是帮助父母掌握母乳喂养和正确添加辅食的知识与方法；促进孩子感觉、语言和动作发育，初步形成信任感；按计划给孩子免疫接种；预防此期的常见病和传染病；教给孩子最基本的生理卫生知识、培养孩子的个人卫生习惯等。

（三）学龄期健康教育

学龄期健康教育主要对象包括儿童、儿童父母、学校领导和教师等。家庭健康教育工作任务是继续增加孩子的卫生知识，培养和巩固良好的卫生习惯，促进孩子的身心健康发展，预防和矫治常见病、多发病。学龄期健康教育的重点包括身体健康教育和心理健康教育两个方面。

1. 身体健康教育

（1）良好的饮食习惯：学龄期是人一生中机体组织和器官生长发育最旺盛的时期，在这个关键期，家长应该精心平衡儿童的膳食。良好的饮食习惯包括：饮食应定时、定量，不暴饮暴食。不挑食、不偏食，少吃零食，睡前不吃零食，尤其不应吃点心、饼干和糖果等甜食。不喝生水，少喝饮料，不吃腐败变质和质量不合格的食品。多食富含维生素、矿物质及微量元素的蔬菜和水果。

（2）良好的个人卫生习惯：饭前便后要洗手，茶杯、餐具、牙具、毛巾要专用，每日刷牙。勤洗澡，勤剪指甲，不用手咬指甲，忌用手揉眼睛。保持居室及环境卫生。按时作息，不蒙头睡觉，每天保证充足的睡眠时间。

（3）适度运动：合理地引导儿童进行体育锻炼，促进儿童机体的生长发育，提高儿童机体对周围环境急剧变化的耐受性，增强对各种疾病的抵抗力，提高儿童对体力活动和智力活动负荷的耐受力，为儿童一生的健康奠定良好的基础。应该让儿童每天保证1h以上的室外运动，并形成习惯。

（4）预防疾病：意外伤害与感染是学龄期儿童的主要健康问题。应教育父母注意家庭环境的安全、营养的均衡调配和养成良好的习惯。

2. 心理健康教育

儿童心理健康主要指儿童心理发展达到相应年龄组幼儿的正常水平，情绪积极、性格开朗，无心理障碍，对环境有较快的适应能力。学龄期是儿童人格发展的重要时期，模仿是儿童人格发展的最大特征，因此，父母的思想、性格和行为对这个时期的儿童具有重要意义，应提醒父母为儿童提供好的榜样和环境。家庭是儿童实现社会化的最初场所，儿童早期的社会化行为首先是在家庭中获得的。家长在满足儿童各种需要的基础上，要帮助他们感知理解他人的情感，懂得在社会生活中与他人分享、合作，培养他们乐于和善于助人，并在与人交往中认识自己和接纳自己。具体来说，儿童心理健康教育主要包括以下几点。

（1）情感教育：父母对孩子无私的爱使孩子具有了安全感、信赖感和幸福感，这种深刻的情感体验是儿童健康心理的坚实基础。

（2）行为习惯的培养：孩子在成长的过程中，有许多习惯需要养成，如生活习惯、卫生习惯、学习习惯、劳动习惯等。良好的生活习惯是指儿童按照日常生活的秩序正常而有规律地饮食起居。生活有秩序有利于减少神经系统的负担，有利于保持愉快的心情。

（3）完善的个性品质：应从小培养孩子诚实、勇敢、努力、刻苦、做事认真负责、坚忍不拔、独立、自信、文明礼貌、遵守规则、关心他人、有同情心等良好的个性品质。良好的个性品质是家庭心理健康教育的核心。

三、青春期

1965年，WHO将青春期的年龄范围定为10~20岁。由于种族、地理以及文化之间存在着很大差异，我国根据青少年生长发育的实际情况，一般将女孩从9~11岁开始到17~18岁，男孩从11~13岁开始到18~20岁划为青春期。处于青春期的青少年在身高、体重、体型（肌肉骨骼发育与脂肪分布）上发生重大变化，身体形象是青少年最敏感的焦点。同时，第二性征出现，性器官发育成熟，性功能开始出现（月经与遗精）。性器官的发育与第二性征的出现常令青少年不知所措，容易引起青少年心理上的困扰。因此，青春期的家庭健康教育以身心发育和性健康教育为主。

（一）身心发育教育

1. 生理卫生知识教育

生理卫生知识包括男、女第二性征出现及各个不同时期生长发育的特征和保护措施，如要经常更换内裤，保持外生殖器清洁；内裤最好选用透气性好的棉织品，要略微宽松一些。睾丸适合略低温度，若内裤过紧，会影响睾丸生精功能，日后会影响生育能力。女性在青春早期，生殖系统发育尚未完全成熟，初潮以后一两年内常会出现短期闭经或月经周期紊乱，有时可因环境变化、情绪波动、寒冷刺激或过重劳动等因素导致月经紊乱、闭经、痛经、经量过多或过少等情况，因此应重视经期卫生。

2. 心理健康教育

心理健康教育的目标是使青少年保持愉快的情绪，解除不必要的心理压力；树立健康的人生观；有良好的人际关系；正确进行异性交往；培养积极向上、乐观的情绪。

3. 生活方式

合理安排生活、工作和学习，要适当地运动，正常地娱乐和休息。养成良好的个人卫生习惯，包括口腔卫生、用眼卫生和写字、读书、站立的正确姿势，防止龋齿、近视和脊柱弯曲等。保证充足的睡眠，不吸烟、不酗酒，注意体育锻炼和适当的劳动。

（二）性健康教育

随着社会的开放，外来文化的冲击，大众传媒的无孔不入，处于青春期的孩子难以避免其影响。由于性问题的个别性与隐私性，在家庭中对孩子进行性健康教育是最好的途径。如果性知识不正确，容易导致青少年的不良性行为。因此，家长首先要接受性教育，树立正确的性价值观。家长必须先认识到性教育是培养青少年健全人格，以适应社会和家庭生活的重要途径，才能以严肃而科学的态度来对待它，才能培养孩子对性的正确而积极的态度。家庭中的性健康教育主要包括以下几个方面。

1. 性生理教育

向孩子传授科学的性知识，包括男女生殖器官的解剖、生理学知识，青春期发育的表现（第一和第二性征），月经和遗精，生育过程，避孕和计划生育等知识。

2. 性心理教育

指导青少年认识性是人类的正常功能，包括：解除少女对月经、少男对遗精的恐惧和忧虑，消除对性器官变化的担忧，克服性冲动的困扰，等等。

3. 性道德教育

性道德指社会道德和个人品质体现在男女两性间的道德规范和行为准则。青春期性道德教育是指青春期阶段联系和调整男女青少年之间关系的道德规范和行为准则。

4. 性美学教育

指导孩子明确自己的性角色、男女性心理特征、男女社会角色特征，使青少年懂得符合自己性角色的言谈、举止和健康的美，培养自信心和自尊心等。

四、中年期

我国对中年期的年龄划分一般以 40～59 岁为界，在此期间称为中年期，也称为老年前期。现代医学以 45 岁为界来划分人体的生命过程：45 岁以前为发育成熟期，45 岁以后为退缩期。中年人是社会的栋梁和财富的主要创造者，既承受着繁重的工作和家庭负担，更承受着各种紧张刺激与压力。由于较多地暴露于各种疾病危险因素，出现在老年时期的许多慢性疾病往往在中年时期即已开始发展，所以中年保健是保护生命的重要环节。中年期家庭健康教育应更多关注中年人身体及心理方面的问题。

（一）中年体质变化及心理变化

在人的一生中，中年时期是最值得珍惜的时期。中年人无论在事业上、思想上、生活上都比较成熟，是社会的中坚、家庭的骨干。但中年时期也是人的身体发生重要变化的时期，它既是青年的延续，也是老年的初期。表面上，看中年人仍然年富力强，但内在的生理变化以及身体各脏器已经由成熟开始向衰退过渡，开始进入由盛趋衰的转折时期。

1. 中年体质变化

进入中年时期后，人的各种生理机能已开始衰退，主要表现出以下特点：

（1）外形改变最为明显的是皮肤皱纹增加。

（2）中年人头发易于脱落，变得稀疏，有些人因部分头发脱落而秃发，有些人黑发变为灰白色。这常常与遗传、环境、和营养状态等有关。

（3）肌肉力量下降，密质骨逐渐变薄，容易产生关节肌肉不适感，如腰腿痛、肩周炎等。

（4）内脏器官的生理功能发生一些变化，主要体现为内脏器官储备力降低，适应能力和抵抗力减弱。血液胆固醇增加，血管逐渐硬化，高血压、心脏病、脑卒中等血管疾病的发病率增加。消化功能和各种代谢率都有不同程度下降，包括消化液、胰岛腺分泌量减少，糖耐量差。肾脏功能开始减退，代谢的速度和膀胱的容量都有所减低。

2. 中年心理变化

人到中年，在知识以及实践经验方面均有了丰富的积累，对一些事物的认识和理解、判断和分析能力有了较大幅度的提高。中年是人生值得珍惜的时期，是人生中最有成就的时期，其创造性思维已经达到人一生中最发达的阶段。中年期是向老年期过渡的时期，具有自身独特的心理特征。

（1）心理相对稳定和成熟：中年人情绪稳定，情感理性化，认知、思维、意志、情感等行为基本定型，此时人的精神面貌具有一定倾向性和稳定性，对一些事物能够进行独立分析和判断，理解能力高度发展，思维能力日益完善。中年人具有较高社会准则、行为规范，他们已形成了固有的道德观念和人生准则，在待人处事方面表现得成熟而理智，能够担当起社会赋予的重任。

（2）生活能力独立、经济收入稳定：中年期是人的一生中事业最为鼎盛的时期，具有较高的生活能力和经济收入水平，能够担负起家庭重任，承担起对子女的教育和抚养责任。

（3）事业有成：中年期人的精力充沛，经验丰富，自信且有毅力，而且对人生和生活的认识独特而有创造力。在此时期，他们常常被赋予重任，在单位担当领导职务或成为单位中各个部门的业务骨干。

（4）人生中的"多事之秋"：中年人承受着来自家庭、社会、事业等多方面的压力，尤其是一些事业有成的中年人，心理负荷会更加沉重，加之此时机体在慢慢地从鼎盛时期向衰退期过渡，因此会出现较多的心理障碍和身心疾病，所以常常把中年期称为"多事之秋"。

（二）中年心理问题及主要原因

1. 社会与家庭重负，导致身心疾病的出现

由于中年人处于"多事之秋"，处于家庭、社会和人际关系的矛盾之中，要同时兼顾家庭、事业，给自己带来较多的心理压力，会出现许多影响健康和生活质量的身心疾病。此时许多中年人常常会有重事业轻健康的观念，使自己处于难以承受的重压之下。

2. 不重视自我保健，引发各种慢性疾患

中年期人的生理功能的衰退，加之精神紧张、过劳、生活方式不健康，常常会引发如高血压、冠心病、高脂血症、糖尿病、溃疡病、癌症及脑血管疾病等各种身心疾病，严重影响生存质量。

3. 家庭内部矛盾

中年期，人们要面临着对子女的抚养及对老人的赡养和生老病死等事件，处于各种复杂的关系之中，不仅要处理好夫妻关系、亲子关系，而且会面临着周围人及其他亲朋好友的各种复杂关系。中年人在处理这些关系等问题上耗费大量精力，如果协调不好，会使他们陷入重重矛盾和深深的烦恼之中，严重者可导致身心障碍。

4. 经历围绝经期

中年人将经历围绝经期，此时人们会不自觉地表现出焦虑、多疑、敏感、抑郁、烦恼和其他自主神经功能失调的征象。

(三) 家庭健康教育对策

1. 保持健康的情绪、培养良好的个性

养成身心放松、乐观通达的心态。情绪状态好，往往会思维敏捷，行动果断，不怕困难，精力旺盛，工作热情高。中年人在事业追求上要量力而行，切忌超过心理及生理极限，应知足常乐。

2. 劳逸结合，合理用脑，养成科学的生活方式

中年人长期处于高度压力之下，必将危害健康，极易导致多种身心疾病的发生。中年人要防止过度疲劳，当脑力劳动强度大时，要控制和减少无谓的社会应酬和夜生活，保证充分的休息时间，还要多参加各种各样的体育锻炼。

3. 正确对待，自主缓解心理压力

心理压力无时无刻不存在于我们的日常生活中，并已成为人生中固有的一部分。工作不适应、生活变迁、疾病、人际关系和经济问题、家庭和社会责任等都可能形成心理压力。中年人应增加社会交往，加强自我控制力，以积极的态度对待日常生活中出现的各种问题。

4. 自我心理调节

（1）对事物认知上的调节：①对社会角色变化认知上的调节。中年人一定要适时调整认知，接受已步入中年的现实，适时地调整作息时间，劳逸结合，张弛有度，忧乐适度，动静适宜，防止超负荷工作，透支体力及健康。②对家庭角色变化认知上的调节。主动创造家庭中的民主气氛和现代意识，使两代人之间求同存异、互相理解，改善家庭的气氛，保持家庭和谐。③对人际交往中角色认知的调节。中年人的社会地位及角色发生了很大的变化，从家庭的角度看，子女逐渐长大成人，因此，中年人要扮演好为人长辈的角色。在事业上，中年人面临着地位的变化或者工作变迁，新环境中人际关系需要在短时间内适应。

（2）情绪的自我调节：①采用各种心理应对方式来调节情绪；②采用肌肉放松训练来调整情绪；③通过瑜珈等运动来消除情绪上的波动，改善自主神经功能；④通过生物反馈训练，学会控制和改变自己的心理状态。

（3）生活行为的自我调节：中年人应当自觉改变自己的不良行为习惯和生活方式。做到生活有规律；摒弃吸烟、饮酒等不良嗜好，建立健康的生活方式，如每天吃早餐，保证 7~8h 充足的睡眠；坚持体育锻炼；控制体重。如果由于一些特殊原因需要变换工作内容或工作环境，就需要从心理上来适应这种不可避免的环境变化。

案例：中年危机调查

"近四成中年人深陷中年危机"。近来一份覆盖中国六大城市的《中年危机调查》（《2013零点指标数据中年危机调查》，零点指标数据，2013年）从情感、工作、健康、财务及人际圈五个维度对30~50岁城市居民进行了全方位调研，数据显示，处于41~45岁年龄段的人群中，有近四成（38.9%）对"人到中年，危机四伏"的感触深刻，其中尤以婚姻和职场问题为甚。

婚姻情感问题为中年危机主因。大部分调查者表示婚姻生活平淡，仍有激情和恋爱感觉的婚姻仅占总数的两成不到（14.5%）。不少中年人形容自己当下的婚姻状况是"枯燥无味，稳定得如一潭死水"，而女性对婚姻状态的负面感受明显要高于男性。专家分析，这些状况的形成往往是中年男女身心变化的不同步所致。

别让"性"福影响幸福。当男人渐感力不从心时，并不愿意积极面对自己的身体变化。他们或将ED归咎于自然衰老，采取忍耐态度，或敷衍伴侣，刻意疏远，或自寻偏方而不愿就医。这些处理方式不仅会惹来伴侣的猜忌，由此带来的心理失落感更会进一步影响男性身心健康，长此以往则会步入恶性循环，令婚姻亮起红灯，令幸福家庭分崩离析。

中年阶段的夫妻是守一份平淡，拥一份温暖。这份真情需要依靠夫妻之间长期、充分的彼此沟通和交流才得以长久"保鲜"。这不仅包括情感上的沟通，也包括亲密感的维系。而中年男性有了"幸福家庭"作为坚强后盾，自然会产生更大的动力应对来自事业等其他方面的挑战，不至于"人到中年，危机四伏"。

总之，中年期健康教育的主要任务是针对中年人的常见病、多发病和将要在老年期发生的一些慢性疾病的行为危险因素、与各种职业有关的行为危险因素、中年人常见的身心问题以及这些危险因素和问题的影响因素，多层次、多方面、多种途径地开展工作，达到提高身心健康、提高生活质量的目的。健康教育的对象不仅是中年人本身，还应包括有关政府领导、工作单位负责人、社区负责人、社会服务机构人员、非政府组织人员、家庭和社区的其他成员等。

这一时期还必须特别重视对中年妇女的健康教育。中年妇女担负各种社会赋予的角色，而且比男性在人类生育和哺育下一代方面承担更多职责与压力。女性的解剖生理特征也使之易出现生殖健康（reproductive health）问题。妇女在社会生活诸多方面处于与男性不平等的地位，更容易遭受身心伤害，更需要社会的支持和关怀。

五、老年期

人口老龄化是世界人口发展的必然趋势，是人口转变的必然结果，是当今世界各国都要面临的一个严峻的挑战。随着我国20世纪中期出生高峰的人口陆续进入老年期，21世纪前期将是我国人口老龄化发展最快的时期。人口老龄化给我国城乡社会及家庭发展带来了严峻的挑战，居家养老照料、医疗护理服务以及养老服务和医疗服务融合发展等问题亟待解决。

（一）相关概念

1. 老年人

老年人是指达到或超过老年年龄界线的人。1996年，《中华人民共和国老年人权益保障法》（2012年12月28日修订）规定老年人是指60周岁以上的公民。将60岁作为中国老年年龄的界线是合理的。国际上一般将15岁定义为未成年人界线，即0~14岁的人口均为未成年人口。在给出老年人和未成年人的年龄界线后,也就明确了成年人的年龄界线为 15~59 岁。

2. 人口老化

在总人口中,如果老年人口的比例不断提高,而其他年龄组人口的比例不断下降,这一动态过程称为人口老化;反之,如果老年人口的比例不断下降,而其他年龄组人口的比例不断上升,这一动态过程称为人口年轻化。

3. 人口老龄化

人口老龄化是指在社会人口的年龄结构中,60 岁或 65 岁以上人口比重增加的一种趋势。

4. 老年人口系数

老年人口系数是指一个地区 60 岁以上(含 60 岁)或 65 岁以上(含 65 岁)人口的数量在该地区人口总数中所占的百分数。根据联合国标准,当一个国家或地区年满 60 岁及以上人口超过总人口的 10% 或年满 65 岁及以上的人口超过总人口的 7% 时,则标志着这个国家或地区成为老年型社会或老年型国家。20 世纪 80 年代,几乎所有发达国家都进入了老年型社会。

5. 人口老化问题

人口老化问题是指在总人口中,老年人口的比例不断提高,而其他年龄组人口的比例不断下降的动态过程给社会经济带来的问题。老年人口问题是指老年人口这一特殊的群体给社会经济带来的问题。一个国家或地区的人口不论是老龄化还是年轻化,都会存在老年人口问题,即存在老年人口问题不一定存在人口老化问题,而存在人口老化问题则一定存在老年人口问题。

(二) 我国人口老龄化特点

1. 我国已经成为老年型国家,老年人口数量居世界第一

根据《中国统计年鉴——2015》的结果,我国人口的年龄结构已经进入老年型。截止到 2014 年年底,我国总人口数 136782 万,比 2013 年末增加 710 万人。其中,60 周岁及以上人口 21242 万,占总人口的 15.5%;65 周岁及以上人口 13755 万,占总人口的 10.1%。

2. 人口老龄化的速度来势迅猛,高龄老年人口比重大

世界发达国家 65 岁及以上人口比重从 7% 上升到 14% 需要经历的时间为:法国 115 年,瑞典 85 年,美国 60 年,英国 45 年,日本 25 年。我国人口年龄结构从成年型转入老年型仅用了 18 年的时间。21 世纪的中国将是一个不可逆转的老龄社会。2001—2100 年,中国的人口老龄化可以分为三个阶段:第一阶段,2001—2020 年,是快速老龄化阶段,到 2020 年,老年人口将达到 2.48 亿,老龄化水平将达到 17.17%。第二阶段,2021—2050 年,是加速老龄化阶段,到 2050 年,老年人口总量将超过 4 亿。第三阶段,2050—2100 年,是稳定的重度老龄化阶段。2050 年,中国老年人口规模将达到峰值——4.37 亿。这一阶段,老年人口规模将稳定在 3 亿~4 亿,80 岁及以上高龄老人占老年总人口的比重将保持在 25%~30%。

3. 未富先老，矛盾凸显，经济发展压力增强

2001 年，我国正式进入老龄化社会，65 岁及以上老年人口占全国总人口的 7.1%，而当年人均 GDP 仅为 1041.6 美元，与发达国家存在较大差距，不及德国、英国和加拿大的 1/20，仅为美国和日本的 3% 左右。2012 年，我国人均 GDP 虽然大幅增长至 6188.2 美元，但与美国、日本、德国、英国等多数发达国家相比，仍然存在较大差距，经济发展压力依然较大。大部分发达国家都是在物质财富积累达到一定程度后，才开始进入人口老龄化阶段，因此，这些国家有足够的财力来解决老年人的养老问题。

4. 老龄化发展的不规则性和累积性，地区老龄化发展不平衡

我国 3 次生育高峰使人口猛增，实行计划生育后生育率下降。当高峰期出生的人口陆续进入老年时，老龄化速度加快，老龄化程度加深，并在一段时间内形成累计态势，其结果将是劳动年龄人口比重逐年递减，老年供养系数大幅度上升。我国不同地区人口老龄化发展不同。最早进入人口老年型城市行列的上海（1979 年）和最迟进入人口老年型城市行列的宁夏（2012 年）比较，时间跨度长达 33 年。

5. 农村老龄化程度远高于城市

在城市化和工业化过程中，农村青壮年人口大量流入城市，农村人口老龄化日趋严重。从不同地区的老龄化情况来看，由于以常住人口为基数，常住人口老龄化最严重的地区依次是重庆、四川、江苏、辽宁、安徽，上海排在第 6 位，北京排在第 13 位。而与之相反，中西部地区留守人口的老龄化现象更为突出，养老需求也更大。从人口流动来看，流动人口流入量最大的地区是广东、上海和浙江，流出量最大的地区是河南、四川和安徽。

（三）人口老龄化带来的主要问题及原因分析

人口老龄化带来了两大问题：一是老年人口本身的问题，即老年人口的医疗、教育、赡养、学习、娱乐、劳动等问题。当前，医疗和赡养问题尤为突出。二是未来 20 年内，老龄化的加速将对经济、科技、人口、社会发展等产生巨大的影响。一定程度的老龄化是实现人口转变的标志，是实现人口零增长必经的途径，同时人口老龄化和高龄化的程度对人口也产生了很重要的影响。

1. 社会养老保障覆盖率低

由于我国社会养老保险起步较晚，当前受益的老年群体还很有限。目前，无论是在城市还是在农村，很多老年人都没有为自己的晚年做好充分的准备，而子女下岗更增加了老人的负担，削弱了家庭的经济供养能力。

2. 老年人空巢家庭逐渐增多

近些年来，农村的许多年轻人外出打工，造成农村老年人空巢家庭增加。在城市，子女或出国留学或异地工作以及住房条件的改善、分户，致使一些老年人在空巢家庭里，而以往与子女共同生活是我国老年人主要的生活方式。根据第六次全国人口普查所统计的我国老年人口家庭居住、健康照料供养状况报告，我国老年空巢家庭迅速增长，占比已

达 31.77%。

"空巢老人"急需经济供养保障、医疗药费保障和生活照料保障。这也是我国目前老龄人口最需要的三大保障。受经济、社会条件的制约和认识水平的影响，老年人权益保障还存在许多薄弱环节，贫困、医疗、护理问题日益增多，代际关系也出现许多新问题。建立健全老年保障法律体系已经势在必行。

（四）老年人的生理特征

老年人的生理特征主要是衰老或老化，这是人类生命新陈代谢的必然过程和规律。衰老主要表现为内脏器官与组织的萎缩，细胞数量减少，再生能力降低和多种生理功能障碍，其特征如下。

1. 外貌老化

外貌老化最明显的表现为头发变白、脱落；皮肤强性减弱，皱纹增加；眼睑下垂；老年性色素斑出现。椎间盘萎缩和脊椎骨弯曲度增加、下肢变曲、骨质疏松等原因使老年人身高普遍下降。

2. 视力、听力减退

一般在 50 岁左右"老花眼"即出现，这是人的眼球和它的附属组织老化，晶状体弹性减低所致。随着年龄的增长，"老视"将日益加深。老年人的听力下降也很明显，对低音的听力比对高音的听力减退更快，所以往往要大声才能使老年人听到。

3. 细胞组织萎缩

老化使脏器组织中的细胞数量减少，再生能力降低，组织器官都有不同程度的萎缩，以肌肉、脾脏、肝脏、肾脏等器官萎缩较明显。

4. 脏器功能下降

老年人的脏器功能都有不同程度的减退，一般可减少 50% 左右。心脏搏出量减少 40%～50%。主动脉内膜增厚，弹性减小。胸廓由扁平变为桶式，肺活量减到 50%～60%，表现为"老年性肺气肿"。肾功能减低 40%～50%。神经细胞是属于出生后不再进行分裂的细胞，一般 40 岁开始，脑神经细胞迅速减少，70 岁以上约减少 30%，脑细胞减少使脑重量减轻。脑组织逐渐萎缩，常可导致老年人行动迟缓、智力衰退、记忆力下降等。

5. 免疫功能降低

随着年龄增长，老年人的免疫功能逐渐降低。具有免疫功能的胸腺萎缩，外周淋巴细胞减少，功能下降，抵抗力减弱。体液免疫功能表现为对外来抗原产生抗体的能力降低，而对自身抗原产生抗体的能力亢进，使老年人容易发生自身免疫性疾病。

老年人的衰老变化有明显的个体差异，不同器官和不同组织之间的退化程度也存在明显的差别。这与个人的体质、遗传、性格、环境、保养程度等因素有关。

老年人新陈代谢功能减弱，性功能减退，眼老视，听力不同程度下降，皮肤老化，皱纹、白发增多，这些均属于生理改变。此外，还有心理变化。心理老化是心理失调的前兆，并阻碍其创造力及潜力的发挥，甚至会导致身心疾病。对此，我们应采取必要措施加以防范。

（五）保持和增进心理健康

心理健康与身体健康一样，可以通过锻炼和自己的努力获得。对于老年人来说，在自己不断老化、功能逐渐衰退的时期，讲究心理卫生，使自己思想豁达、精神愉快、心胸开朗，避免精神不振、忧郁多愁、惊恐悲伤，对延缓衰老是非常重要的。

1. 心情开朗，自我调适

首先要认识老年人虽体力渐衰，但生活和工作经验丰富。遇到不愉快的事，要冷静处理，始终使自己保持乐观情绪，随遇而安，知足常乐，善于运用心理卫生保健知识化解矛盾，保持心绪平衡。

2. 自知自爱，积极进取

自知自己身体状况，既不盲目疑病，也不轻易言老，做力所能及的工作。爱惜自己，重视身心健康，珍惜自己的品德、荣誉、自尊、自信、自制。要保持向上精神，以百折不挠的意志和奋发进取的精神，朝着人生奋斗目标前进，祛除暮气。

3. 重视养生，锻炼身体

《黄帝内经》中说："夫道者年皆百数。"意思是懂得养生之道的人长寿。因此，老年人要自强不息地锻炼身体。因为人的心理活动以生理活动为基础，所以要延缓老年人心理衰老，通过体育锻炼来保持生理活动的一定水平，是心理健康和长寿的重要途径。

4. 多动脑筋，永葆青春

人的衰老与大脑衰老密切相关，若大脑功能衰退，人的生理功能也将衰退，大脑对机体活动的调节能力也开始下降，各种功能的减弱容易导致心理老化。所以要培养求知欲，多读书，做自己力所能及的事。勤学好动，保持青春热情，可防止忧郁，使自己青春长驻。

5. 生活规律，劳逸适度

一个人的生活越有规律，大脑的活动也越有规律，从而保证心理活动的健康发展。如按时作息，劳逸结合，可保持最佳精神状态。老年人要避免酗酒、吸烟等恶习和不良嗜好摧残身心健康，也要防止过于安逸。

（六）老年人生活质量

从我国实际出发，生活质量目前在我国至少包括以下6个方面：物质生活、精神文化生活、生命质量（身心健康和社会功能）、自身素质、享有的权益和权利（人权、自由、机会等）、生活环境（包括社会、自然环境，或称生存条件，下同）。这6个方面对一个人的生活质量来说是不可或缺的。身体健康是生存和发展的自然基础，物质生活是生存和发展的物质基础，精神文化生活是生存和发展的精神支柱、思想境界和需求层次。前三方面是生活质量的前提或必要条件，后三方面是生活质量的充分条件。

1. 物质生活方面

收入（或说经济保障）对所有人来说都是对物质生活水平最有决定性的项目。对大多数老年人来说，老年人的物质生活状况从长远来看很大程度上取决于其退休金、养老金、救济金等形式的收入能否同社会收入水平、物价相符合，老年人享受的公共福利待遇能否"水涨船高"，共享社会发展成果。

2. 精神文化生活与身心健康方面

由于脱离原来的工作岗位，大多数老年人思想境界常常不自觉地脱离现实生活，因此，老年人应做好正确的心理保健，调整期望值，培养自己开朗、乐观、豁达的性格。此外，到老年期会出现诸如配偶、子女、亲友及各种社会关系的丧失，解除孤独感就成为老年精神文化生活的一种特殊需求。此外，老年人应利用社会活动提升自己的社会价值，使自身社会价值得到肯定和满足。作为生活质量基础的老年人身心健康是许多老年人的首要要求，是老年人生活质量的根本保证。优先和平等地享受医疗、在衰老甚至自理能力低下时得到照料、护理和康复是老年人最普遍和迫切的特殊需求。现在国内外普遍倡导的健康老龄化和积极老龄化以及健康的生活方式对老年期生活质量提高是至关重要的，也是老年人的一种生活的特殊需要。

3. 自身素质提高并充分享有各种权益、权利和平等机会

提高自身素质就是直接提升生活质量。在现实生活中，老年人的物质生活富裕而精神生活"贫困"的现象并不罕见，这是低素质的表现。能够提高老年人自身素质的养生保健、强身健体活动和通过老年教育创造良好的生活环境是老年人进入晚年的一种高层次需求。

老年人生活质量的感受最差的莫过于受歧视、受虐待、被侵权，最宽慰的是受到尊重，有平等机会和自由选择的权利。老年人特别期盼对有关自己的事情拥有决定权、自主权。作为弱势群体，老年人对人权、自由选择、平等机会的追求是其他群体常常感受不到的。

4. 生活环境（或生存条件）

高生活质量需要有一个良好的社会环境和生态环境来保证，这对所有人群都是一样的，但老年人特别需要一个能使其生活有保障、受尊重，能实现自我价值的支持环境。这种支持环境包括人居环境、温馨的家庭环境、融洽的社会人际关系环境等，但更有决定性意义的是社会的政策、法律和道德环境。

我国 1982 年在干部离休政策中曾提出"老有所养、老有所医、老有所为、老有所学、老有所乐"，1996 年写入《中华人民共和国老年人权益保障法》第三条，2000 年又增加了"老有所教"，这六个"老有"是我国提高当代老年人生活质量的对策依据，它包括老年人物质生活、健康保障、精神文化生活和参与社会等内容。其中，在"老有所医"上要将当前对老年人健康以治疗为主的模式转变为集预防、治疗、照料、护理和康复为一体的模式。在制定社会政策时要用健康老龄化和积极老龄化的思维来指导提高老年人的生命质量。

（七）健康老龄化

1987 年世界卫生大会将"健康老龄化的决定因素"作为主要的研究课题。1990 年，

WHO把"健康老龄化"作为应对人口老龄化的一项发展战略。它是指老年人在晚年保持躯体、心理和社会功能的健康状态，将疾病或生活不能自理的时间推迟到生命的最后阶段。健康老龄化包括3个方面的内容：一是使老年人自身维持良好的生理、心理和社会适应功能，拥有较高的生活质量，力图把身体功能障碍的发生推迟到生命最后阶段，使老年人口"无疾而终"；二是使老年群体中健康、幸福、长寿的老年人口占大多数，且所占比例不断增加；三是进入老龄化的社会能够克服人口老龄化所产生的不利影响，保持持续、健康、稳定的发展，为生活在其中的所有人的健康、富足、幸福的生活提供物质基础和保证。

（八）积极老龄化问题

积极老龄化问题就是要把人的老化过程看成一个积极面对的过程。WHO研究结果表明，尽管比较多的老人有慢性病或其他疾病，但这不表明他们就是伤残、就是负担，老龄人口中只有不到20%的人需要在生活上被照顾，80%以上的老人是能够自己照顾自己的。85%以上65岁的老年人一般都会有一种或几种慢性病，而事实上慢性病和急性病是具有不同性质的，慢性病可以有效地被控制而不恶化，虽然不能根治，但并不能表明生活质量很差。80%的老人是健康的，是正常的老化，全社会要推广老年人的正面形象，用"积极老龄化"来代替"健康老年"。整个社会都应关心、关爱老人，使他们都拥有一个积极、健康的晚年。

第四节 家庭健康教育的实施步骤及效果评价

一、家庭健康教育工作的计划

家庭健康教育是整个健康教育工作中不可缺少的重要环节，从现代化社会的发展趋势和家长素质教育的需求来看，目前家庭健康教育还存在一些问题，主要有家庭健康教育工作整体发展不够平衡，社区家庭健康教育资源有待进一步开发，家庭健康教育的理论研究与实践指导相对滞后，家庭健康教育工作经费投入不足等。家庭健康教育工作应在政府相关部门的领导下，广泛宣传，发动社会力量和广大群众共同参与家庭健康教育计划，注重发挥计划生育协会等非政府组织和群众团体的积极性，为各种社会资源参与家庭健康教育计划搭建平台。通过有效的途径吸引更多的专家学者和志愿者参与家庭健康教育计划，为推广计划出力献策。

家庭健康教育计划的可行性直接影响到健康教育工作的成效。因此，在制订家庭健康教育计划前，必须对本地区的基本情况进行全面、详细的了解，然后综合各项情况，因地而异、有针对性地制订合理可行的健康教育计划，并在实施过程中及时对计划做出评估，总结经验和不足之处,从而不断增强制订健康教育计划的能力和水平。

二、家庭健康教育工作的实施

(一) 家庭主要成员培训

要推动健康教育家庭化的形成,首先要培训家庭主要成员,使受过培训的家庭成员能承担对其他成员进行健康教育的责任,能在长期的家庭日常生活中给其他家庭成员以教育、指导、影响和监督。

举办家庭主要成员健康教育培训班,可由社区行政部门负责组织召集,由卫生部门承担授课任务。也可由社区行政部门与卫生部门共同组成健康教育委员会或领导小组,承担培训任务。

健康教育实践证明,家庭主妇是家庭保健活动的主角,也是妇幼保健工作的直接对象。通过妇联、计划生育管理网络,把家庭主妇组织起来,进行必要的卫生知识培训和行为指导,使她们成为家庭的保健员。

(二) 通过竞赛树立家庭健康教育示范户

激励与竞赛是健康教育工作的有效方法。社区可以组织一些竞赛性活动,如以家庭为单位的健康知识竞赛、组织家庭健康教育考核评比活动。对于各种活动的优胜者给予适当的物质与精神奖励,还可以将家庭健康教育作为创星级文明户的评化内容之一,使家庭健康教育得以普及。

培养家庭健康教育示范户,可以在家庭健康教育考核评比等活动中,挑选出一些素质较高的家庭,作为家庭健康教育示范户,利用榜样的力量开展知识及行为的综合性健康教育活动。多数人都有崇善尚美的心态,只要在改变家庭环境面貌上下功夫,使周围人能感受到示范家庭环境逐步变美,有了让人感受得到的好处,人们往往会产生模仿学习愿望,示范的作用就会逐步扩展。

(三) 建立家庭健康教育小组

在培养示范户的基础上,把临近的几个家庭组成一个家庭健康教育小组,是一种既有组织又比较自由的健康教育形式。一般以3~5户为宜,以使一个家庭能容纳整个小组的成员,便于集中学习。在小组中有一户示范户带动大家,学习效果会更佳。

家庭健康教育小组的活动时间可以相对固定,如每周或每2周1次,具体时间可由小组成员协商决定。学习地点不一定固定在哪一家,可在每户间轮流,这样既可以促进各家的健康状况,又有利于邻里之间交往,密切邻里关系。

授课人由健康教育小组成员轮流承担。这样,能促进每个成员在学中讲,在讲中学,提高学习效果。在要求别人做时,自己需要先做到,这样能促进不良行为的改变和健康行为的建立。社区健康教育工作者应将适当的家庭健康教育科普读物编印成传单或小册子等形式，提供给每个家庭。

经济比较发达的地区，也可将健康教育科普报刊、书籍推荐给每个家庭，使其能经常学习。

三、家庭健康教育工作的效果评价

评价工作是总结经验、吸取教训、改进工作的系统化措施。实施家庭健康教育监督、评价和强化工作是健康教育的重要工作。评价工作不只是在健康教育计划完成之后进行的，而应在开始时就进行。贯穿整个健康教育过程的评价活动应该对健康教育工作起到正面的激励作用，使健康教育工作始终面对健康的挑战。

（一）评价的形式

评价的形式按照性质可分为形成性评价和总结性评价。

（1）形成性评价是指家庭健康教育工作开始时和健康教育工作过程中对健康教育工作的评价，主要用于了解家庭居民的需求及对健康教育工作的反馈。同时，形成性评价可对发现的问题、存在的矛盾以及失误、遗漏和不完善、不切实际的内容随时进行修订和调整。

（2）总结性评价是在健康教育工作告一段落时进行的全面评价，也是对整体健康教育工作的回顾和总结。总结性评价不仅评价了健康教育计划完成后所取得的技术效益、经济效益和社会效益，而且为制订下一步家庭健康教育计划提供了有益的经验，有利于长远目标的实现。

（二）效果评价常用指标

家庭健康教育效果评价常用指标包括家庭健康教育参与率、覆盖率，家庭健康教育满意度，家庭成员对各种疾病防治知识的知晓率，青少年性知识知晓率，婚前检查率，母乳喂养率等。

（三）评价方法

家庭健康教育的评价方法包括家庭座谈会、家庭访问、问卷调查等。

第八章 健康管理

健康管理是一个对个体或群体的健康风险因素进行全面管理的过程。对个体而言，健康管理的基本程序是在收集个人健康信息的基础上，通过对疾病危险性进行评价，形成疾病危险性评价报告，实施健康干预，即健康信息收集、健康风险评估和健康干预。其中，健康信息收集和健康风险评估旨在提供有针对性的个性化健康信息，以调动个体降低自身健康风险的积极性；而健康干预则是根据循证医学的研究结果指导个体维护健康，降低已经存在的健康风险。对群体而言，健康管理可以汇总、评价群体的健康信息，梳理群体的疾病、健康风险状况，形成群体健康管理咨询报告，为分析群体健康风险提供必要的参考依据，为有效实施群体健康管理提供必要的支持。

第一节 健康管理概述

一、健康管理的含义与分类

健康管理，可以从宏观和微观两个方面理解。宏观的健康管理通常是指国家医疗卫生服务的总体方向、目标和工作重点以及对国家总体健康资源的管理策略，如健康中国战略。国家已经把卫生工作的重点从注重疾病诊治转向对生命全过程的健康监测、疾病预防与控制、预防与诊治并重；对总体健康资源管理的方向与目标，由权威的组织机构进行统一的协调管理。微观的健康管理是指生活方式管理、需求管理、疾病管理、灾难性病伤管理、残疾管理和综合的群体健康管理等。在综合人群的健康管理工作中，常常是将多种管理策略结合应用，本部分主要对常见微观的健康管理策略进行介绍。

（一）生活方式管理

生活方式管理主要关注个体或群体的生活行为等方式可能带来的健康风险和产生的医疗需求，以帮助个体或群体做出最佳的健康行为选择。生活方式管理使用对健康有益的行为塑造方法，促进个体或群体建立健康的生活行为方式或习惯，以减少或避免健康风险因素。它的目的在于帮助个体或群体做出最佳的健康行为选择，调动个体或群体对自己健康的责任心，并通过采取行动来降低健康风险、促进健康行为，预防疾病和伤害的发生。因此，生活方式管理的效果取决于如何使用生活行为干预技术来激励个体或群体的健康行为。生活方式的管理策略是其他策略的基本组成部分。

（二）健康需求管理

健康需求管理以个体或群体的需求为基础，通过帮助个体或群体维护健康、寻求适当的医疗保健方式来控制健康消费支出和改善对医疗保健服务的利用。健康需求管理一般通过电话、网络等方式来指导个体或群体正确地利用各种医疗保健服务满足自身的健康需求，从而减少个体或群体对原以为必需的、昂贵的和临床不一定有效的医疗保健服务的使用。

（三）疾病管理

疾病管理主要是为患有特定慢性疾病的个体或群体提供需要的医疗保健服务，如患有糖尿病、冠心病的个体或群体等。它以人群为基础，重视疾病发生、发展的全过程，提供全方位的疾病诊断、治疗、监测、维护服务，其目标是建立一个实施医疗保健干预和人群沟通与强调患者自我保健重要性相协调的系统。该系统可以通过实施良好的医疗保健计划来建立良好的医患关系，达到满足管理对象的医疗保健需求的目的。

（四）灾难性病伤管理

灾难性病伤管理关注的是对健康危害十分严重、医疗卫生花费巨大的"灾难性"疾病或因伤害需提供的各种医疗服务，是疾病管理策略中的一种特殊类型的管理方式。它通过帮助协调"灾难性"疾病医疗活动和管理多维化的治疗方案，来减少疾病或伤害的花费，最终使患者在生理、心理、经济上都能获得最优化的结果。

（五）残疾管理

残疾管理是从雇用者角度出发，在事故发生前，尽可能减少工作地点发生致残事故的频率和费用代价；在事故发生后，根据伤残程度，尽量减少因残疾所造成的个体劳动和生活能力的下降。其具体目标包括防止残疾恶化，注重说明残疾人功能性能力的恢复而不仅仅是疼痛的缓解，设定残疾人实际康复和返工的期望值，详细说明残疾人今后行动的限制事项和可行事项，评估医学和社会心理学因素对残疾人的影响，帮助残疾人和雇用者进行有效的沟通，有需要时考虑残疾人的复职情况，实行有效的健康循环管理。

（六）综合的群体健康管理

综合的群体健康管理是通过协调以上5种健康管理策略，以群体健康状况改善为核心，为群体中的个体提供更为全面有效的健康管理。这些策略的综合应用都是在分析群体健康状况的基础上，以群体的主要疾病和主要健康危险因素为重点，针对性强，有的放矢，可以迅速有效地改善群体的健康状况，提高群体的健康水平。在以工作单位为主体的健康管理实践中，应该考虑运用综合的群体健康管理模式来进行健康管理。

二、健康管理涵盖的内容

（一）健康信息收集和健康状况监测

该项内容要求全面、客观、真实地收集服务对象的健康信息，运用的基本手段有问卷、体检，有时还需要进行访谈。该项内容涉及问卷的设计、体检方案的设计、访谈的方法和技巧，以及收集信息之后的整理、核对、检错、保存和管理等。

（二）健康风险评估

该项内容即根据所收集的个体健康信息，对个体目前的一般健康状况开展评估，帮助个体识别健康状况及风险因素。健康风险评估的方法主要有以下几种。

（1）单因素加权法：是建立在单一风险因素与发病率基础上的方法，即以相对危险性表示。可依据单一风险因素与发病率的关系强度和群体的归因风险度预测个体患病的风险，如用血压来预测心血管疾病的风险等。此类方法比较简单。

（2）多因素模型法：是建立在多因素数理分析基础上的方法，采用统计学概率理论的方法得出患病危险性与风险因素之间的关系模型。所采用的常见的统计方法有多元回归法和比例风险回归法（Logistic回归和Cox回归）等。这类方法的典型代表是Ramingham的冠状动脉粥样硬化性心脏病模型，这种方法比较接近科学。

（3）将定性评估与定量评估结合的半定量风险评估，如高血压的危险度分层方法。

（三）健康风险因素干预与管理

该项内容即对健康管理对象开展健康咨询与指导，并有计划地干预、管理健康，是健康管理中最难、最关键的部分。它在前两个部分的基础上，以多种形式帮助个体采取行动、纠正不良的生活方式和习惯，控制健康危险因素，实现个体健康管理计划的目标。健康管理师手中掌握的只有健康信息表和健康风险评估软件，干预与管理主要是通过口头的说服、教育来改正个体长期形成的生活习惯，这个过程往往比较困难。因此，健康教育和健康促进所用的一般教育方法往往难以见效。

健康干预要求个性化的、量体裁衣式的干预，即根据个体的健康风险因素，由健康管理师进行个体指导，设定个体目标，并动态追踪、评估效果，不断改进干预方法，这样才能取得实际效果，如体重管理、糖尿病管理需通过个体健康管理日记、参加专项健康维护课程及跟踪随访措施来达到健康改善的效果。对于具有多个危险因素的高危个体或群体，应开展进一步的深度医学专科检查，及早发现问题并采取预防和治疗措施（如让心脑血管病高危者随身携带硝酸甘油等），同时进行密切的医学监测，及时了解健康动态，避免或减少猝死等的发生。

三、健康管理的战略目标与意义

现代医学的目的是预防疾病和损伤，促进和维持健康；缓解疾病疼痛，减轻疾病痛苦；对患者给予治疗和护理，对不能治愈的患者给予照料；防止过早死亡，给予临终关怀。这充分体现了"以人为本，以健康为中心"的理念，突出了集预防、诊治和保健于一体的服务目标，推动了医疗卫生服务从单纯的疾病治疗到维护与促进健康的发展、从以医院为中心的服务扩展到以社区与家庭为单位的健康服务和关怀，卫生投资的重点从疾病的诊治提前到疾病预防与健康促进的医学服务模式的转变。医学人才的培养目标也不再是单纯的治病救人，而是关注健康、促进健康，为提高个体或群体的健康水平服务。推行健康管理，是现代医学的重要内容和关键环节。

健康管理是一种战略投资，对整个国家国民经济发展和国际竞争力都具有重要的战略意义。健康中国战略的目标与核心内容是以提高人民群众健康为目标，坚持预防为主、防治结合的方向，采用适宜技术，坚持中西医并重，以危害城乡居民健康的主要问题和健康危险因素为重点，通过健康促进和健康教育，坚持政府主导，动员全社会参与，努力实现人人享有基本医疗卫生服务的目标。

建立起比较完善、覆盖城乡居民的基本医疗卫生制度，全民健康水平接近中等发达国家，必须针对我国居民的主要健康问题及其风险因素，根据其可干预性和干预的成本效果选择经济有效的干预措施，确定优先干预领域和重点，在充分考虑经济和技术可行性的基础上制定相应的行动计划和策略，分步骤实施。行动计划不仅要重视卫生服务的提供，还要深入分析病伤的危险因素，特别是关注影响健康的各种社会政治、经济、环境和人口因素，从营造有利的健康环境入手，制定公共政策，落实相关卫生服务和干预措施，确保行动计划能够全面有效地实施。该战略的实施以政府为主导，以城乡基层卫生服务机构为基础，以公共卫生机构和大中型医院为支撑，动员家庭、学校、企事业单位和全社会共同参与，形成良好的工作机制和发展环境，从而实现全民健康的最终目标。

2013年，国务院发布了《关于促进健康服务业发展的意见》确定了健康服务业的概念与内容，提出了发展目标：到2020年，基本建立覆盖全生命周期、内涵丰富、结构合理的健康服务业体系，打造一批知名品牌和良性循环的健康服务产业集群，并形成一定的国际竞争力，基本满足广大人民群众的健康服务需求。健康服务业总规模达到8万亿元以上，成为推动经济社会持续发展的重要力量。今后一个时期发展健康服务业的主要任务：一是大力发展医疗服务，加快形成多元办医格局，落实鼓励社会办医的各项优惠政策，优化医疗服务资源配置，促进优质资源向贫困地区和农村延伸，推动发展专业规范的护理服务。二是加快发展健康养老服务，推进医疗机构与养老机构等加强合作，提高社区为老年人提供日常护理、慢性病管理、中医保健等医疗服务的能力。三是积极发展健康保险，鼓励商业保险公司提供多样化、多层次、规范化的产品和服务。四是全面发展中医药医疗保健服务。发挥中医医疗预防保健特色优势，提升基层中医药服务能力，力争使所有社区卫生服务机构、乡镇卫生院和70%的村卫生室具备中医药服务能力。五是支持发展健康体检咨询、全民体育健身健康文化和旅游等多样化健康服务。六是培育健康服务业相关支撑产业。支持自主知识产权药品、医疗器械和其他健康相关产品的研发、制造和应用，大力发展第三方检验检查评价、研发等服务。七是健全人力资源保障机制。加大人才培养和职业培训力度，促进人才流动。八是夯实健康服务业发展基础。推进健康服务信息化，加强诚信体系建设举措，对于满足人民群众多层次、多样化的健康服务需求，提升全民健康素质，提高服务业水平，有效扩大就业，促进经济转型升级和形成新的增长点均具有重要意义。

因此，健康管理学已经成为我国医学领域的一个新兴学科。健康管理专业的学生及医学相关专业的学生学习和掌握健康管理的理论与实践技能意义重大：一是树立大卫生观，掌握健康管理的适宜技能，在临床服务中注重健康风险因素的干预；二是树立全面健康管理的新观念，培养预防为主、防治结合的意识，将三级预防措施贯穿于健康照顾的始终；三是理解健康管理的核心思想，发挥健康的主动性，提高居民的健康意识，有助于健康的促进；四是突出中西医结合，将健康管理与中西医有机结合；五是充分认识现代社会的发展与人类的健康密不可分的关系，理解新健康观的内涵，顺应医学模式的转变，拓宽知识面，做一个全面合格的卫生服务者，在健康管理的时代为经济、社会的发展做出贡献。

第二节 生活方式管理

生活方式与人们的健康和疾病息息相关。任何药物和医疗方法都无法代替健康的生活方式。改变生活方式永远不会晚，即使到中年或是晚年才开始健康的生活方式，人们都能从中受益。

一、生活方式管理概述

（一）生活方式和生活方式管理

生活方式，即个体在生活中形成的具有规律性的行为特征，包括饮食结构、工作、睡眠、运动、文化娱乐、社会交往等诸多方面。它以经济为基础，以文化为导向，核心要素是生活习惯，受个体价值观、道德伦理等影响。一个人不良的生活习惯，如过多的社会应酬、吸烟、过量饮酒、缺乏运动、过度劳累等，都是危害人体健康的不良因素。通过健康促进技术可以保护个体远离不良行为,减少健康危险因素对健康的损害,预防疾病,改善健康。因此,采取生活方式管理是必要的,也是必需的。

从卫生服务的角度来说,生活方式管理是指以个体或自我为核心的卫生保健活动。该定义强调了个体选择行为方式的重要性。与不良生活习惯危害的严重性相对应,膳食、体力活动、吸烟、适度饮酒、精神压力等因素是目前生活方式管理的重点。

生活方式管理的效果取决于如何使用干预技术来激励个体或群体的健康行为。例如,1997年,美国加利福尼亚的威玛研究所实施的《新起点的生活方式管理研究项目》就是通过生活方式管理模式对人的健康进行管理。它主要通过对营养锻炼、行为节制等8个方面的有关生活方式和行为的干预来减少健康风险。

(二) 生活方式管理特点

(1) 以个体为中心,强调个体的健康观念和作用。不同的文化背景使人们在情趣、爱好嗜好、价值取向方面有所不同,因而生活习惯和行为方式也有所不同。在这个意义上,生活方式都是由个体自己来掌控的,选择什么样的生活方式属于个体的意愿。生活方式管理的目的在于告诉人们,哪些是有利于健康的生活方式,应该坚持,如不吸烟、不挑食、偏食等;同时,告诉人们哪些是不健康的生活方式,应该避免或中止,如吸烟、过量饮酒、缺乏运动、过度劳累等。尤其需要注意的是,健康管理者要提供大家进行健康生活方式体验的条件,指导人们掌握改善生活方式的技巧等。但健康管理者不能替代个体做出选择何种生活方式的决策,即使一时替代性地做出选择,人们也难长久坚持。

(2) 以健康为中心,强调预防为主。首先,需要强调的是,在健康管理过程中要始终贯穿以人的健康为中心,树立科学的生活方式。"合理膳食、适量运动、戒烟限酒、心理平衡"是构筑健康的"四大基石"。其次,预防是生活方式管理的核心,其含义不仅是预防疾病的发生,还在于在一定程度上逆转或延缓疾病的发展。

三级预防体系包括旨在控制健康危险因素、将疾病控制在尚未发生之时的一级预防;通过早发现、早诊断、早治疗而防止或减缓疾病发展的二级预防;以及防止伤残、促进功能恢复、提高生存质量、延长寿命、降低病死率的三级预防。三级预防在生活方式管理中都很重要,其中尤以一级预防最为重要。针对个体或群体的特点,有效地整合三级预防,而非支离破碎地采用3个级别的预防措施,是生活方式管理的重点。

(3) 形式多样化,强调综合性。生活方式管理策略是其他健康管理策略的基础,它可以不同的形式出现,也可以融入健康管理的其他策略。例如,生活方式管理可以纳入疾病管理项目,用于减少疾病的发生率或降低疾病的危害;它可以在需求管理项目中出现,通过提醒及进行预防性的医学检查等手段来帮助人们更好地实现健康需求。不管采取哪种方法与技术,生活方式管理的目的都是相同的,即通过选择科学健康的生活方式,以减少或避免疾病的危险因素,预防疾病的发生。这不仅使生活方式管理节省了更多的成本,也收获了更多的边际效益。根据循证医学的研究结果,美国疾病预防控制中心已经确定乳腺癌、宫颈癌、直肠癌、心脏病、老人肺炎、低出生体重、乙肝、结核等19种疾病或伤害是具有较好成本效果的预防领域。

二、生活方式管理干预

(一) 生活方式管理干预策略

生活方式管理策略主要通过一些干预技术来促使人们改变生活方式，朝着有利于健康的方向发展。常用的干预策略主要有4种：教育、激励、训练和营销。

(1) 教育：教育是一种有目的、有组织、有计划、系统地传授知识和技术规范等的社会活动，通过传递知识，确立正确的健康态度，改变不健康的行为方式。将生活方式管理策略通过教育的手段实施是干预技术中最直观的方式。教育要具有明确的目的性，要将确立个体正确的健康态度作为目的，不断加强对个体的教育，改变其不健康的行为方式，最直观地体现生活方式管理的过程。因此，教育是生活管理干预技术的直观体现和基础。

(2) 激励：激励是通过正面强化、反面强化、反馈促进、惩罚等措施进行行为矫正的方法。个体在激励的作用下，不断产生改变生活方式的动力，从而达到干预的最终目的。因此，激励在干预技术中起着至关重要的内驱力作用。激励有助于挖掘个体的潜能，提升干预的效果。通过激励，个体不断提升自身内驱力，从内心渴望自我的突破和改变。

(3) 训练：训练是个体通过一系列的体验，从而掌握行为矫正的技术。通过训练，使个体有计划、有步骤地学习和掌握生活方式的管理技术，不断提升个体的生活方式管理，这是生活方式管理干预中最高效的技术。训练在于不断增强个体新的生活方式频率，从而使个体对新的生活方式快速适应，最终获得习惯性。高强度的训练可以使个体在短时间内更容易地习得健康的生活方式。训练一般包括6个部分：第一，直接利用现成的方案；第二，示范并详细描述技术行为；第三，让参与者真正实践，练习新技术；第四，由讲师向学员提供行为适度和效度的反馈信息；第五，提供奖赏性反馈来强化训练行为，如口头表扬或物质奖励；第六，布置家庭作业，帮助学员保持训练习惯。例如，斯坦福大学的关节炎自助课程面向关节炎患者，通过每周2h，共6周的课程，训练患者习得如何照顾自己，并使患者从病友身上学习丰富的实践经验。在接受训练4年后，研究者发现，这些经过训练的患者去医院的频率下降了40%。

(4) 营销：营销是利用社会营销技术推广健康行为，营造健康的大环境，促进个体改变不健康的行为，是生活方式管理干预技术中最具社会性的手段。营销的前提是明确社会群体中不同人群的不同需求，抓住不同人群的不同需求。一般来说，营销可以通过社会营销和健康交流帮助建立健康方案的知名度、增加健康管理方案的需求和帮助直接改变行为。

社会营销是用名人效应让人们接受相关观念，进而改变行为，如通过人们所熟知的电影明星等对防治艾滋病的宣传，可以有效地宣传其发病机制并大大降低艾滋病患者的受歧视度。健康交流计划包括市场分析、市场细分、营销策略、原材料和产品分配、训练、监控、评估、管理、时间表和预算。目前，健康交流活动越来越多地使用大众传媒，如公益广告、电视剧中的故事情节常被用来作为向大众宣传健康风险和健康行为的信息。

（二）生活方式管理超理论模式

超理论模式是一种新兴的行为改变理论模式。健康行为的改变和进步要经历几个阶段，每个人的行为在不同的时期处于不同的阶段；人们的行为可以在不同的阶段之间移动，不同阶段的行为干预需采取不同的干预措施。具体而言，行为改变阶段包括考虑前期阶段、认真考虑阶段、准备阶段、行动阶段和维持阶段。也有学者认为，行为阶段可分为意向前期、意向期、准备期、行动期和维持期。

（1）考虑前期阶段（意向前期）：此时期个体尚未意识到不良行为所带来的危险，不愿改变自己的行为，也未打算在近期改变自己的某种行为方式。一般并不认为其行为方式存在什么不妥，即便在别人（如他的家人、员工等）看来问题已经非常严重。

（2）认真考虑阶段（意向期）：已经意识到其行为方式存在着很大的问题，并开始认真地思考改变自己的行为，而且准备在近期内（一般为 6 个月）对自身行为方式做出改变。

（3）准备阶段（准备期）：希望马上改变自身行为方式（通常在几个月内），或者是目前已经在尝试着对自身行为方式做出一些改变。一些间断性的行为变化已经出现，如减少每天的吸烟量、饮酒量或是增加一些体育活动，但持续性的变化尚未出现（如坚持戒烟）。

（4）行动阶段（行动期）：能为自己制订一些计划，如每周锻炼 3 次，每次 20min 或者更长时间，或是 6 个月内不吸烟等，并积极地改变自身行为。此时期个体已经出现了维持性行为变化，但持续时间不超过 6 个月。

（5）维持阶段（维持期）：当一个人对自身行为的改变已经维持一段时间，一般为 6 个月或更长，可认为其目前处于维持阶段。

这 5 个阶段是一个循环往复的过程，人们会以各自不同的速度或节点，在这几个阶段中一遍又一遍地循环重复。通常，人们处于前几个阶段的时间会相对长一些，而且往往会在行动阶段或维持阶段功亏一篑，不得不再次重复前几个阶段。

（三）生活行为干预措施和方法

有效的生活行为干预方案不仅应充分考虑个体当前所处的改变阶段，还要根据实际情况，采取与个体所处阶段相匹配的干预方案。行为改变阶段理论可以帮助确定某个个体所处的阶段，了解个体行为改变的动机，以此可以确定适合个体的干预措施和方法。常见的生活行为干预措施和方法有意识觉醒、情感唤起、自我再评价、环境再评价、自我解放、帮助的人际关系、反制约增强管理、刺激控制等。

三、生活方式管理策略步骤

（一）收集资料，了解生活方式

在进行生活方式管理前，首先要了解管理对象的生活方式，包括饮食起居、运动、娱乐、嗜好等各种健康信息。同时，需要了解管理对象的价值取向和对健康行为的态度等。

（二）评估行为危险因素

根据管理对象的生活方式，分析、判断存在的健康危险因素，如高脂饮食、高盐饮食、偏食、饮食无规律、饮食结构不合理、长期吸烟、生活无序、睡眠不足、体育锻炼不够、运动方式不对等。

（三）判断行为改变所处的阶段

在使用行为改变模式阶段时，需先做一些调查（如访谈或问卷调查），了解人们处于何种行为改变阶段。评估、确定管理对象所处的行为改变阶段后，可针对其所处的具体阶段，确定有针对性地帮助其改变行为的办法。

不管个体处于哪个阶段，只有把行为改变阶段与行为改变方法密切结合起来，才能有效地帮助人们从一个行为阶段转变到下一个行为阶段。

在实际工作中，阶段评估应以沟通或访谈的形式完成，不宜过多地使用问卷。过多地使用问卷调查会增加管理对象对健康管理的厌烦，导致合作障碍。沟通或访谈的形式更有利于健康管理师对管理对象的具体情况进行了解，包括管理对象个人对事物的认识、理解和态度。此外，面对面的沟通和访谈还能增进彼此了解，有利于管理对象建立良好的依存性。

（四）制订和实施保健计划

根据个体行为改变所处的阶段提出阶段计划，并与管理对象进行沟通。在计划实施过程中，将行为的改善与管理对象本人的自我主观感觉和相关指标改善相联系，有利于增强管理对象执行计划的信心，也有利于提高计划的执行率。在管理对象接受行为改变的建议并尝试进行行为改变后，应当为管理对象制订该行为改变的阶段计划并鼓励其付诸实践。

行为改变超理论模式将人的行为改变分为5个阶段，在健康心理学上是用来解释和预测一个人完成指定的行为改变是否成功的标准。5个阶段计划可因人而异，但最重要的是需要健康管理专业人员与管理对象的充分沟通，讨论计划的可行性以及可能遇到的障碍，确保计划的有效实施。阶段间隔时间以1~2个月为宜，时间过短有可能导致管理对象行为无改变，过长则不利于计划的落实。在评估行为改变过程中，由于阶段的分段并不明显，而且各阶段的分段也因人而异，因此可能有小部分人因健康需求高和实施条件成熟，行为改变进入维持期较快，但大部分人从接受第一次健康教育到最后行为进入维持期，需要一段相当长的时间。

生活方式管理的成败，在很大程度上取决于管理对象对管理计划的积极参与和配合程度。不良的行为和生活方式并非短时间内形成的，而是人们经常性的、固定行为习惯的一种生存方式。管理者不可能24h监控指导管理对象，因此，首先，管理者要通过教育，激发管理对象对自己健康的责任心，强调管理对象对自身的健康实行自我管理的重要性。其次，应提倡健康的生活方式，管理对象不但要有良好的意愿，还要有坚定的决心，同时要掌握和运用科学、系统的方法。

第三节 健康需求管理

一、健康需求管理概述

经济学上的需求，是指消费者在一定时期内、一定价格条件下愿意并且能够购买的商品及数量。健康需求，是指在一定时期内、一定价格水平上人们愿意且有能力购买的卫生服务量。它包括由需要转化来的需求，即有效需求；以及没有需要的需求，如认知需求和诱导需求等。

健康需求是人类的基本需求，可以从身体、精神、社会3个层次去理解。由于健康服务专业的复杂性和消费者对健康知识和信息的缺乏，消费者对自己的健康服务需求具有不确定性。因此，常见的影响健康服务需求的因素包括国民的健康观念、健康状况，国家的医疗卫生体制、经济因素，以及卫生服务供给状况等。

人群健康需求管理是以人群为基础，通过帮助健康消费者维护健康，以寻求适当的医疗保健来控制健康消费的支出与赔付，并改善对医疗保健服务的利用。常见的健康需求管理主要通过为人们提供各种可能的信息和决策支持、行为支持以及其他方面的支持，帮助人们在正确的时间、正确的地点寻求恰当的卫生服务，指导人们恰当地选择种类繁多的营养保健食品、理疗仪器及医疗服务等。其实质是通过帮助消费者维护自身健康以及寻求恰当的医疗保健来控制健康消费的支出和改善对医疗保健的利用。

健康需求管理并非不让人们利用卫生服务，而是要人们减少不合理的和非必需的医疗服务的利用，帮助人们维护自身健康和更合理地利用医疗卫生服务资源。美国有研究显示，70%的疾病与人们的生活行为方式有关，43%的急诊服务和25%~65%的诊断性检验缺少必要性。可见，对人们的健康需求进行管理尤为重要。

二、健康需求管理实现途径

健康需求管理重视目标人群的知识、观念、态度和偏好等因素对卫生服务利用的影响，因而强调对目标人群教育的重要性，鼓励其在医疗服务中利用决策服务发挥积极作用，通过对目标人群的卫生需求实施指导，帮助其做出理性的消费选择，以减少目标人群对那些原以为是非常必需而昂贵的但临床上却不一定有效、必要的医疗保健服务的使用。

健康需求管理主要有两种实现途径：一种是通过对需方的管理来实现，另一种是通过对供方的管理来实现。常用的手段包括寻求手术的替代疗法，帮助患者减少特定的风险因素并采纳健康的生活方式，鼓励自我保健干预等；对患者进行健康教育，提倡对医疗服务的理性消费，提供24h电话免费咨询服务；通过互联网等多种管理方式来指导个体正确地利用各种医疗保健服务来满足自己的健康需求。

三、健康需求管理实现方式

国外的实践表明，通过对需方的需求管理活动能够降低实际住院和门诊、急诊服务的利用率，并在减少服务利用和医疗服务费的同时不降低医疗服务的质量，且能在一定程度上改善患者的满意度。

对供方的需求管理，主要是通过管理型保障来实现，如通过全科医生将服务引导到费用相对低廉的社区卫生服务机构、利用评估等手段对需求实施管理。美国的研究表明，通过供方实施的需求管理确实起到了降低医疗费用的作用，但消费者的满意度会受到一些影响；同时，人们会担心其可能导致的服务质量问题。

需求管理通过一系列的服务手段和工具影响以及指导人们的卫生保健需求，帮助解决一些就医和健康管理等方面的问题，通常采用的方法有：

（1）自我保健服务电话咨询，临床、体检的结果解答，寻医问药。

（2）就医服务为门诊定专家、定时间、定地点，给予绿色通道挂号、预约专家、陪同就医帮助取药、联系住院床位等。

（3）转诊服务、联系医疗机构、预约专家等相关业务。

（4）基于互联网的卫生信息服务。

（5）健康课堂定期派出专家到客户企业咨询、指导、检查、讲课等。

另外，健康管理专业人员还可以通过提供自助决策支持系统和行为支持，使目标人群更好地利用医疗保健服务，在正确的时间、正确的医疗机构选择正确的健康服务类型。

健康需求管理是一个动态的过程，它从确认需求开始，再进行需求分析，力图实现客户需求性的最佳结合，最终得到满足客户需求的最佳方法。

第四节　疾病管理

一、疾病管理概述

疾病管理是以系统为基础的疾病管理，是以疾病发展的自然过程为基础的综合的、一体化的保健和费用支付体系。其目的是改善患者的健康状况、减少不必要的医疗费用。其以循证医学为基础，通过确定目标及临床综合分析，协调保健服务，提供医疗支持。

（一）疾病管理发展背景

疾病管理是一个协调医疗保健干预和与人沟通的系统，强调患者自我保健的重要性。疾病管理支撑医患关系和保健计划，强调应用循证医学和增强个人能力的策略来预防疾病的恶化，它以持续性地改善个体或群体健康为基准来评估临床、人文和经济方面的效果。从美国疾病管理协会（DMAA）的观点看，疾病管理是一种产业，也是健康管理的一种策略和方法，应用这种方法可以为人群提供最好的个体对个体的卫生保健实践。

20世纪60年代，克尔·怀特博士发表文章阐述了危险人群对医疗服务的利用可以预测的结论。这一观点引起了医药公司和疾病管理组织的重视。医药公司开展了一些项目，通过邮寄或者电话的方式推广药物；疾病管理组织开始尝试通过与患者共同承担风险来获得利益。

20世纪80年代至90年代，医疗保险业开始对将健康状况人群的保险金用于患病人群产生兴趣，但卫生保健费用的迅速增长打破了保险业的预算。为了控制费用，保险业引入了两个管理系统：一是病例系统，主要包括针对病情严重的患者进行保健计划制订、协调保健服务，以提高保健服务质量，减少不必要的经费。二是利用管理，即根据预先对疾病确定的临床标准进行管理，减少不必要的医疗过程或者住院情况的发生。

20世纪90年代初，以医药公司为基础的疾病管理蓬勃发展。1996年，首家疾病管理公司成立，最早管理的疾病为哮喘、糖尿病、心衰等。疾病管理者作为最先的探索者开始工作，其工作内容主要包括疾病管理的设计、临床和执行。从此，疾病管理逐步标准化。

疾病管理横跨很多部门，整合了很多资源。技术的进步、资料收集与处理能力的发展逐步提高了疾病管理能力。远程家庭检测、家访服务、网上服务和电话监测技术是目前常用的技术。

（二）疾病管理特点

（1）目标人群是患特定疾病的个体，如糖尿病管理项目的管理对象为已诊断患有1型或者2型糖尿病的个体。疾病管理以人群为基础，重视疾病发生、发展的全过程（高危的管理，患病后的临床诊治、保健康复，并发症的预防与治疗等）管理，强调预防、保健、医疗等多学科的合作，提倡资源的早利用，减少非必需的医疗花费，提高卫生资源和资金的使用效率。

（2）关注个体或群体连续性的健康状况与生活质量，不以单个病例和（或）其单次就诊事件为中心，而是关注个体或群体连续性的健康状况与生活质量，这也是疾病管理与传统的单个病例管理的区别。

（3）强调医疗卫生服务及干预措施的综合协调。疾病管理关注健康状况的持续性改善过程，而大多数国家卫生服务系统的多样性及复杂性使协调来自多个服务提供者的医疗卫生服务与干预措施的一致性和有效性特别艰难。正因此，疾病管理协调显得尤为重要。

（三）疾病管理目标

疾病管理相关项目旨在加强患者和医生之间的沟通，通过必要的反馈来纠正患者的行为方式（延缓疾病的发展并预防并发症），衡量干预措施的有效性。通过适当的安排，疾病管理以全面的方式为患者提供医护服务和健康服务，而不仅是关注药品对疾病的治疗。疾病管理的实质是在不降低医疗服务质量的前提下，提高患者的生存质量，降低医疗费用。其最终目标是通过健康产业链的各组织和部门间的相互协作，提供持续、优质的健康保健服务，以提高成本效益或得到最佳效果，并在此基础上提高疾病好转率和目标人群对健康服务的满意度。

（四）疾病管理方式

疾病管理注重临床和非临床相结合的干预方式。任何时候，这两种干预方式都能产生积极影响。在理想情况下，疾病管理可以预防疾病恶化并减少卫生资源的使用，把预防手段和积极的病例管理作为绝大多数疾病管理计划中的两个重要组成部分。

二、疾病管理机构与体系及其要素

（一）疾病管理机构与体系

（1）建立信息系统：包括资料收集、整理和管理等资料库建立的一系列内容。资料收集的内容主要包括收集患者的一般情况（性别、年龄、个人史、家族史、有关健康的行为等）、临床诊治情况［疾病诊断和手术操作编码（ICD-10/ICD-9-CM-3）、各项临床检查指标、并发症存活与否、生活质量、转诊情况］、经费及卫生资源利用情况（处方、药费、治疗费检查费以及住院、急诊、专科、专家门诊就诊情况等）、行为指标（患者和保健者的依从性，患者的自我管理，患者行为的改变情况）、健康教育资料等。

将患者的所有资料录入计算机，在不同机构间实现共享，以便持续保健，并应用专家系统技术提高诊断和治疗水平。

信息系统应以患者为中心，积累患者各方面的资料并进行分析，同时进行人群水平的分析，以评价疾病管理效果，不断提高保健的质量。

（2）持续的质量改进系统（CQI）：持续的质量改进系统有3个重要的组成部分，即患者、医务人员和信息系统。例如，高血压患者经过管理后，治疗率、控制率、并发症发生率、转诊情况、个案分析等信息均需要持续监测，且应将结果及时反馈给质量改进系统，找出不足的环节，以提高疾病管理质量。

（3）医疗保险：医疗保险的支付方式导致卫生保健提供的方式逐渐转向疾病管理。最早的医疗保险支付方式是按服务项目收费，是低水平的危险转移。

按人头支付方式是将患者的健康危险分担在患者和医生双方，通常是将经费付给医务人员或者其所在单位。医生的考核指标包括医疗经费和质量两个方面。因此，医生要考虑患者整体的健康水平，必然要重视预防和健康教育。

（二）疾病管理体系要素

（1）部门的合作：建立各部门协作的疾病管理体系，不是一个独立项目或相互无联系的干预措施，而是一个一体化干预、测量和持续改进的系统。建立一个从分离到整合的卫生保健体系，需要时间及观念的转变，需要经验和组织机构的逐步改变。疾病管理是跨部门的，各部门的合作是成功的前提。合作的部门包括政府、卫生保健行业（付费者、医疗卫生机构、医药公司、健康管理专业人员等），这些部门要共享信息、共担风险和共享收益。

（2）体系的畅通：各医疗机构内部，如社区卫生服务站、社区卫生服务中心、三级医院、康复中心等之间也应密切合作，共享信息，建立转诊关系；应强调患者整体保健结果，预防疾病，尽量减少并发症；同时，要建立有效的激励机制，调动各个方面的积极性，这样才能实现一体化的卫生保健体系。

三、疾病管理过程与实施

（一）疾病管理过程

根据国外经验，疾病管理的过程应该包括筛查患者；患者分层；制订保健计划；执行保健计划，定时随访；效果评价5个阶段。

（1）筛查患者：确定高危患者，首先要对患者患病的风险度以及疾病本身并发症的风险度进行评价。

最适合疾病管理的疾病必须满足以下基本条件：①依照循证医学，容易并能够制定疾病治疗和疾病预防方案的疾病；②疾病管理的结果是可以衡量的；③5年内容易看到成效；④耗费医疗成本极大的疾病。

根据国内外相关文献资料分析得知，最适合进行管理的疾病包括糖尿病、慢性阻塞性肺疾病、冠心病、脑卒中、恶性肿瘤、哮喘、前列腺疾病、皮肤疾病和心理健康疾病等；还包括高血压、消化道溃疡、艾滋病等。这些疾病往往会花费较高的医疗费用，但通过健康管理会大大提高患者的治疗效果和治疗依从性，减少并发症和死亡率，降低医疗费用。

筛查患者通常可采用以下几种方法。

①从已建立的健康档案中寻找需要管理的患者，进行登记核实，最好是将健康档案和社区常规诊疗信息系统连接起来，开展持续性保健服务。

②对常规体检发现属于管理范围的患者进行登记。

③对常规门诊就诊属于管理范围的患者进行登记。

④其他途径的筛查，如流行病学筛查等。

（2）患者分层：为确定随访频率、干预的方式和干预的强度，需要将精力放到危险度高、自我保护意识差的患者上，将预备管理的患者进行分层。确定患者个体危险（情感、心理、功能状况、社会工作、支持系统、经济状况、环境、健康行为、健康知识、病史、医疗状况、疾病过程等），对危险程度进行分层，一般分为3~5层即可。

以高血压患者为例，可分为3层：第3层为血压>140/90mmHg，并且有并发症和相关临床症状的高血压患者；第2层为血压>140/90mmHg，没有并发症和相关临床表现，没有定期监测血压的高血压患者；第1层为所有其他的高血压患者。

患者分层后，可确定第3层患者需加强干预或配给有经验的疾病管理师，第2层将给予支持和健康教育，第1层可以给予咨询或者发放健康教育宣传材料。疾病分层的另一目的是测量疾病恶化的程度，特别是慢性疾病。

(3) 制订保健计划：针对每个患者的实际情况，在患者的共同参与下，分步骤设立具体的管理目标，逐步达到最终的管理目标。保健计划的制订应有伸缩性，目标的设立要有可行性，要求具体、清楚、可操作。一次不可设定太多的目标，最好一次一个目标。

管理好患者需要科学和艺术的结合。每个患者的健康问题都不同，有些患者会忘记服药，有些患者怕药物有毒副作用而拒绝服药等。健康管理专业人员要掌握与患者沟通的技能，制订具有个性化的保健计划，以加强实施计划的过程中患者的依从性，从而使保健计划得到很好的实施。

另外，保健计划的制订还要考虑其他方面的因素，如机构的功能、预期结果、可支持的技术条件等。

(4) 执行保健计划，定时随访：对患者定时随访的内容包括健康教育、临床用药指导、健康生活方式的建立等，如患者是否减少了盐的摄入、是否戒烟等。该阶段具体内容如下。

①方法：常见的疾病管理干预方式有电话咨询指导、邮寄健康教育资料或上门家访。邮寄一些健康教育资料的干预方式成本最小，但干预效果最差；电话咨询指导成本中等，干预效果一般；上门家访的方式成本最高，但干预效果最好。对于一些危险度低的患者，可采用邮寄健康教育材料或上网阅读的干预方式；多数患者的管理需要采用电话干预的方式；对行动困难的老年人、残疾患者或者有特殊困难的家庭，则一般采用上门家访的方式。

②患者自我管理：疾病管理成功与否的关键是患者是否具有足够的自我管理能力或患者自我管理能力是否有提高。患者的自我管理能力包括以下几个方面：患者对自己疾病的认识度、对就医的配合度或依从性、对不良生活和行为方式的矫正能力等。以高血压患者为例，其自我管理能力主要包括对自己血压监测的能力，对自己血压评估的能力，对药物作用及副作用的了解，对药物依从性的能力，把握行为矫正的基本技能，选择食物、进行体育锻炼的能力，戒烟、戒酒、减重、压力管理的能力，寻求健康知识的能力，就医的能力。

③培训：医师要理解和贯彻有关专业的技术指南和规范。技术指南提供的信息具有权威性，是根据大量循证医学研究的结果由专家集体论证达成的医治建议，也是医师培训的主要内容。医师只有准确地把握技术指南精神，并将其应用到临床实践中，才能给患者提供最好的医疗服务。

④协调：协调是健康管理专业人员进行疾病管理的一项重要内容，主要是协调卫生保健服务，为患者建立双向转诊和急诊通道。当病情需要转诊时，健康管理师应同基层医生

相互协调,在把握转诊标准的前提下,为患者顺利转诊到上级医院就诊提供方便,减少不必要的重复检查,节省经济费用。

在这个环节,健康管理专业人员起着非常重要的作用,其担负的职责有:

A. 为患者制订个性化的保健计划。健康管理专业人员与患者充分沟通后,与主管医师和患者三方共同制订个性化的保健计划。B. 为患者及家属提供最新的循证医学信息。C. 危险因素干预。对患者及家属进行健康教育,提供更多的健康教育和更多的疾病预防知识,尽可能改变患者的不良生活方式,减少疾病危险因素的伤害。D. 指导临床评价。连续观察患者病情及治疗依从性的变化,了解患者需求并及时向医生反馈患者病情,帮助患者提高自我管理能力及获得家庭和社会的支持。E. 与保健队伍的其他人员进行沟通,必要时进行转诊。

(5) 效果评价:效果评价是衡量疾病管理成功与否的重要指标之一。评价反馈结果对于发现疾病管理的不足、提高疾病管理质量有着重要的帮助。评价干预效果应考虑以下几个方面。

①临床治疗情况:临床指标、并发症、发病及死亡情况等。

②经济情况:医疗费用、住院次数、住院天数等。

③患者表现:患者对医生的依从性、患者的自我管理能力。

④服务质量:患者的满意度、医生的满意度和管理者的满意度。

疾病管理的目标人群主要是患病的个体。如果从社区全人群的健康目标出发,疾病管理还要从个体转向群体,包含人群的识别,医生与服务提供者的协调运作,患者的自我管理教育,过程与结果的预测和管理,以及定期的报告和反馈。通过改善医生和患者的关系,建立详细的医疗保健计划,以循证医学方法为指导,对于疾病相关服务(包括诊疗)提出各种针对性的建议、策略来改善病情或预防病情加重,并在临床和经济情况评价的基础上力争达到不断改善目标人群健康的目的。

(二) 疾病管理实施

以高血压患者个体管理实施方案为例,直观展示疾病管理的实施过程。一般而言,疾病管理实施的流程有以下几个主要方面。

(1) 收集临床评估资料,筛选患者:对个人健康档案、健康检查记录、慢性病患者门诊随访记录、高血压规范管理随访监测记录表中的信息进行评估筛选,主要包括评估是否为易患病个体、确定是否为原发性高血压等。

(2) 患者血压水平分级:根据患者血压水平进行诊断分级。

(3) 完善相关检查:根据患者血压分级的结果,完善相关检查,收集资料。明确有无心血管疾病危险因素、是否存在靶器官损害及并存的相关疾病。

(4) 确定危险分层:根据患者血压水平分级、心血管疾病的危险因素、靶器官损害伴临床疾患与否做出危险分层判断。

(5) 制订个体管理方案,实施随访管理:健康管理专业人员在收集患者生活行为相关资料后,根据患者血压分级和危险因素情况,进行高血压危险分层,并按危险分层情况制订健康保健计划，实行分级随访和管理。按分级管理的频次监测患者血压、各种危险因素、临床情况、疗效、相关生活行为因素等。

①一级管理。

A. 管理对象：男性年龄小于55岁，女性年龄小于65岁，高血压1级，无其他心血管疾病危险因素，按照危险分层属于低危的高血压患者。

B. 管理要求：至少3个月随访一次，了解血压控制情况，针对患者存在的危险因素采取以非药物治疗为主的健康教育处方。当单纯非药物治疗6~12个月效果仍不佳时，增加药物治疗。

②二级管理。

A. 管理对象：高血压2级或者1~2级，同时有1~2个其他心血管疾病危险因素，按照危险分层属于中危的高血压患者。

B. 管理要求：至少2个月随访一次，了解血压控制情况，针对患者存在的危险因素情况采取以非药物治疗为主的健康教育处方，改变不良生活方式。当单纯非药物治疗3~6个月效果仍不佳时，增加药物治疗，并评价药物治疗效果。

③三级管理。

A. 管理对象：高血压3级或合并3个以上其他心血管疾病危险因素，或合并靶器官损害，或糖尿病，或有并存的临床情况，按照危险分层属于高危和极高危的高血压患者。

B. 管理要求：至少1个月随访一次，及时发现高血压的危险表现，了解血压控制水平。加强规范降压治疗，强调按时服药，密切注意患者的病情发展和药物治疗可能出现的副作用，发现异常情况应及时向患者提出靶器官损害的预警与评价，督促患者到医院进行进一步治疗。

（6）效果评价。

①根据患者情况每半年到1年进行1次。

②进行眼底检查和实验室检查、复查。

③进行生活质量评估。

④进行危险因素评估。进行危险因素评估的方法主要包括：A. 根据血压控制情况进行评估，结果分为优良、尚可和不良3个等级；B. 根据危险分层标准进行重新评估；C. 根据重新评估的级别出具个体管理方案。

第五节　灾难性病伤管理

一、灾难性病伤管理概述

灾难性病伤管理中的"灾难性"有两层含义：第一层含义是指重大疾病对患者的身体

损伤是"灾难性"的，如患肿瘤、脏器衰竭、严重创伤等；第二层含义是指所患疾病需要的医疗支出金额巨大，对患者家庭造成"灾难性"影响，巨大医疗支出也被称为"灾难性医疗保健支出"。因此，灾难性病伤管理较之一般疾病管理更具复杂性和艰难性。

灾难性病伤管理是疾病管理的一个特殊类型，关注的是"灾难性"的疾病或者伤害。这里的"灾难性"可以指对健康的危害十分严重，也可以指其造成的医疗卫生花费巨大，常见于肿瘤、肾功能衰竭、严重创伤等疾病。灾难性病伤是十分严重的病伤，管理复杂，经常需要多种服务和转移治疗地点。普通慢性病在强度和效果方面都可预知，而灾难性病伤比较少见，其发生和结果都难以预计。在实践过程中发现，脑损伤、严重烧伤、多种癌症、器官移植和高危新生儿等情况均适合灾难性病伤管理。

二、灾难性病伤管理技术方法

灾难性病伤管理依靠专业化的疾病管理服务，解决相对少见的医疗问题和高费用问题。通过协调医疗活动和管理多维化的治疗方案，灾难性病伤管理可以减少费用和改善治疗效果。通过综合利用患者和家属教育、患者自我保健选择和多学科小组管理，使医疗上需求复杂的患者能在临床、财政和心理上获得最优结果。

灾难发生时，利用短缺的医疗资源最大限度地提高救治效率尤为重要。所以，对救治工作进行标准化，在实际工作中具有突出的指导作用。灾难时期，这种标准化的救治服务被称作紧急标准服务（crisis standards of care，CSC），包含以下5种重要元素。

（1）救治过程必须以符合伦理学要求为基础，做到公正透明、连续、均衡和有责任心。

（2）借助依托的社区机构，提供预约、教育和沟通服务。

（3）CSC过程必须符合法律规定。

（4）明确的适应证、诱因及责任规定。

（5）基于证据的临床过程和操作。

CSC计划的基础由伦理学规范和法律规定组成。教育和信息分享要确保对灾难反应的迅速及时。面对灾难性病伤的救援管理，主要由5个部分实施完成：医院的紧急救护，公共卫生服务，院外服务系统，院前和急诊医学服务，突发事件管理和公共安全。这5个部分是相对独立的，但在整个系统中又是互相依存的，受政府的组织和管理。CSC仅是面对灾难和迅速反应的一个方面，适用于可用医疗资源短缺的情况，其目的是整合可用资源，发挥最大作用。CSC对灾难的成功反应取决于政府、急救医疗系统、公共卫生组织、应急管理、医院设施及门诊等的协调配合。

三、灾难性病伤管理的应用

灾难性病伤管理的应用，必须明确影响CSC实施的基本因素，包括3个方面：第一，灾难中形成决定的情形意识对CSC实施的影响。如果没有这种意识，伤病员分类就如同在没有需求信息的情况下进行，可提供的医疗服务不被知晓，可能加速医疗资源的短缺。第二，能够短时间内制订及时有效的救治方案并为大量伤病员提供服务的能力会影响 CSC 在重大灾难中的反应。第三，个人和民间组织可提供医疗或者公共健康服务，以减轻 CSC 应对突发灾难的压力。

第六节　残疾管理

一、残疾管理概述

残疾管理是基于生物医学层面开展起来的，如医学专业人士监督损伤的治疗，并且有责任给残疾人提供适合他们的工作。目前，残疾管理从雇用者的角度出发，根据伤残程度分别进行处理，希望尽量减少因残疾造成的劳动和生活能力下降及降低费用。

（一）残疾管理的目的

残疾管理的目的是减少残疾事故发生的频率和费用代价。对于雇用者来说，残疾的真正代价包括失去生产力的损失，是以全部替代员工的所有花费来估算的，必须用这些员工替代那些由于残疾而缺勤的员工。因此，残疾管理的具体目标如下。

（1）防止残疾恶化。
（2）注重功能性能力而不是疼痛。
（3）设定实际康复和返工的期望值。
（4）详细说明限制事项和可行事项。
（5）评估医学和社会心理学因素。
（6）与患者和雇用者进行有效沟通。
（7）有需要时考虑复职情况。
（8）实行循环管理。

（二）影响残疾时间长短的因素

1. 医学因素
（1）疾病或损伤的严重程度。
（2）个人选择的治疗方案。
（3）康复过程。
（4）疾病或损伤的发现和治疗时期。
（5）接受有效治疗的容易程度。
（6）药物治疗还是手术治疗。

(7) 年龄,可能会影响治愈和康复需要的时间,也会影响返回岗位工作的可能性。

(8) 并发症的存在,依赖于疾病或损伤的性质。

(9) 药物效应,特别是副作用。

2. 非医学因素

(1) 社会心理问题。

(2) 职业因素。

(3) 工作与同事、主管之间的关系。

(4) 工作压力。

(5) 工作任务的不满意程度。

(6) 工作政策和程序。

(7) 即时报告和管理受伤、事故、旷工与残疾的情况。

(8) 诉讼。

(9) 心理因素。

(10) 过渡性工作的信息通道不流畅。

二、残疾管理的发展及影响

残疾管理是美国联邦雇员补偿制度(工伤保险制度)预防残疾控制成本、提高保障水平和改善服务的一种重要管理手段。从 20 世纪 80 年代末到 90 年代初,残疾管理由单纯的个案管理发展为由个案管理、护士干预、周期管理、职业康复和再就业支持等多项管理技术组成的综合性管控技术,对美国联邦雇员补偿制度、加强微观管理和促进工伤职工再就业发挥了积极作用。残疾管理的各部分具体作用体现为以下 3 点。

(1) 个案管理和周期管理策略组成工伤保险的"守门人",有利于提高基金使用效率。

(2) 职业康复服务降低了就业信息壁垒,减轻了基金长期待遇负担。

(3) 专业技术人员准入和协议管理,强化了工伤医疗和康复的微观管理力度。

三、残疾管理的应用

进入 21 世纪,残疾管理已发展为由个案管理、周期管理、职业康复和再就业支持组成的综合性管控技术。残疾管理是美国雇员补偿制度中一种重要、系统和综合性的管理手段,各环节设计及由其产生的专业人员协议管理互为补充,在控制费用和促进工伤再就业方面取得了良好的效果,提高了基金的使用效率。具体分以下 4 个部分。

(一) 有质量的个案管理

早期个案管理主要包括按照严重程度进行伤病分类、医疗证据系统分级、早期介入职业康复和及时完成劳动能力损失测定。个案管理的最长干预时限是 120 天。20 世纪 90 年代后，联邦雇员补偿计划办公室（Office of Workers' Compensation Programs，OWCP）利用医学搜索引擎（medical matrix）设置介入点和建立合约护士制度（contracted nurse），发展了个案管理的新技术，形成了更加综合的个案管理制度。合约护士是独立于基金之外的专业人员，负责监督治疗计划的制订和执行，协助雇用者完成工伤职工的岗位调整，以及帮助工伤职工理赔等。因此，合约护士是工伤职工、雇用者、医疗人员和基金管理部门之间的桥梁。合约护士制度提高了个案管理质量。联邦雇员补偿计划办公室将缩减误工时间和30个月内实现一年以上待遇领取者重返工作岗位作为效果评价指标。统计显示，个案管理有效地缩短了工伤人员的失能时间，提高了工伤职工重返工作岗位的比例，工伤职工失能时间从1994年的约250天下降到2002年的约170天，而重返工作岗位比例达到60%及以上。通过此项干预，工伤职工平均领取待遇天数从1996年的1.95天/人下降到2001年的1.67天/人，5年之间下降了14%。同时，独立研究和联邦雇员补偿计划办公室自评结果均显示：合约护士对缩短残疾时间和提高重返工作岗位有积极作用。2000年，合约护士成为个案管理的前置程序，以期提高个案管理质量。

（二）周期管理

1992年，美国提取专项基金用于周期管理，支付领取长期待遇的工伤人员的医学检查、职业康复和就业安置等费用，促进这类人员重返工作岗位。一方面，周期管理有利于及时发现长期待遇领取者残疾变化情况，当残疾程度减小时，能够及时调整福利待遇、减少非必需的部分；另一方面，以再就业为最终目标，支持长期待遇领取者重返工作岗位，控制长期待遇领取人数的增长。经过试行，到1999年，该项管理制度推广到实行联邦雇员补偿制度的各级管理部门。2001年，此项工作节省了补偿成本支出3110万美元，超过6000个病例接受了筛查，有300多人由于身体情况改善达到重返工作岗位的条件或者已经死亡等，被调整或者终止了补偿待遇。该项工作让邮政业8%左右的长期待遇领取者重返工作岗位。

（三）职业康复

对于经过医学治疗后仍然不能回到原工作岗位的工伤职工，由联邦雇员补偿计划办公室的职业康复专家就近指派签约职业康复治疗师提供职业康复服务，服务最长时间为2年，最高支付限额为5000美元。根据工伤职工功能恢复和重返工作进展情况，职业康复分为：①前3个月内提供累计25h的职业康复治疗，促进工伤职工回归原工作岗位；如果工伤职工能够转移自如，3个月中职业康复治疗师可提供累计50h的服务，帮助工伤职工合理选择职业，在联邦政府机构、地方政府机构或是私人部门就业；②如果工伤职工3个月内不能成功回归原岗位，可再增加3个月、累计20h的服务时间，通过对工伤职工进行诊断性测试和评估，制订康复计划以及进行劳动力市场调查，确定工伤职工潜在职业能力和就业机会，进行职业再培训；③工伤职工被认定没有转移能力或者是没有合适的工作，则启动技能培训工作。联邦雇员补充计划办公室为工伤职工提供不超过两年的职业学校培训，而不是2~4年的学历教育。职业康复治疗师监督工伤职工的培训过程，并协助工伤职工在培训结束后确定合适的工作。此外，必要时职业康复治疗师还可以提供两个月的工作场所跟进服务。

法律也要求工伤职工配合治疗，以重返工作岗位。如果工伤职工拒绝接受职业康复服务，则不能享受补偿；如果拒绝重返适宜的岗位，待遇将惩罚性地下降。职业康复在美国各种雇员补偿制度中运用广泛，美国54个州的雇员补偿法案大多将物理康复治疗和职业康复治疗作为工伤保险的一项保障范围，无论政府基金还是私人保险公司均支付该项费用。

（四）再就业支持

从1992年开始联邦雇员补充计划办公室引进再就业支持政策，国会允许联邦雇员补偿计划在联邦雇员补充计划办公室授权的情况下，动用雇员补偿基金资助被私人或公立机构重新雇用的工伤职工，主要是针对那些难以返回原单位的工伤职工。该策略也被其他联邦机构、州及地方政府和私人保险部门采用。从1996年开始，联邦雇员补充计划办公室授权康复专家支付给雇用者6个月超过75%的工作补偿，其最高支付限额等于完全不能再就业的工伤职工所能享受到的最高残疾赔偿金。

通过上述措施，美国联邦雇员补偿基金总体费用支出和工伤职工误工时间呈现下降趋势，残疾管理被认为是雇员补偿制度的一项双赢策略。除此之外，统一使用工伤保险业务软件，是改善工伤保险过程管理的技术手段之一。申请人可以通过网络提交申请和相关文件，通过网络发送给各级各类监督人员，沟通外聘专业人员和联邦雇员补充计划办公室工作人员。该系统提高了数据的完整性，并满足了质量控制的需求，同时提高了监督管理工作效率。

第七节 综合的群体健康管理

一、综合的群体健康管理概述

综合的群体健康管理是指通过协调不同的健康管理策略来为个体或群体提供更为全面的健康和福利管理。这些策略都是以人的健康需要为中心发展起来的。在群体健康管理实践中，应该考虑采取综合的群体健康管理模式。

一般而言，雇用者需要对员工进行需求管理，医疗保险机构和医疗服务机构需要开展疾病管理，大型企业需要进行残疾管理，人寿保险公司、雇用者和社会福利机构会提供灾难性病伤管理。

二、综合的群体健康管理内容

综合的群体健康管理的重要目的是在分析某个群体健康管理需求的基础上,为健康管理的实施者提供有效的管理对象、管理目标、管理路径,制定科学合理的健康管理方案,从整体上提升健康管理的效果、效用和效益。

综合的群体健康管理成功的关键在于系统性收集健康状况、健康风险、疾病严重程度等方面的信息以及评估这些信息和临床及经济结局的关联,以确定健康伤残、疾病并发症、返回工作岗位或恢复正常功能的可能性。

三、综合的群体健康管理应用

综合的群体健康管理方法包括一级预防、二级预防和三级预防。一级预防,是指在疾病发生之前预防其发生,如按人类环境改造学设计工作场所以及健康的家庭或作业环境。二级预防,是指在疾病发展前对疾病的早期诊断进行监测,如进行问卷调查,了解疾病征兆史,或者对疾病进行筛查。三级预防,旨在疾病发生后预防其发展和蔓延,以减少疼痛和伤残,如功能性健康状况评价、伤残管理疾病恢复、患者管理等。大多数疾病管理项目以三级预防为主。

第九章 健康教育教学活动设计与评价

健康教育是通过信息传播和行为干预，帮助个人和群体掌握卫生保健知识，树立健康观念，自愿采纳有利于健康的行为和生活方式的教育活动与过程，其最终目标是帮助学习者建立健康的行为生活模式。无论是何种健康相关行为转变理论，健康相关行为转变的前提条件都是健康知识水平的提高、健康相关态度的转变、健康相关技能的获得，而这些条件无一不是通过学习获得的。所以，健康教育教学是健康教育计划的重要内容，是计划贯彻实施的关键环节。健康教育的教学活动是健康信息传播的过程，是健康传播的细化，也是健康教育计划主体部分的关键环节。教学活动设计是否严谨完美，活动实施过程教与学双方是否默契和谐，对健康教育项目最终目标的实现至关重要。

第一节 健康教育教学活动概述

一、健康教育教学活动类型

健康教育教学活动是旨在改变目标人群健康相关知识、信念态度、行为状况的信息传播活动，根据场所不同可分为课堂教学活动和非课堂教学活动。

（1）课堂教学活动属于人际传播类型，在学校健康教育中的应用最为广泛，社区和工作场所健康教育也会有所采用。其优点是教与学双方直接面对面，传播反馈及时，交流沟通方便；教与学双方容易建立情感联系，可以随时对教学活动进行评估和调整，教学效果评价真实可靠。其缺点是受时间限制，教学效果受师资因素影响也比较大。

（2）非课堂教学活动属于大众传播类型，通常作为学校课堂健康教育的补充，也是社会公众健康教育的主要形式。其优点是传播面广，信息量大，不受时间、地点限制，学习安排方便灵活。其缺点是传播材料的制作需要专业技术支持，教与学双方的反馈沟通比较困难，教学活动完全由学习者自己把控，教学效果受学习者因素影响较大。本章主要讨论课堂教学活动。

二、健康教育教学活动的特点及其效果影响因素

（一）健康教育教学活动的特点

与普通的教学活动相似，健康教育教学活动是教育者的"教"与学习者的"学"相互作用的过程。在教学活动中，教育者将健康相关知识、观念态度和技能传授给学习者，并引导其构建自己的知识体系和价值观。但是，与其他科学知识教学不同的是，健康教育教学活动没有应试教育的杠杆进行调节；健康教育教学活动不仅要求学习者掌握相关知识，还要求他们形成健康信念和有益于健康的态度，并且要实现行为的改变，坚持健康的行为生活方式。因此，健康教育教学活动必须能够深入人心，牢牢抓住学习者的关注点和兴奋点，使健康教育学习成为一种自觉行为，这样才能真正取得成效。

（二）健康教育教学活动效果的影响因素

健康教育教学活动效果与教育者、学习者、教学内容、教学方法及教学环境等因素紧密相关。

1. 教育者

教育者亦为健康信息的传播者，其专业素养、传播技能技巧、人格魅力等均可对健康教育教学活动效果产生重要影响。

2. 学习者

学习者对信息符号的领悟接受能力、对教育者和教学活动的接纳程度、对健康教育的态度等均可影响其学习成效。

3. 教学内容

教学内容指健康相关知识、信念和技能。教学内容应该符合学习者的需求，并且在适当的时候，以适合的方式教授适度的内容，这样方可取得良好效果。

4. 教学方法

不同的内容有不同的教学方法。大众传播和传统的讲座适合于纯粹的知识传播，人际传播和参与式教学法适合于健康知识的深度理解掌握、信念态度的影响和技能的学习。应根据教学目标、教学对象、教学内容等选择适宜的教学方法。

5. 教学环境

教学环境有物质环境和非物质环境两种。物质环境包括教学场所的微小气候、教学媒体、教学方法、教室的设备条件等，舒适恬静的环境有利于提高学习效率、增强教学效果。非物质环境则指心理环境或情感环境，如集体的气氛、教育者与学习者关系、学习者之间的关系等，主要通过影响教育者和学习者的情绪、心理状态影响教学活动效果。

（三）健康教育教学活动中教育者的职能

在健康教育教学活动中，教育者担负着管理和教学的双重职能。作为健康教育教学活动的组织者和管理者，教育者需要进行健康教育需求评估，根据目标人群的需求确定健康教育干预目标，制订教育干预计划和教育效果评估方案。教育者要通过制订教学计划、选择教学内容、设计教学活动等环节来帮助、指导学习者掌握所需知识、技能，实现培训目标。因此，一个合格的健康教育者，应具备以下4个方面的特征。

1. 知识丰富

教育者在所教授的健康相关知识领域应有较高造诣，掌握一定的教育心理学知识，教学能力较强。

2. 表达能力良好

师者，传道授业解惑者也。而传道授业解惑皆需要向学习者进行信息传递，教育者唯有表达能力良好方可实现有效传播。表达能力良好的基本要求是思路清晰、逻辑性强、语言流畅。教育者若能做到言语诙谐幽默或者优美动人，那将有利于学习者减轻学习疲劳，提高学习效率。

3. 既有权威性又有亲和力

为人师者必须要有获得学习者尊重敬仰的权威，这种权威由师者的学术造诣和人格魅力构成。健康教育不同于其他科学知识技能的教育，尤其是在学习者没有获取健康信息的主动需求时，他们对于教学活动的兴趣很大程度上取决于其对教育者的认可程度。既有权威性又有亲和力的教育者无疑更容易赢得学习者的信赖，容易形成良好的健康教育心理环境。另外，健康行为的建立和巩固，需要教育者对学习者的反复教学指导和鼓励，教育者流露出来的任何不耐烦的气息，都将摧毁学习者的信心和信任，所以教育者必须拥有良好的耐心。

4. 具有组织管理能力

作为健康教育活动的主导者，教育者不仅需要掌握健康教育教学原理，还要具备健康教育教学活动设计、组织实施和评价的技能，并具有良好的组织管理能力，这样才能保证健康教育教学活动有序开展、顺利进行。

三、健康教育教学活动设计、选择和实施的原则

健康教育教学活动的设计是否合理，选择是否恰当，实施过程是否忠实于活动方案，均对健康教育教学活动的效果有重要影响。虽然教学没有一成不变的方法，但有规律可循，那就是每一个步骤的落实过程都应遵循的基本原则。

（一）健康教育教学活动设计的原则

1. 教学内容的科学性

传播科学知识是健康教育的主要内容，保证健康教育信息的科学性是健康教育教学活

动最基本的要求。健康教育的教学内容应该是已经清楚明确了的研究结果、科学结论。对于有争议的事物教育者应点到为止，引导学习者理性分析对待即可，无须将健康教育教学设计成科学研讨会。

2. 因材施教

因材施教一方面是指教学内容、教学方法、教学形式要与学习者的理解、接受能力相适应；另一方面是指教学内容要与学习者的生理、心理需求相适应，做到适时、适量和适度。

3. 因地制宜

因地制宜主要是指教学形式和教学安排应根据实际情况做出调整，如健康教育的教学时间、教学活动、教学形式，要依学习者的时间、教学场地、师资力量和教学资源等因素而变通，不应勉强模仿别人的成功经验，即使是模仿，也应该是有所创新的模仿。

4. 运用参与式教学方法

参与式教学是目前国际上普遍倡导的一种教学培训、研讨的方法，它强调鼓励学习者尽可能多地参与教学活动，而不仅仅是被动地听取教育者讲授。尤其是以改变观念态度和学习技能为目标的教育培训，参与式教学具有讲授法无法比拟的优越性。

5. 及时进行监督评估

评估既是督促检查，也是自我总结提高。在开展健康教育教学活动中，应随时观察判断每一个活动环节的实施情况与效果，及时改进修正。活动结束应及时进行总结评估，衡量绩效，为以后的工作提供可借鉴的经验。

（二）选择健康教育教学方法的原则

教学是一种创造性活动，教学手段和方法的选择与运用没有固定的模式，即所谓"有教无类"。没有一种能够完全实现所有教学目标的全能教学方法。因此，只有在教学中不断总结经验，学习前人的经验并创造发扬，方可取得良好效果。在选择健康教育教学方法时应遵循以下原则。

1. 教学方法与教学内容相适应

健康教育的教学内容可以分为知识类、观念态度类和行为技能类，健康教育的教学方法也很多，如讲座授课、案例分析游戏、角色扮演等，以传播知识为主的教学可采用讲座、模拟讲课、知识竞赛等方法，以转变观念态度为目标的教学应采用案例分析、角色扮演、辩论赛等方法。如果方法选用不当，则难以达到教学目标。

2. 教学方法有助于整体性学习

健康教育教学活动不仅要求传授知识，还希望能够使学习者改变观念态度，提高生活技能。而后两个目标需要与他人进行交流互动才有可能实现。因此，教学活动应该尽可能建立在人际传播的基础上，以增进师生间、学员间的交流与合作，促进学习者全面发展。

3. 多种方法并用

根据接收信息的方式不同，可以将学习者分为感觉者和思考者。感觉者通过感官来学习生活经验，对他们来说，学习是一种直觉的形式，他们可以在学习情境中运用情绪或与有经验的人互动来达到最好的学习效果。他们比较容易受到他人观点的影响。思考者则是透过思考来感受现实，他们善于分析，会运用逻辑思维来分析数据资料，从资料中分析推断结论。教学中多种方法并用可以满足各类学习者接收信息的需要，提高教学效率，保证教学效果。

4. 循序渐进

健康教育教学活动根据程序繁或简、内容深或浅、设置问题难或易等方式的不同组合，构成了教学活动不同的难度指数。在教学过程中，教学活动应该由简单到复杂、由直观到隐蔽、由表面现象到深入分析，使学习者循序渐进，更多地体验到成就感，增加学习兴趣。

5. 尽可能运用视听设备

现代科学进步为信息传播提供了强大的技术支持。运用互联网、移动终端等现代传播沟通技术，不仅可以提高传播速度、扩大传播范围，而且能够更好地吸引学习者的学习兴趣，挖掘他们的自我效能，使健康教育活动更加持久有效。

（三）健康教育教学活动实施的原则

好的计划设计只是成功的一半，另外的成功影响因素是计划实施，即教学活动的实施过程。为了切实保证健康教育教学活动达到预期效果，实现教学目标，在实施过程中，应遵循以下原则。

1. 忠实性

忠实性原则的前提条件是事先对教学活动进行了缜密设计，在实施时按所设计的方案执行。因为一次教学活动中各个环节的时间、内容、目的等应均事先设计，临时改变会打乱计划，降低教学效果。

2. 灵活性

灵活性指在遇到的具体问题上应该灵活处理、灵活对待。在教学资源的准备上也应该保障供应，留有余地。

3. 照顾全局

一个课堂里，总是有些人比较活跃、有些人比较低调被动，教育者要注意把控全局，要激发、调动低调被动的学习者的参与积极性，适当抑制过度活跃的学习者，避免教学活动被少数活跃分子把控。

4. 鼓励为主

学习是脑力劳动的过程，而学习效率受学习者在学习时的情绪影响很大，如果学习者能够保持愉悦状态，则学习兴致更高，学习效果更好；如果学习者负面情绪过多，则学习能力降低，学习效果下降。因此，在教学过程中，教育者要多看到事物积极的一面，对学习者做得好的方面要及时肯定、表扬，对学习者做得不到位之处要注意批评的方式方法，时刻注意保护学习者的积极性，营造轻松愉快的课堂气氛，以提高学习效率，增强教学效果。

第二节 健康教育教学方法

一、健康教育教学方法概述

健康教育教学方法是指一切促进健康信息有效传播的方法，包括教法和学法，但却不是两者的简单相加，而是两者的有机结合。教法和学法具有一定的对应关系。一般来说，教法决定、制约和影响学法。

教学方法是实现教学任务、达到教学目的的桥梁。美国著名教育心理学家奥苏伯尔将学习者的学习方式分为接受学习和发现学习。属于接受学习的教学方法有讲授法、读书指导法和自学法，这类教学方法的共性是将教学内容以定论的形式直接呈现给学习者，学习者是知识的接受者，故亦称直接法，其特点是以知识为中心。属于发现学习的教学方法有发现法、独立探究法和研究法，这类教学方法的共性是教学内容以问题形式间接呈现给学习者，学习者是知识的发现者，故又称间接法，其特点是以问题为中心。

在直接法体系中，知识的载体是语言，讲授法是通过口头语言来呈现知识的，读书指导法和自学法则是通过书面语言来呈现知识的。在间接法体系中，知识的载体是问题，问题、方法和结论是间接法的3个基本要素。从培养能力的角度来说，在直接法体系中，讲授法主要培养学生的理解能力和记忆能力，记忆和理解是一切学习活动的基础；读书指导法主要培养学生的阅读能力和思考能力，阅读和思考是同一过程的两个侧面，两者相辅相成；自学法主要培养学生的自学能力，即独立获取知识的能力。在间接法体系中，发现法、独立探究法和研究法分别主要培养学生的发现力、探究力和创造力。

二、健康教育教学方法的分类

健康教育教学方法可有多种分类方法，准确理解各类教学方法的优缺点，能够帮助我们正确选择和设计健康教育教学活动，有助于提高教学效果。

（一）按信息传播类型分类

根据信息传播类型，健康教育教学方法可以分为基于人际传播的教学法和基于大众传播的教学法。课堂内的教学活动属于前者；课堂外的健康信息传播活动属于后者，有板报、广播、校园网、手抄报、文艺演出等形式。成人期的健康教育可以两类方法并用，但更多的是采用基于大众传播的教学法，如宣传栏、宣传手册、互联网技术、移动终端等。它们的优缺点与相应的信息传播类型相同。

（二）按教学组织方式分类

按教学组织方式分类，健康教育教学方法可分为课堂教学和自学。课堂教学需要预先设计好活动方案，在时间、对象、内容、方法上都有明确规定和要求，并在教师的组织指导下进行，教学效果比较明确。自学是指教育者向学习者提供学习材料，指导学习者自己学习。其特点是灵活自由，学习时间，地点由学习者自行掌握，但学习资料的制作质量和学习过程的监督管理对学习效果影响很大。

（三）按教与学双方的地位分类

按教与学双方的地位分类，健康教育教学方法可分为传统教学法和参与式教学法。传统教学法强调教师的中心地位，教师以讲授的形式传播知识，忽视了学习者的主观能动性，课堂气氛沉闷，学习者容易疲劳。参与式教学法认为教与学皆为教学活动的主体，强调学习小组的交流互动，学习者需要全身心参与，学习疲劳延迟发生，是当前国内外应用颇广的健康教育人际传播教学法。

三、常用的健康教育教学方法

（一）自学指导法

自学指导法（自学），指在一定指导下，学习者自行学习的过程。自学的最大优点在于符合成人学习的特点。成年人自控能力较强，并且了解自身情况，能够根据自己的需要和条件来确定学习目标和进度，既能扩大知识领域又能自由安排工作。因此，自学在成人健康教育培训中应用较多。传统的自学只适用于文化水平较高且有读书习惯的人群，而现代健康教育材料形式多样，可通过多种渠道传播，为开展全人群的自学式健康教育教学活动提供强大的技术支持。运用自学指导法的基本要求如下。

1. 制订明确的自学计划

自学计划应包括目的、进度、要求和思考。带着问题和任务学习，能提高学习者的学习积极性和自觉性，使学习者自主掌控并不断调整自己的行为，以实现学习目标。

2. 精心设计自学材料

为了吸引学习者，自学材料设计者必须认真分析学习者的需求、兴趣、学习条件等因素，使自学材料新颖有趣，易学、易记、易实践。

3. 监督指导落到实处

自学不是放任自流，而是需要以制度保证学习者在时间和精力方面有足够投入。传统的自学指导通常只以学习结果论好坏，现在则可应用互联网技术对学习者的学习过程，如学习材料的阅读次数、停留时间等进行监控，并根据情况调整学习材料的内容、形式、投放方式等，提高学习者的学习自觉性和效率。

（二）讲授法

讲授法是一种传统的教学方式，指教育者通过口头语言直接向学习者传授知识的方法。从教育者的角度来说，讲授法是一种传授型的教学手段；从学习者的角度而言，讲授法是接受型的学习方式。其特点是易于实施，可同时面向较多的学习者；易于发挥教育者的主导作用，有利于理论知识的系统学习。因此，讲授法是基本的教学方法，即使运用其他教学方法，也需要讲授法的配合。

讲授法是以教育者的"讲"为主要手段，因此对教育者的语言表达能力、教材组织能力、演讲技巧都有较高的要求。如果教育者不善于运用启发式教学方法，缺乏学习者之间及教育者与学习者间的互动，则容易造成"一言堂、满堂灌"的现象，从而影响教学效果。运用讲授法需要注意以下事项：

（1）内容科学全面。讲授内容要系统、全面，重点突出，有思想性，使学习者在获得知识的同时改变态度和信念。

（2）因材施教。教育者要了解学习者的情况，使讲授更有针对性。例如，课前先用不记名小测验或提问的方式初步了解学习者对拟授课内容的掌握程度，从而明确需要重点讲解或纠正的知识点。

（3）讲究语言艺术。教育者的讲授要条理清晰、通俗易懂，注意调整语调、语速、节奏，并配合非语言手段，如手势、姿态等加强表达效果。

（4）适当运用辅助教具。采用PPT、板书、投影片、视听材料、模型图表等辅助教具，能直观表现教学内容，帮助学习者加强理解和记忆。

（5）及时调整。教育者在讲授中注意观察学习者的反应及情绪，了解他们是否理解，注意力是否集中，以便调整讲授的速度和内容。

（三）谈话法

谈话法又称问答法，是教育者根据学习者已有的知识和经验提出问题，引导学习者思考、对问题做出自己的结论，从而获得或巩固知识的一种教学方法。其中头脑风暴法是应用最多的一种，指教育者在没有给学习者任何提示的情况下提出问题，要求学习者立即做出回答。这种方法能够集中学习者的注意力，促使他们开动脑筋，积极参与，形成活跃的课堂气氛。

谈话法的优点在于通过师生之间的双向信息交流，调动学习积极性，激励学习者通过独立思考来获取知识，还可以发展学习者的语言表达能力。谈话法适用于在已有知识的基础上讲授新的知识，也可应用于系统复习，巩固、深化已学的知识，通常是在讲授法中穿插使用。

运用谈话法的基本要求如下。

1. 准备要充分
教育者应在课前准备好提问的问题和顺序。

2. 提问要有技巧
提出的问题要明确具体，具有启发性；难度较大的问题应分解开来，化难为易；提问后，要给学习者留出思考时间。

3. 问题要多样化

问题的类型应包括认识、理解、应用等多个层次，从简单到复杂。可以按学习目标的要求，分层次提出。表9-1为按布鲁姆的教学目标分类法划分的6类问题，前三类属于初级层次的认知问题，一般有直接的、明确的、无歧义的答案；后三类属于高级层次的认知问题，通常没有唯一的正确答案，从不同的角度可有不同的回答。课堂教学不应局限于初级认知问题，在适当的时机，提出高级认知问题更能激发学习者的思维，从而培养学习者的思维能力、价值观念和自我评价体系。

表9-1 谈话法（头脑风暴法）所提的问题类型

类型	层次	性质	特点	举例
初级层次	第一层	认知性问题	考察对知识的回忆和确认	艾滋病的传播途径有哪些？
	第二层	理解性问题	考察对概念规律的理解，让学习者进行知识的总结、比较和证明某个观点	艾滋病的三个传播途径中，哪一个对社会影响最大？
	第三层	应用性问题	考察对所学习的概念、法则、原理的运用	共同进餐为什么不能传播艾滋病？
高级层次	第四层	分析性问题	要求学习者透彻分析、准确理解并能运用这些知识为自己的观点辩护	艾滋病为什么"男传女"比"女传男"更容易？
	第五层	综合性问题	要求学习者运用所有关联的知识点，系统分析和解决某些实际问题	艾滋病感染者是否应该结婚生育？
	第六层	评价性问题	要求学习者理性地、深刻地对事物本质的价值做出有说服力的判断	各级学校是否应该拒绝艾滋病病毒感染的教师？

4. 鼓励积极参与

教育者要鼓励学习者勇于发表自己的见解，说出尽可能多的答案。在学习者发言过程中，教育者不要急于做出判断、评价或指导，以便形成民主热烈的教学气氛。

5. 做好记录、归纳、小结

学习者做出回答后，教育者要给以适当的评价和鼓励，教育者可在黑板上或纸上记录其中的关键词，使每个学习者都能分享他人的观点，也便于教育者有针对性地准备更深入的问题，开展进一步的教育活动。在对答案进行归纳、小结时，教育者应注意指出学习者的不足，使其明确认识，提高分析判断能力。

（四）小组讨论法

小组讨论法是常用的参与式教学方法之一，是在教育者的引导下，通过集体讨论的形式，对所学课题或规定的题目提出各自的看法，从而加深对已学知识的理解和运用，也适用于以改变态度、提高决策能力和沟通技能为目的的教学内容。它可以活跃学习思维，调动学习的主动性和积极性。小组讨论法的局限性在于：耗时较多，若组织不力可能会造成课堂秩序混乱；由于时间或个人性格等原因，可能有些人在讨论中缺乏发言和交流机会；教育者不仅要有较全面的知识，还需具有较强的组织和引导能力。

1. 运用小组讨论法的注意事项

（1）设计讨论题目：题目要具有吸引力、启发性和开放性，能引导学习者发表不同见解，展开争论。可围绕案例、故事情景设计题目，以提高学习者兴趣，达到更好效果。

（2）准备充分：讨论会和专题讨论要提前布置，课堂教学中穿插的讨论也要给予一定的思考、议论时间，使讨论在每个学习者都认真思考的基础上进行。

（3）引导：教育者引导学习者积极参与，勇于发表自己的见解，将注意力集中到讨论主题和争议的焦点上。

（4）讨论小结：教育者对讨论的情况进行必要的概括，对讨论结果做出明确的结论，并提出有待于进一步讨论和思考的问题。

2. 实施要点

（1）讨论的主题和目标应明确。

（2）小组的大小要适宜，人数太少会浪费时间，人数太多会导致发言机会不够，一般以 6~8 人为宜。

（3）教育者既要积极引导，又不能过多占用话语时间。在气氛热烈时，引导学习者理性思考；在气氛沉闷时，激发学习者的表达欲望，并注意关照不够积极踊跃的学习者。

（4）鼓励每个学习者都公开、坦诚地发表个人意见或倾听他人的观点，共同分享信息与经验。

（5）尽可能多地更换分组方法，确保学习者经常与不同成员一起讨论，使学习者得到更多的学习锻炼机会。

（6）总结环节，教育者可继续以讨论和归纳的方式，让学习者说出自己在活动中的经历和感受，以及学到的知识和技能，以了解学习者的收获，同时让学习者有机会提出问题和所关注的事情。这个过程可能会重复学习者已经提到的内容，但应特别注意强调重点、要点。是否需要对每项活动都进行同样程度的总结归纳，可视具体情形而定。教育者应该特别注意容易引起争论的问题，并在总结环节进行澄清、明确。

（五）演示与练习法

演示与练习法是进行操作技能训练的一种教学方法。操作技能，是指运用知识和经验执行一定活动的方法和技巧，如正确的读写姿势、刷牙方法、婴儿按摩等。技能的形成要经历由认知（通过观察、理解形成印象）到模仿再到熟练 3 个基本阶段，所以学习技能离不开反复观察练习和具体操作，演示与练习法就为学习者提供了观察和操作的机会，更好地突显了健康教育培训的实践性和实用性。

演示，又称示范，是教育者配合授课内容，把实物、模型标本等直观教具呈现给学习者，或给学习者做示范性实验。练习，则是在演示的基础上，教育者指导学习者按照要求和操作步骤实践这一正确操作的过程。多媒体教学设备和模拟仿真实验为演示与练习法提供了极大的便利。

演示与练习法的实施步骤如下。

1. 做好课前准备

教育者事先撰写实习指导,包括教学目的、内容和要求,具体的操作步骤,考核评价的方法等,同时准备好所需教学器材和道具,确保能够使用。

2. 内容简介

教育者演示前向学习者介绍演示的目的、内容方法、步骤、观察要点和注意事项。

3. 演示

教育者面向全体学习者进行示教,便于每个人观察。操作时结合语言指导,鼓励学习者随时提问。运用多媒体和互联网技术可以破解人多资源少的困境,为教育者赢得更多与学习者交流的时间。

4. 练习

在教育者指导下,学习者独立或分组完成具体练习。

5. 评价

由教育者或同伴对学习者的操作质量和结果做出评价。评价方法可采用观察交流、简短问卷提问、检查表等。必要时,教育者可要求学习者写出书面报告。

(六) 案例分析法

案例分析法亦称个案分析法,是参与式培训的常用方法。案例,指根据教学目的和要求,以真实事件或假设会出现的情境为实例编写的分析性材料。案例分析就是将案例和一系列思考题提供给学习者,要求学习者根据自己的认知(学过的知识、生活经验、价值观等)进行思考和分析讨论,提出自己的看法和办法。案例分析法可用于巩固和强化培训中学到的知识,也适用于学习者的技能训练,尤其适用于决策能力、分析和解决问题能力的培训。

案例分析法既是学习者运用所学知识发现问题、解决问题的过程,也是学习者交流生活体验、工作经验的过程,同时教育者也可以从学习者那里得到大量信息,获得新的知识和经验,实现教学相长。案例分析法具有生动具体、易激发学习兴趣、可集思广益、开阔思路等优点。其局限性是对案例选编要求较高,否则学习者会认为案例虚假、无实用性,从而失去兴趣;另外耗时较多也是案例分析法的缺陷。

案例分析法的基本步骤如下。

1. 编写案例

案例由背景材料和问题两个部分组成。案例既要精练,又要提供充分的必要信息。案例内容应具有代表性,一般可结合培训的内容,选用学习者熟悉的事例,但最好采用化名和虚拟的时间地点。

2. 组织案例分析

组织案例分析是案例分析法的主要过程,直接影响教学效果。一个完整的案例分析过程由以下环节构成。

（1）案例介绍：教育者将案例和问题用恰当的方式展示给学习者。

（2）案例讨论：学习者分组，选出小组主持人和记录者，主持人应使小组成员有充分的发表意见和交流观点的机会。案例讨论以 10～20min 为宜，如案例内容较多，可将不同的问题分给各个小组。在小组讨论的过程中，教育者应在小组间巡回或参与到小组中去，及时发现问题，给予必要的帮助和指导。

（3）汇报结果：小组讨论后，各小组代表向大家汇报讨论结果，亦可由一个小组做专题汇报，其他小组提出补充意见。

（4）总结：汇报结束后，教育者应对案例分析的全过程进行归纳总结，就案例中提出的问题予以解释，肯定优点，指出不足，促使学习者将这些决策和措施运用到自己的健康教育实践活动中去。

（七）角色扮演法

角色扮演法是一种模拟（或演示）的方法，通常由若干名志愿者为大家表演（再现）一个现实生活中的真实场面。角色扮演的目的是让学习者通过表演或观察表演的方法来"亲身"体验某一种境况、概念或观点等，使扮演者及观众从中获得感悟、启发和教育。角色扮演法生动有趣，参与性强，能够发挥学习者的创造性。以态度改变为目标的培训，单纯采用文字和语言方式通常难以达到目的，但通过角色扮演可以使学习者在实践中体验到不同态度对事物的影响，故角色扮演法特别适用于改变态度、观念的培训（尤其是同时扮演正、反两方面的角色时）。又因角色扮演法能够培养学习者之间的交流沟通及合作精神，故其也适用于人际传播技巧的训练。角色扮演法的局限性主要有：①不适用于传授知识和理论；②在表演中，教育者难以真正控制角色扮演者的言行而使之符合教学要求；③如果表演者没有表现特定角色的能力，将会导致课堂上出现僵局，达不到预期效果。

角色扮演法的基本步骤如下。

1. 设计情境

教育者需事先设计好事件的基本情境和角色的基本情况，并简明扼要地向表演者描述。角色扮演的情境应为学习者熟悉的内容，情境设计必须密切结合培训内容，有明确的教学目的。例如，如何对不良诱惑说不？如何帮助有不良行为的人？有的主题可设计正、反两方面的脚本，使对照鲜明，更有说服力。

2. 选择与训练表演者

表演者应有一定表演能力，参与积极性高。教育者可事先向表演者交代角色和任务，稍加排练指导。可准备简单道具，以提高表演效果。

3. 角色扮演的程序

角色扮演要有时间限制，一般为 1～3min，最长不应超过 10min。表演结束即展开讨论，讨论的问题可以是："某某在该情境下，为何有这样的反应？""关于该情境，是否还可以有其他的解决方式？""在角色扮演过程中有何感受、想法？""我们应该从表演中学到什么？"等等。

4. 表演中止

如果教育者觉得角色扮演出现僵局（如一直重复）、观众出现厌倦时，应立即停止，指出问题所在，改用其他教学方法，补充完善教学内容，以保证教学目标的实现。

5. 总结

教育者将特定的情形和角色与现实联系起来，以帮助学习者形成正确的态度和信念。可参考以下问题。

（1）在角色扮演中需要辨别的问题是什么？

（2）解决的办法令人满意吗？

（3）还有其他可能的解决办法吗？

（4）这些解决办法可以用于现实的情况吗？

6. 演员的要求

角色扮演应采用自愿原则；表演者只需要"端正态度"，可以不问表演技巧；如果教育者参与表演，会更大地提高学习者的学习兴趣。

（八）戏剧法

戏剧法与角色扮演法相似，不同的是，它会展现一个完整的故事或者小品。由表演者按剧本要求，表演反映真实生活情境的短剧。应事先编写好剧本（可以比较简单，有故事大纲即可），表演者可即兴发挥，辅以适当的化妆和道具，以提高趣味性。在教育者指导下由学习者自编自演，这样不仅体现了参与性原则，还能够提高学习者的兴趣。观摩后要求观众（学习者）表达感受，并展开讨论。这是一种寓教于乐的教学方法，能够生动、直观地说明问题，深受学习者欢迎。这一方法的缺点与角色扮演法相似，此外，其耗时更多。

（九）游戏教学法

游戏教学法是将之前学过的知识、技能设计在游戏中，寓教于乐的参与式教学方法。例如，老鹰抓小鸡，被抓住者抽一个问题并回答，回答正确可以得到奖励，错误则要接受惩罚。需要注意的是，游戏的竞争性不宜过强，以免挫伤失败一方学习者的自信心。游戏应有较强的参与性，以引发学习者的兴趣。

游戏教学法的注意事项如下。

1. 明确游戏的目的

教学中的游戏要根据教学目的和内容合理设置，不能为了游戏而游戏，亦不能过于强调趣味性而忽略了健康教育的主题。

2. 选择适宜的游戏

适宜是指既要适合教学内容与目标，又要适合学习者的年龄、知识、能力。过于简单，会被视为幼稚而降低学习者的兴趣；过于困难，学习者也会因体验不到成就感而失去兴趣。

3. 要有小结

游戏结束，教育者应针对相应的健康知识或能力培养所起的作用进行检查、评价，强调重点，澄清谬误。

　　健康教育的教学需要从知识、观念、态度、行为等方面对学习者进行干预提高。各类健康教育教学方法，所能实现的目标有所不同，在实际工作中可以将多种方法结合运用，以实现不同的教学目的。各类常用健康教育教学方法的适用范围见表9-2。

表9-2　常用健康教育教学方法的适用范围

教学方法	适用范围				
	知识	态度	决策技能	操作技能	沟通技能
自学指导法	√				
讲授法	√				
谈话法	√		√		√
小组讨论法		√	√		√
演示与练习法	√			√	√
案例分析法		√			
角色扮演法	√	√		√	√
戏剧法	√	√		√	√
游戏教学法		√	√		√

第三节　健康教育教学方法的综合运用

一、参与式教学法

　　参与式教学法是目前国际上普遍倡导的一种教学、培训、研讨的方法，它的最大特点是打破了传统教学法中以教育者为主体，学习者被动接受教学信息的格局，学习者在教学中能充分发挥主观能动性，并与教育者形成双向式交流。它以学习者为中心，教育者通过组织、设计一些相关活动的形式，调动学习者的积极性和创造性，使学习者接受教育、获取知识并发展能力。这种方式所采用的教学手段灵活多样、形象直观，一般有课堂讨论、头脑风暴、示范和指导练习、角色扮演、小组活动、游戏、模拟教学、案例分析、讲故事、辩论等。由于所采用的方法容易激发学习者的学习兴趣与热情，一般情况下，学习者都会主动参与教学活动，与教育者很好地进行互动，形成良好课堂氛围。

（一）参与式教学的基本原则

1. 尊重信任

教育者和学习者要彼此信任。教育者要尊重学习者，平等地对待每一个学习者，面对学习者不能有任何轻视轻蔑的表现，允许他们平等地表述自己的观点，信赖每位学习者。

2. 民主参与

教育者鼓励学习者积极参与，激发学习者的创造力和主动探索的精神，让学习者在健康教育的学习过程中体验到成就感和进步的喜悦，树立对自己健康负责的意识，提高健康保护能力。

3. 相互学习

鼓励学习者和教育者、学习者之间相互学习，共同分享健康信息、彼此的经历和经验，相互促进提高。

（二）参与式教学的教育者能力要求

相比于传统教学法，参与式教学对教育者的课程设计能力和教学组织能力要求更高。教育者要对参与式教学的过程进行精心设计，对教学过程中可能遇到的问题要有充分的估计并准备好正确的对策，在实施过程中做好现场指导和总结。因此，教育者需要不断总结经验，提高教学能力。可从以下方面来判断教育者的教学方法运用情况。

（1）培训目标的明确程度。
（2）学习者对各项教学活动的参与程度。
（3）教学计划是否按时完成（时间掌握情况）。
（4）对练习说明的清晰程度。
（5）运用参与式教学法的情况。
（6）能否传递准确的信息或澄清误解。
（7）是否与学习者保持目光接触。
（8）对学习者的注意（关注）程度。
（9）能否保证讨论不偏离主题。
（10）是否保持非评判的态度。
（11）澄清、归纳和总结的能力。
（12）提问的技巧。
（13）使用开放性问题的情况。
（14）能否与学习者进行有效沟通。
（15）教学活动的准备情况。

二、同伴教育

同伴教育发源于澳大利亚，当时是为了向青少年开展生殖健康教育，此后被应用于大学生、中学生的预防艾滋病或性病健康教育，取得良好效果，被迅速向全球推广应用。同伴之间的天然信赖感、相似的经历、共同的价值标准使隐私、敏感信息的分享更为自然和有效。

（一）同伴教育的定义

所谓同伴，是指年龄相近的人（如同学、好友），或具有相同背景、共同经验、相似生活状况的人（如同事、同乡、邻居等），或由于某种原因使其有共同语言的人（如参与特定活动、到特定场所的人们），或者具有同样生理、行为特征的人（如孕妇、吸烟者、某种疾病的病人）。同伴教育就是同伴在一起分享信息、观念和行为技能，以实现教育目标的一种教育形式。一般由经过培训的同伴教育者向同伴讲述自身的经历和体会充当积极的榜样角色，通过易于理解和接受的方式和学习者进行交流，以引起共鸣，激发情感，共同采取有益健康的行动。

（二）同伴教育的分类

根据组织形式，同伴教育可分为非正式同伴教育与正式同伴教育两种类型。

1. 非正式同伴教育

非正式同伴教育是指借自然的社交关系在日常交往中与同伴分享健康信息的过程。可以是任何具有同伴特征的人在一起分享信息、观念或行为技能，向同伴讲述自己的经历或体会，引起其他同伴共鸣，从而影响他们的态度、观念乃至行为，但其目的并不十分明确，也没有事先确知的教育目标。非正式同伴教育可以发生在任何人们感到方便的地点，如办公室、宿舍、车间、社区，甚至街头巷尾；同伴们随时随地都可以以教育者或学习者的身份交流信息，并且可以互换角色。担任同伴教育者的人员需要在同伴中有一定的地位、口碑良好、表达能力强、善于沟通。实施过程中可通过明确学习者的数量、目标、加强监督考核等保证同伴教育工作的质量。

2. 正式同伴教育

正式同伴教育通常有明确的目标和比较严格的教学设计及组织，正在成为健康教育与健康促进项目中的一种以人际交流为基础的教育干预方法，与普通教学活动相似，不同的只是由同伴教育者充当教师。

（三）同伴教育的组织实施步骤

1. 招募同伴教育者

招募同伴教育者是开展同伴教育的关键步骤之一。同伴教育者应具备4个方面的特征：①与目标人群具有某些共性，并熟悉该群体的文化和思想，这将有利于他们更好地鼓励同伴接受健康的生活方式；②自愿接受培训且有高度的责任心；③具备良好的表达和表演能力以及人际交流技巧；④能以倡导者和联络员的身份在研究机构和干预对象之间架起联系的桥梁。

2. 培训同伴教育者

通过对健康教育与健康促进项目的目标、教育内容和人际交流技巧的培训，同伴教育者需要做到：①了解项目的目标、干预策略和干预活动，了解其自身职责，并了解如何与其他干预活动进行配合；②掌握与教育内容有关的卫生保健知识和技能；③掌握人际交流基本技巧和同伴教育中使用的其他技术，如组织游戏、辩论、电脑使用、幻灯放映等。

3. 实施同伴教育

实施同伴教育是指以一定的组织方式在社区、学校、工作场所等地点开展同伴教育活动。在活动开始前，应注意场地、桌椅、仪器设备等的准备和调试，保证同伴教育活动的质量。

4. 同伴教育评价

同伴教育评价主要是关注同伴教育项目的实施过程和同伴教育者的工作能力，可以以研究者评价、学习者评价和同伴教育者自我评价等形式进行。

（四）开展同伴教育的注意事项

1. 同伴教育不是小老师上课

同伴教育是以分享为形式的教育活动，将同伴教育者等同于小老师的做法与同伴教育的内涵不符，故所谓讲座或者授课都不是同伴教育的教学形式。

2. 严把培训质量关

由于教学活动完全由同伴教育者组织，其认知水平、观念态度和领导组织能力均直接影响教学质量，故培训同伴教育者应有明确的目标要求，并严格考核。

3. 充分放手

在教育活动实施过程中，应充分放手，由同伴教育者主持，教师甚至可以不到场，即使在场也应注意尽量不要对教学活动做现场干预，以维护同伴教育者的威信，保护其自信心。

4. 认真总结

每一次结束后，同伴教育活动者都应该进行回顾总结，肯定同伴的优点，指出其不足，精准指导，使同伴教育者不断进步。

（五）同伴教育的适用范围

同伴教育具有形式多样、感染力强、经济实用等特点，广泛适用于劝阻吸烟、预防控制药物滥用、预防艾滋病或性病教育、营养改善计划、社会教育等诸多领域。青少年群体由于易受环境影响，同伴行为的影响往往比家庭的影响更大，所以青少年已成为开展同伴教育的重要对象。虽然同伴教育在解决教学资源不足和代际交流障碍方面有巨大优势，但其应用亦需具备一定的条件，因此，在决定采纳之前，需要认真分析应用这一方法的客观条件及其是否是实现教学目标的最佳途径。在实际工作中，可通过对以下问题的判断来决定是否采用同伴教育法。

（1）需要分析拟开展的项目是否属于同伴教育的适宜范围。同伴教育通常应用于敏感、隐私问题相关的健康教育，如性教育、预防艾滋病或性病的教育；或对外界比较警惕敏感的社会边缘人群的健康教育；或因工作关系难以由专业人员集中开展教育活动的人群，如长途汽车驾驶员、娱乐场所服务员；等等。

(2) 要考虑目标人群中有无足够的同伴教育者后备人才。

(3) 能否为同伴教育的开展提供培训和其他技术支持，如教材设备、场所等。

(4) 同伴教育者能否得到持续的支持、资助、指导和再培训。

(5) 如果同时运用其他干预策略，如何融入同伴教育。

第四节　"互联网+"时代的健康教育教学方法

一、互联网对健康教育教学活动的影响

互联网作为人类文明的重要成果，已成为驱动创新、促进经济社会发展、惠及全人类的重要力量。作为现代信息技术的代表和核心，互联网不仅带来了健康教育信息传播的新方式，更是带来了健康教育教学模式的深刻变革。

"互联网+"是指以互联网为主的一整套信息技术（包括移动互联网、云计算、大数据技术等）在经济社会、各部门的扩散、应用过程。"互联网+教育"就是一张网、一个移动终端，学生、学校和教师都可以随意挑选的一种新型教育模式。

二、"互联网+教育"的优势

(1) 健康教育信息的获取更便捷。互联网技术可实现教学资源共享，降低了学习者知识信息获取的难度，可满足不同学习者的需求，且不受时间、空间的制约。

(2) 互联网为传统健康教育提供了信息支持。互联网为教育者提供了丰富多彩的信息展示平台和传播方式，使教学更为生动有趣。另外，教育者可以通过互联网技术收集大量数据，全面跟踪和掌握不同阶段学习者的特点、学习行为和学习过程，更准确地评价学习者，真正做到因材施教，进行有针对性的教学，提升学习者学习效率。

(3) 互联网使学习更加个性化。互联网为学习者提供了更加个性化的学习环境、更加丰富的教学内容、更加多元的教学方法，为学习者的个性化学习提供了可能。

(4) 互联网能够促进健康教育教学互动。传统的健康教育教学模式主张师道尊严，教育者不仅在人格上拥有很高的地位，在学术上也代表了真理和科学，拥有不容置疑的权威。教学中师生是主从关系，教育者负责传输，学习者被动接收，难免存在教学供需不符的情况，抑制了学习者的学习积极性，降低了教学效果。互联网技术的应用不仅改变了教学信息的展示和传播方式，也改变了教学模式，其中最为突出的就是教学中信息传播者与信息接收者之间实现了跨越身份界限的互动。教育者由学习的掌控者转变为学习的顾问、指导者，而学习者则成为学习的主导者。

三、"互联网+教育"的具体运用

（一）微信公众号

微信是一款建立在手机通讯录基础上的新型移动即时通信软件。它以能够接入网络的移动终端为载体，信息传递形式包括文字、图片、语音或视频，同时支持多人群聊和LBS定位等功能。微信公众号是信息发布者在微信平台上申请的应用账号，通过公众号，传播主体可在微信平台上实现和特定群体的全方位沟通、互动。在健康教育项目中应用微信公众号具有以下优势：

（1）信息发布、获取便捷、快速。微信公众号借助移动终端优势和天然的社交、位置优势，使信息发布者可以随时随地编辑发布信息，方便而快捷，信息的接收者也可以随时随地接收、查看信息。

（2）传播形式丰富多彩。微信公众号平台编辑传播信息的方式丰富多彩，文字、图像、声音、视频均可应用。为了便于学习者使用手机终端查看信息，微信公众号信息的编辑要求高度精练并能吸引眼球，通常采用条目式的文章发布形式，以利于转发和传播。健康教育活动可以利用这些有趣的传播形式，将原本枯燥的文件、条款变成风趣的画面、优美的声音，使信息易于被学习者接受。

（3）信息发布者与接收者之间的互动性增强。微信公众号平台打破了传统"说教"传播的模式，实现了发布者与接收者之间的良性互动。信息的接收者可以通过回复对话框，用文字、视频、语言等形式主动地与发布者交流互动，也可以通过留言评论的方式发表自己的见解；而发布者在接收回复的同时可以立刻或延时解答，有利于及时、有效地互动。

（二）慕课

慕课是英文"MOOC"的音译词，MOOC又是massive（大规模）、open（开放）、on-line（在线）、course（课程）四个词汇的缩写。所以，慕课就是在线开放性课程，其特点是：①大规模。由于是在线课程，不受时间、空间影响，每个人都能以自己方便的时间、地点进行学习，所以慕课可以拥有数量庞大的学习者。②开放性。面向全球，不问背景，不分国籍，仅以兴趣为导向，凡是想学习的，只需一个邮箱就可注册参与学习；③便利性。慕课是在线学习，随时随地皆可学习。只要有网络、手机，学习就不再受时空的限制。

通俗地说，慕课就是大规模的网络开放课程。与时下盛行的网络公开课不同，慕课基于大数据技术，实现了包括视频授课、学习进度管理、实时在线交流答疑和作业批改等在内的覆盖教学全过程的新型在线教育。它是为了增强知识传播而由具有分享和协作精神的个人、组织发布于互联网上的开放课程。社会公众对健康教育有共同的需求，但却在学习能力、学习时间、学习方式等方面千差万别，健康教育者可以根据健康教育课程的大纲，将授课视频、相关的课程内容材料等多媒体资源通过慕课进行传播，学习者即可不受时间、空间限制地进行学习。慕课除了教学内容讲授，通常还设有课程内容、授课教师、精华笔记、常见问题和热门话题等专栏。因此，慕课不仅可以以多媒体形式呈现给学习者丰富的画面，还可以结合微课、翻转课堂、弹幕等多种形式提供更加便捷的师生互动或学习者之间互动的途径。

（三）微课

微课又名微课程，它是以微型教学视频为主要载体，针对某个学科知识点（如重点、难点、疑点和考点等）或教学环节（如学习活动、主题、实验和任务等）而设计开发的一种情境化、支持多种学习方式的新型网络视频课程，具有目标明确、针对性强和教学时间短的特点。

由于微课只讲授一两个知识点，没有复杂的课程体系，也没有众多的教学目标与教学对象，没有系统性和全面性，因此有人将其称为"碎片化"。微课教学视频时长一般为5~8min，最长不宜超过10min，教学内容较少，一个课程就是一个主题，可直接在线观摩课例，也可以灵活方便地将其下载保存到终端设备上进行移动学习。

健康教育内容丰富，需要向学习者传播的知识很多，尤为适合开发微课，以满足不同需求的学习者。

（四）翻转课堂

翻转课堂源自英文"flipped classroom"或"inverted classroom"，也可译为"颠倒课堂"，指重新调整课堂内外的时间，将学习的决定权从教育者转移给学习者。在这种教学模式下，课堂前，教育者在管理平台发布以教学视频为主要形式的学习资源，要求学习者在上课前自主地完成对学习资源及其他相关内容的学习；在课堂中，教育者和学习者一起完成重难点解析、协作探究、互动交流和作业答疑等活动。

翻转课堂的特点使其能更大限度地发挥学习者的主观能动性，提高学习效率。

1. 短小精悍

用于翻转课堂的学习者自学视频都是短小精悍的，大多数视频都只有几分钟的时间。每一个视频都针对一个特定的问题，有较强的针对性，查找起来也比较方便；健康教育中很多知识点只是要求学习者了解即可，学习者不需要掌握太深太专业的知识，特别适合以翻转课堂的形式进行教学、传播。

2. 教学信息清晰明确

一个好的翻转课堂教学视频，在视频中唯一能够看到的就是教育者的手，不断地书写一些相关的符号，并缓慢地填满整个屏幕以及配合书写进行讲解的画外音。这种方式能够有效去除了一切与教学无关的元素，避免分散学习者注意力，最大限度地提高学习者的学习效率。

3. 重新建构学习流程

通常情况下，学习者的学习过程由"信息传递"和"吸收内化"两个阶段构成，传统教学程序中"信息传递"通过教学中的师生互动完成,"吸收内化"则在课后由学习者自己来完成。由于缺少教育者的支持和同伴的帮助,后一阶段常常会让学习者感到挫败,丧失学习的动机和成就感。翻转课堂对学习者的学习过程进行了重构:信息传递在课前进行,吸收内化在课堂上通过互动来完成。这一学习过程能够最大限度地促进学习者对知识的吸收内化过程。

4. 自我学习检测方便快捷

翻转课堂的教学视频之后通常附有自测试题,学习者可以自我检测学习效果。自我检测情况能够即时通过云平台进行汇总统计,可帮助教育者了解学习者的学习状况,有利于教育者因材施教。

(五) 弹幕

弹幕源自日本,是一种在视频画面上滚动呈现观众评论的视频技术。从形式上看,弹幕是通过一定的网络技术,将评论性文字逐条发送到视频页面上;从内容上看,弹幕内容与视频本身的内容紧密相关,属于即时评论。在相同时刻发送的弹幕通常具有相同的主题,可以给观众一种"实时互动"的感觉。弹幕技术因其意见交流的便捷、隐私以及师生互动的及时,可以提高学习者的学习兴趣,特别适用于促进态度观念转变的健康教育。

弹幕应用中的注意事项如下。

1. 弹幕质量

弹幕是学习者进行在线学习时交流互动的工具,学习者使用弹幕的同时,其想法会在教学屏幕上同步显示,高质量的问题不仅会让教育者得到教学启示,而且会给其他同时学习的学习者以反思。但若评论中出现与教学无关的内容,甚至广告信息,将会对学习者的学习环境构成严重威胁,甚至会让学习者对在线学习失去兴趣。因此,在开发在线健康教育产品时必须重视弹幕内容的控制问题。

2. 弹幕显示

弹幕的显示形式对学习者注意力有很大影响。弹幕显示时间过短,弹幕的字形、字体和颜色形式太过杂乱,或者弹幕显示占据太大的屏幕面积,都将干扰学习者对学习信息的注意力。同时,学习信息被屏幕中过多的评论问题所遮蔽,也会严重影响学习效率。

3. 弹幕反馈

每个在线学习者都希望自己提出的问题或想法能够引起教育者的注意并得到反馈、指导,但这在现实中很难做到,因为在线教育的同步学习者可能是几百甚至几万人,故对于学习者提出的问题,教育者如何进行全面反馈是当前弹幕应用中比较棘手的问题,也是在线教育互动中至关重要的问题。

互联网技术为健康教育教学活动和信息传播带来了勃勃生机,不仅带来了教学方法的巨大变革,也带来了教育观念和教学模式的深刻改变。一般而言,微信公众号适合大众健康教育,而慕课、微课、翻转课堂和弹幕主要应用于学校健康教育。这里要指出的是,健康教育教学内容依然是决定健康教育教学效果的最重要因素。因此,健康教育者首先要做好健康信息的把关人,其次才是健康教育教学的方式方法问题。教学方法本身无法决定教学效果，关键在于教育者的教学设计和教学组织，所以，健康教育者在应用新型健康教育教学方法时要发挥自己的主观能动性，让教学方法、手段为健康教育教学内容服务。在"互联网＋教育"时代，健康教育者要注意以下事项。

（1）提高文字驾驭能力。通过互联网开展健康教育活动，教育者不仅要有健康相关知识，还要熟练掌握网络平台的编辑、发布技术，可以将理论的语言转化为生动、活泼的网络语言。例如，编写脍炙人口的小故事、微电影剧本，由学习者参与拍摄成微电影后发布于网络平台，也可以将相关图书、图片、歌曲发送至网络平台供大家分享。

（2）建立平等的教学关系。"互联网＋教育"方式的形式，教育者要敢于创新，打破传统教学方式方法的束缚，用心经营网络平台，把平台建设成学习者的精神家园，吸引学习者主动利用网络平台进行学习，享受网络平台平等互利的文化氛围，从而获得归属感，在学习的同时感受到学习的快乐。

（3）提高媒介素养。在线健康教育信息发布者应有较高的媒介素养，引导好网络舆论。所发布的健康信息应该科学、正确、实用，谨慎对待尚无定论的观点，不发布未经证实的信息。语言表达简明扼要、文明高雅，过于媚俗和娱乐性的语言会给人不够严谨科学之感，因此需要拿捏得当。另外，需做好舆论的把关人，防止网络平台成为部分人宣泄情绪的地方。假如发现有负面情绪或语言，应及时查找到信息的发布者，与其交流、沟通，将其作为健康教育重点对象，进行一对一的心理健康干预。

第五节　健康教育教学活动的评价

一、健康教育教学活动评价概述

没有评价就没有进步。教学过程的每一个环节都应该进行评价分析，以了解教学效果，发现问题，为改进工作提供依据。

（一）健康教育教学活动评价的定义

健康教育教学活动评价是依据一定的标准，运用可操作的手段，通过系统地收集有关教学信息，对教育者的教学工作和学习者的学习质量进行价值判断的过程。教学评价是教学过程中必不可少的环节，可以为教学提供反馈信息，以便及时调整和改进教学计划，保证教学目标的实现。

（二）健康教育教学活动评价的内容

教学评价可以涉及教学过程的每一个环节，如教学目标、教学设计、教学过程、教学方法、教育者授课质量、学习者认知和情感技能发展等。教学目标常常被作为制定评价标准的依据，健康教育教学活动评价主体可以是教育或卫生行政管理人员、教育者自己或同行、学习者、家长、社区相关人员等。

（三）健康教育教学活动评价的作用

（1）从评价可以看出学习活动后，学习者的知识是否增加、是否澄清了价值或决定态度，做决定的技能是否增进。若否，则该学习活动需做修改或更换别的教学方法。

（2）评价可以让学习者了解自己学到了多少。

（3）评价结果可以帮助教育者了解教学的深度与顺序安排。教育者可根据学习者的认知水平和能力基础设定合理的教学目标，安排适宜的教学活动。

二、健康教育教学活动评价的类型和步骤

（一）健康教育教学活动评价的类型

根据被评价内容的发生顺序和评价目标，可将健康教育教学活动评价分为3种类型。

1. 诊断评价

诊断评价（diagnostic evaluation）指在教学设计之前对教育对象基本情况和教学条件的了解分析是否真实、恰当、有针对性，教学设计是否科学、合理、可行。

2. 形成评价

形成评价（formative evaluation）主要评估教学或学习过程中某一特定层面的效果，是对教学活动执行过程的评价，用于发现教学中可能存在的问题或缺陷。其形式是学习者对教学任务的完成情况及学习状况的自我评价，教育者对学习者的观察、调查、作品分析等，关注的是学习者在学习过程中的表现及教学目标的达到程度。形成评价侧重于信息反馈，以便改进教学方法，为下一步的教学提供参考，还可起到强化已有的教学成果的作用。教育者可根据教学目标的需要在不同阶段进行多次形成评价，通过动态比较了解学习者学习效果的变化情况。

3. 总结评价

总结评价（summative evaluation）是指对教学活动所取得的效果和效益进行评价，侧重于评估教学结束时的整体效果，其首要目的是对学习者的学习效果进行科学评定，重点是了解学习者对教学信息的掌握程度，为教学方案是否有效提供依据。

（二）健康教育教学活动评价的步骤

1. 制定评价标准

课堂教学成效的评价标准可以是标准（standard）、基准（benchmark）和表现指标（performance indication），教学大纲和教学目标是制定评价标准的依据。

2. 测量

通过测量收集评价相关资料，并据此做判断。测量是评价的第一步，有了精确的测

量，才能有正确的评价。测量通常是数字形式的定量资料，如各种测验、量表、检查表及观察技术等；也可以是定性资料，如学习者的参与度、课堂活跃程度、学习体会和感悟等。

3. 统计分析和总结归纳

定量资料需做适当的统计运算，定性资料亦须梳理归纳，方可与事先确定的价值标准进行对比。

4. 评价

评价是运用测量来判断学习者的学习效果，即根据收集到的资料，依据既定的评价标准进行评价判断，确定学习者学习进步的程度。

三、健康教育教学活动评价的常用方法

（一）健康知识测验

健康知识测验的目的是了解学习者对健康相关知识、技能的认知水平和掌握情况，通常使用由测验题组成的考试卷进行测评。

（二）健康态度测量

健康态度测量的目的是了解学习者对健康行为的态度，帮助学习者发展正向的健康态度是健康教学的目的之一，因此学习者的健康态度也是教学效果评估不可缺少的内容。态度与认知水平不同，它通常不能通过直接测量得到。虽然现在已经有了不少编制好的态度测验，但有些测验并非以科学方式构建，能提供给教育者的资讯有限；有的则倾向性明显，以致学习者可以揣摩教育者喜爱的答案，而非根据自己的真实想法来作答，因此，必须辅以其他测量，如自我描述、问卷、检核表、观察、非正式的讨论会、小组讨论或记录逸事等方式来探讨学习者的态度。评价学习者态度的常用书面测量方式有态度量表、观察、记录轶事。其中，观察是评估行为的极好方法。观察可以每日持续进行，因此可为个人态度和行为倾向提供重要线索。观察的缺点主要是耗时较多，另外需小心谨慎，以免侵犯学习者与家属的隐私。教育者可设计活动，以便观察学习者对各种健康议题的态度，如站队游戏。但对于有争议性的议题需要谨慎操作，同时注意学习者的从众行为。在评价学习者的态度时，教育者应努力保持中立，不以个人的健康态度和行为偏好来衡量学习者，同时应该明白学习者的健康相关态度仍然在建立中，不应期待学习者在短期内就能完全下定决心建立健康习惯。此外，态度的形成是一个循序渐进的过程，不可能发生行为习惯的立即改变，但教学的影响必然会存在，因此，可采用检核表来评估态度。检核表可以让教育者很快且有效率地记录是否有某项特质出现，可以用来评价学习活动或某些人际互动。然而，由于态度测量的复杂性，任何态度和习惯的测量或评价技术，都要谨慎使用，并尽量让学习者在自然状态下表现，只有这样才能观察到学习者的真实感受与实际习惯。另外，评价也可指引未来教学计划的方向，并帮助学习者了解自己的发展程度，学习者对自

己的了解越多,越有可能根据自己的认知对未来行为做出有意识的决定。

(三) 学习表现评价

学习表现评价指对学习者在学习过程中表现出来的行为差别进行测评,这种差别可能是由不同文化和不同价值观引起的。这种评价不强调学习者对知识的记忆,而重视学习者如何呈现其所学,如学习档案、展览、批判性思维短文。

1. 学习档案

学习档案是集结学习者在学习历程中所有努力、进步及成就的展现,为使学习档案成为有用的工具,在应用时应注意学习者参与选择档案要呈现的内容、自我反思和自我评价内容,学习者活动情形应反映在计划、书写、绘画中,并达成学习目标。要以每位学习者已建立的标准来评价,不要用其他学习者来比较。

2. 展览

展览是将作品呈现在观众面前,经过一段时间准备的表现试验或学习示范。展览的内容可以是陈列品、剧本、布告栏设计,学习者可通过展览向他人展示自己的作品,也可观摩学习他人作品。

3. 批判性思维短文

批判性思维短文是学习者分析、综合资料后做决定的一种认知性书写活动。培养学习者批判性思维可以采用"交互质询"法,即让两名或数名学习者一组,回答诸如"你怎么使用……作为……?""……最新的例子是什么?""……与……为什么相似?""……的优缺点是什么?"等问题。

就健康教育而言,学习表现评价是很重要的内容,因为态度与行为是影响学习效果的重要因素。学习表现评价应该贯穿于整个教学过程。评价的目标应放在帮助学习者上,把评价重点放在过程中,评价他们学到了什么、改变了什么、成就了什么。若能适当运用此种评价方法,学习者则能在不被贴标签、不伤自尊的情况下学习、成就及进步。

(四) 同伴评价

同伴评价是指学习者彼此评价对方的作业或作品。当学习者检视别人的作业且与自己的作业做比较时,即为同伴评价。此方法可用正式或非正式的方式随时进行,但前提条件是学习者要共同制定评分标准。

参考文献

[1] 郑振佺. 王宏. 健康教育学 [M]. 2版. 北京：科学出版社，2016.
[2] 郭姣. 健康管理学 [M]. 北京：人民卫生出版社，2017.
[3] 王健，马军，王翔. 健康教育学 [M]. 北京：高等教育出版社，2006.
[4] 翟向阳. 健康教育学 [M]. 重庆：重庆大学出版社，2018.
[5] 傅华. 健康教育学 [M]. 3版. 北京：人民卫生出版社，2017.
[6] 包家明. 护理健康教育与健康促进 [M]. 北京：人民卫生出版社，2014.
[7] 常春. 健康教育与健康促进 [M]. 2版. 北京：北京大学医学出版社，2010.
[8] 胡俊峰，侯培森. 当代健康教育与健康促进 [M]. 北京：人民卫生出版社，2005.
[9] 陈世蓉. 妇幼健康教育学 [M]. 北京：科学出版社，1998.
[10] 程繁银，周令，梁玉红. 健康教育学 [M]. 大连：大连出版社，2005.
[11] 程红群. 结核病的流行趋势与防控策略 [J]. 中华护理杂志，2007，42（7）：670-672.
[12] 邓明珍. 大学生心理素质教育 [M]. 北京：化学工业出版社，2010.
[13] 樊富珉，王建中. 当代大学生心理健康教育 [M]. 武汉：武汉大学出版社，2006.
[14] 傅华，李枫. 现代健康促进理论与实践 [M]. 上海：复旦大学出版社，2003.
[15] 傅华. 预防医学 [M]. 4版. 北京：人民卫生出版社，2003.
[16] 高燕. 护理礼仪与人际沟通 [M]. 北京：高等教育出版社，2003.
[17] 顾瑜琦，胡佩诚. 健康心理学 [M]. 北京：中国医药科技出版社，2006.
[18] 顾溪. 全科医学概论 [M]. 北京：人民卫生出版社，2001.
[19] 贺伟. 健康教育 [M]. 2版. 北京：科学出版社，2008.
[20] 黄敬亨，邢育健. 健康教育学 [M]. 5版. 上海：复旦大学出版社，2011.
[21] 黄敬亨. 社区健康促进的现状与展望 [J]. 中国健康教育，1999，15（3）：9-10.
[22] 黄敬亨. 健康教育学 [M]. 3版. 上海：复旦大学出版社，2002.
[23] 季成叶. 现代儿童少年卫生学 [M]. 2版. 北京：人民卫生出版社，2010.
[24] 姜润生，初炜. 社会医学 [M]. 北京：科学出版社，2006.
[25] 冷晓红. 人际沟通 [M]. 北京：人民卫生出版社，2006.
[26] 李鲁. 社会医学 [M]. 2版. 北京：人民卫生出版社，2000.
[27] 李兴民，王朋旭. 现代行为医学 [M]. 北京：军事医学科学出版社，2000.
[28] 李长宁，黄相刚. 全国健康教育机构能力建设现状分析 [J]. 中国卫生人才，2015（5）：78-81.
[29] 梁万年. 全科医学概论 [M]. 2版. 北京：人民卫生出版社，2006.
[30] 梁震宇. 社区卫生服务工作指南 [M]. 北京：化学工业出版社，2006.
[31] 刘桂珍. 现代健康教育学 [M]. 北京：高等教育出版社，2005.
[32] 刘克俭，顾瑜琦. 行为医学 [M]. 北京：科学出版社，2003.

[33] 刘民. 艾滋病性病流行病学 [M]. 北京：北京大学医学出版社，2008.

[34] 卢祖洵，姜润生. 社会医学 [M]. 北京：人民卫生出版社，2013.

[35] 卢祖洵. 社会医学 [M]. 北京：科学出版社，2003.

[36] 吕姿之. 健康教育与健康促进 [M]. 北京：北京医科大学中国协和医科大学联合出版社，1998.

[37] 吕姿之. 健康教育与健康促进 [M]. 2版. 北京：北京医科大学出版社，2002.

[38] 马骁. 健康教育学 [M]. 北京：人民卫生出版社，2004.

[39] 李晓淳. 健康管理 [M]. 北京：人民卫生出版社，2012.

[40] 何清湖. 亚健康中医临床指南 [M]. 北京：中国中医药出版社，2006.

[41] 王陇德. 健康管理师：基础知识 [M]. 北京：人民卫生出版社，2013.

[42] 黄承钰. 医学营养学 [M]. 北京：人民卫生出版社，2003.

[43] 沈明浩，易有金，王雅玲. 食品毒理学 [M]. 北京：科学出版社，2014.

[44] 信春鹰. 中华人民共和国食品安全法解读 [M]. 北京：中华法制出版社，2009.

[45] 纵伟. 食品卫生学 [M]. 北京：中国轻工业出版社，2011.

[46] 高思华，王键. 中医基础理论 [M]. 北京：人民卫生出版社，2012.

[47] 郭清. 健康管理学概论 [M]. 北京：人民卫生出版社，2011.

[48] 张开金，夏俊杰. 健康管理理论与实践 [M]. 南京：东南大学出版社，2014.

[49] 马烈光. 中医养生学 [M]. 9版. 北京：中国中医药出版社，2012.

[50] 昌立江，邰先桃. 中医养生保健学 [M]. 北京：中国中医药出版社，2016.